Leben LERNEN
Klett-Cotta

Zu diesem Buch

Auch von Fachleuten wird oft übersehen, dass das Verhalten von Messies durch psychische Störungen ausgelöst wird. Messies können sich nicht »endlich mal zusammenreißen« und ihre Wohnung entmüllen. Die Autorin, führende Messie-Expertin im deutschsprachigen Raum, erklärt in diesem Buch anschaulich, wie sich die verschiedenen Ausprägungen: Vermüllung, Verwahrlosung und das als neue Diagnose aufgenommene »Pathologische Horten« voneinander unterscheiden und welche Grunderkrankungen jeweils zugrunde liegen. Diese differenzierte Betrachtung ist die Basis einer erfolgreichen Begleitung, die hier in allen psychologischen und betreuerischen Aspekten dargestellt wird. Psychologische Fachkräfte und Helfer können sich so an klaren Konzepten und professionellen Standards orientieren.

Die Reihe »Leben Lernen« stellt auf wissenschaftlicher Grundlage Ansätze und Erfahrungen moderner Psychotherapien und Beratungsformen vor; sie wendet sich an die Fachleute aus den helfenden Berufen, an psychologisch Interessierte und an alle nach Lösung ihrer Probleme Suchenden.

Alle Bücher aus der Reihe ›Leben Lernen‹ finden Sie unter:
www.klett-cotta.de/lebenlernen

Veronika Schröter

Messie-Syndrom und Pathologisches Horten – Das Praxisbuch

Für Psychotherapie, ambulante und stationäre Einrichtungen

Klett-Cotta

Leben Lernen 332

MIX
Papier | Fördert gute Waldnutzung
FSC® C083411

Klett-Cotta
www.klett-cotta.de
J. G. Cotta'sche Buchhandlung Nachfolger GmbH
Rotebühlstraße 77, 70178 Stuttgart
Fragen zur Produktsicherheit: produktsicherheit@klett-cotta.de

Cover: Jutta Herden, Stuttgart
unter Verwendung einer Abbildung von Jessica Ruscello on Unsplash
Konzeptionsberatung der Autorin: Dr. Bettina Burchardt
www.bettina-burchardt.de
Gesetzt von Eberl & Koesel Studio, Kempten
Gedruckt und gebunden von CPI – Clausen & Bosse, Leck
ISBN 978-3-608-89280-2
E-Book ISBN 978-3-608-11879-7
PDF-E-Book ISBN 978-3-608-20558-9

1. Nachdruck, 2025

Bibliografische Information der Deutschen Nationalbibliothek
Die Deutsche Nationalbibliothek verzeichnet diese Publikation in der
Deutschen Nationalbibliografie; detaillierte bibliografische Daten
sind im Internet über http://dnb.d-nb.de abrufbar.

Inhalt

Vorworte

Das komplexe Thema verdient gleich drei Vorworte – drei Menschen haben mir die Freude gemacht, ihre Eindrücke zu dem vorliegenden Buch in einige Worte zu fassen: eine Diplom-Psychologin, die etliche meiner Klienten betreut, ein Sozialarbeiter, der tagein, tagaus direkt im Wohnumfeld der Messies wirkt, sowie ein Psychiater an der Freiburger Universitätsklinik.

***

Ich bin voll tiefer Dankbarkeit, dass Sie das »Stiefkind« Messiesyndrom aufgegriffen, mit so viel Engagement, Liebe und Verstand jahrelang durchdrungen und es für Patienten und Therapeuten »erhellt« haben. Sie helfen uns allen damit ein großes Stück heraus aus Unverständnis, Hilflosigkeit und Ohnmacht. Mit der Messie-Therapie geben Sie uns ein integratives Werkzeug an die Hand, welches nicht allein durch die Technik, sondern durch die innewohnende würdevolle, entdeckungsfreudige und kreative Haltung seine Heilwirkung entfaltet.

Die Therapie ist verbunden mit hoher Achtung und Wertschätzung gegenüber den Patienten. Sie werden aus dem dunklen Stigma des Versagens, des »unmöglichen Menschen, wie kann er/sie nur …«, des Nichtverstanden-Werdens herausgehoben ins würdigende Licht, das seinem Verhalten Sinn und Bedeutung gibt und ihn in seiner Fähigkeit, Lebenswunden und Prägungen zu überleben, anerkennt.

Als Quereinsteigerin gelingt es Frau Schröter, das oft einengende therapeutische Schulrichtungsdenken zu verlassen und ausgerichtet auf die Bedürfnisse des Patienten und seines Umfeldes, die Edelsteine verschiedener therapeutischer Verfahren herauszulesen und ein Gesamtkonzept zu entwickeln, das prägende Biografie, die Gegenwart im Hier und Jetzt, Gestaltungskraft, Arbeit mit Körper und Bildern, Gruppen und Familie und vieles mehr umfasst.

Schon beim Lesen wird die Ganzheitlichkeit, der Reichtum und die Heilkraft des Therapiekonzeptes erlebbar. Durch die lebensnahe, anschauliche, gleichzeitig strukturierte und analytische Schreibweise kommt der Leser in Kontakt mit sich selber. Man gerät ins Nachdenken über eigene Prägungen, erlebt durch die Worte liebevolles Angenommen-und-verstanden-Werden, bekommt Zugang zu eigenen Gefühlen, Körpererleben, der Bilderwelt und Kreativität. Eigene Haltungen zu »Messies« werden bewusst, es findet eine Sensibilisierung für Bedeutungen und Hintergründe des »Hortens« statt.

Mit der Identitätsbildenden Integrativen Messie-Therapie steht ein wunderbares integratives Ausbildungs- und Therapiemanual für Betroffene, Angehörige und Therapeuten zu Verfügung.

Sabine Maacks-Plesch, Bad Krozingen,
seit 35 Jahren als psychologische Psychotherapeutin
sowie Kinder- und Jugendlichen- Psychotherapeutin tätig.

***

Dieses mutige, umfassende Werk ist als Praxishandbuch für die wohnraumbezogene soziale Arbeit mit betroffenen Menschen vor Ort konzipiert und zugleich als analytisch wie methodisch anregende und ermutigende Lektüre zu empfehlen. Das gilt vor allem für Fachleute, die im Wohnraum mit den KlientInnen die Dinge in die Hand nehmen müssen; wo nichts am angestammten Ort bleibt; mit dem Ziel, die Wohnraumsituation zu verbessern und damit den Wohnungserhalt zu sichern.

Dazu bietet dieses detailliert durchgearbeitete Buch treffende Analysen und Methodenvorschläge, gemeinsam mit den Betroffenen ins kommunikative, habhafte Handeln zu kommen. Positiv ist dabei, dass die Autorin die unterschiedlichen Problemkategorien zu beschreiben weiß und sie gleichzeitig voneinander abgrenzt, ohne an einer starren Ausschließlichkeit festzuhalten. Denn die Kategorien Sammeln und Horten/Vermüllung/Verwahrlosung überlagern und durchdringen sich gerne in der wirklichen Problemlage; und die SozialarbeiterInnen wissen manchmal nicht, in welcher Sphäre sie praktisch anfangen sollen; und dann sind da auch noch die Betroffenen mit ihren eigenen Vorstellungen. Hier gibt das Buch gute Vorgehenshilfen zum Beispiel in punkto Auftragsklärung.

Freilich ist es hilfreich, im Zusammenhang mit den betroffenen Persönlichkeiten Erkenntnisse über Hintergründe und Ursachen zu haben, die ihr entgleistes Wohnraumverhalten antreiben und befeuern. Im vorliegenden Werk wird gerade gezeigt, dass Wohnraumarbeit vorderhand eben nicht bedeutet, einfach die Ärmel hochzukrempeln, in die Hände zu spucken – und dann wird mal zügig aufgeräumt und ausgemistet (Situationskommentar: »Wie siehts denn hier aus? Alles muss raus!«); zumal dann, wenn die betroffene Person noch gar nicht innerlich bereit dazu ist.

Erforderlich ist geduldiges, beharrliches wie rückfallerprobtes Herangehen, bei dem der betroffene Mensch ermutigt wird, im Handlungsverlauf mitzugehen, indem er sich in den Arbeitsprozess eingebunden fühlt und ihn idealerweise mitbestimmt, da es um seinen Wohnraum als Verantwortungsort geht. So erschließen sich in der Lektüre dieses Buches die einzelnen Schritte des Vorgehens, als Leitfaden pragmatischer Sozialarbeit in vertrauensbildender Beziehung zum Menschen und seiner Wohnumgebung – wie sie sich eingangs darstellt und wohin sie entwickelt werden kann; in Hinblick auf Wohnraumsicherung sowie auf Wohlbefinden.

Der Autorin gelingt mit diesem Werk die Verbindung von analytischer Tiefenschärfe mit praxisbezogener Handlungsanleitung, ohne sich in die Gefahr des Methodenzwangs oder der Grenzverletzung zu begeben. Sie weiß aus Erfahrung, wie die »Grammatik der Dinge« vor ihrem je eigenen Horizont gelesen werden soll: Indem der Wohnraumarbeitende fähig wird, die Perspektive zu wechseln, um sein Gegenüber inmitten der vielfältigen Dinge, in der vermeintlichen Unübersichtlichkeit ihrer Ordnung sein lassen zu können. Denn im Spektrum der Leidenschaften des Sammelns gilt das Bonmot von Manfred Sommer – hier abgewandelt:

»Sammeln, das schließlich mit dem Verschwinden im Gesammelten endet, das nenne ich – allzu menschlich!«

Jürgen Thomas
Diplom-Sozialarbeiter im HERA-Team (Helfen und Räumen) des Caritasverbandes für Stuttgart e.V.

***

Frau Veronika Schröter hat mit »Messie-Welten« bereits ein Buch vorgelegt, in dem sie ihre jahrzehntelange Erfahrung mit dem von der Schulmedizin lange vernachlässigten Messie-Syndrom in ein diagnostisches und therapeutisches Konzept einbringen konnte. Das vorliegende Buch ist die konsequente Weiterentwicklung, auch angesichts der anstehenden Neuerungen in Diagnose- und Abrechnungssystemen durch ICD-11. Mit dem »Horten« wird nämlich zumindest eine Facette der »Messie-Welten« Eingang finden in das offizielle medizinische Denken. Frau Schröter gelingt es, die Verbindung zwischen neuer Diagnose und bewährten Konzepten herzustellen und sie kann zeigen, wie das »Messie-Syndrom« in der ICD-11 integriert und als Diagnose etabliert sein wird. Der Leser bekommt damit nicht nur einen diagnostischen Leitfaden für dieses immer häufiger zu berücksichtigende Syndrom an die Hand, er erhält auch ein Therapiemanual, mit dem er Erfahrungen mit dieser zwar altbekannten, jetzt aber doch auf andere Art neuen Patientengruppe sammeln kann.

Ich wünsche dieses Buch vielen Betroffenen als Ratgeber und vielen Behandlern als Begleiter in Therapie und Diagnostik.

Prof. Dr. Dieter Ebert
Facharzt für Psychiatrie und Psychotherapie
Leiter der psychiatrischen Institutsambulanz
des Universitätsklinikums Freiburg

TEIL 1

Einführung in die Messie-Thematik

Hier ein erster Überblick: Der erste Teil macht die Welt der Betroffenen zugänglich.

- Kapitel 1 nennt die **drei Ausprägungen der Messie-Symptomatik**, unter denen desorganisierte Menschen leiden: **pathologisches Horten, Vermüllung und Verwahrlosung**. Jedes dieser drei Messie-Syndrome hat ganz eigene Ursachen und Symptombilder. Wer sie nicht kennt und klar voneinander unterscheiden kann, wird an dem Versuch scheitern, angemessen auf Klient beziehungsweise Patient einzugehen. Dass es auch Überschneidungen zwischen diesen drei grundlegenden Formen gibt, macht die Arbeit mit Messies nur noch komplexer.
- Kapitel 2 erläutert die große Bedeutung der Bindungserfahrungen und Störungen, die sich aus Bindungsverletzungen entwickeln können; in vielen Fällen stehen sie am Anfang der Krankheitsgeschichte eines Messies. Vor allem bei **Menschen, die pathologisch horten**, finden sich frühe Erfahrungen von Zwang, emotionaler Verlassenheit oder Überbehütung. Die Folgen sind existenzielle Verunsicherung sowie mangelnde Ausbildung einer eigenen Identität und eines eigenen Willens. Im Umgang mit dieser Klientel muss besonderes Augenmerk auf die Bedürfnisse gerichtet werden, die aus den bisherigen Bindungserfahrungen der Klienten erwachsen.
- Kapitel 3 nennt die Symptome und Auswirkungen der relevanten

Komorbiditäten. Fast immer werden die drei Messie-Syndrome von weiteren Krankheiten begleitet; nur das **pathologische Horten** steht in etwa 24 Prozent der Fälle als Krankheitsbild für sich allein. Bei **Vermüllung und Verwahrlosung** dagegen sind immer Komorbiditäten vorhanden; am häufigsten finden sich Depressionen, Suchterkrankungen, psychiatrische Krankheitsbilder und Demenz. Von besonderer Bedeutung – auch bei Menschen, die pathologisch horten – ist die relativ häufig auftretende Suizidalität.

KAPITEL 1

Woran leiden desorganisierte Menschen?

Menschen, die beruflich mit sogenannten Messies zu tun haben, stehen den Symptomen der Betroffenen häufig hilflos gegenüber. Gefühle der inneren Abwehr und Verurteilungen können den Weg zu einer Lösung versperren. Dazu kommt, dass sie von den beauftragenden Institutionen oft keine angemessene Unterstützung erfahren, um den Betroffenen nachhaltig zu helfen. Denn lange Zeit wurden weniger die Nöte der Messies gesehen, der Fokus lag – und liegt in vielen Fällen heute immer noch – nur auf den sichtbaren Auswirkungen dieser Nöte:

- Desorganisierten Menschen gelingt es nicht, in ihrem privaten Umfeld so weit Ordnung zu halten, dass sie dort angenehm und entspannt leben können. Der Zustand ihrer Wohnungen und Häuser stößt auf Unverständnis.
- Die Unordnung kann die Lebensqualität von Partnern, Familienmitgliedern und Nachbarn gravierend beeinträchtigen; Vermieter fürchten um die Bausubstanz ihrer Immobilie. Kontakte zwischen Messies und ihrem sozialen Umfeld sind meist von Hoffnungslosigkeit und Ängsten gekennzeichnet.
- Konfliktpotenzial entsteht auch dadurch, dass es vielen Messies nicht möglich ist, sich an gesellschaftliche Regeln zu halten. Die darauf folgende Ausgrenzung macht es nur noch schwerer, die Betroffenen wieder an ein unterstützendes soziales Umfeld anzubinden.

Meist lautete das Ziel, die unwürdige Wohnsituation der Messies so schnell wie möglich zu beenden. »Wenn jemand nicht selbst Ordnung halten kann, dann machen wir das eben für ihn«, war die Devise. Doch wenn nur die äußere Unordnung entfernt, nicht aber die innere Verletzung bzw. die Erkrankung gesehen und behandelt wird, müssen solche Vorstöße scheitern. Die Wohnungen von Messies – fast immer gegen ihren Willen – zu leeren und den »Müll« zu entsorgen war eine Sisyphos-Arbeit, die den Status quo nur noch weiter verschlimmerte:

- Helfer und Fachkräfte arbeiteten sich am Symptom ab, denn ohne weitere Betreuung der Betroffenen sah die Wohnung nach kurzer Zeit so aus wie zuvor.
- Die ohnehin schon angeschlagene Würde der Messies litt unter der aufgezwungenen Hilfe, ihre Symptome verstärkten und festigten sich zunehmend.
- Das Vertrauensverhältnis zwischen professionellen Helfern und Messies wurde sehr belastet.

Oft wird übersehen, dass das Verhalten von Messies durch Krankheiten ausgelöst wird. Betroffene können sich nicht »endlich mal zusammenreißen«, um an ihrer Wohnsituation etwas zu ändern. Genauso könnte man von Menschen mit Diabetes oder einem Bandscheibenvorfall erwarten, dass sie ihre gesundheitlichen Einschränkungen kraft ihres Willens überwinden sollen.

Gut gemeinte Räumkommandos entstehen aus dem Missverständnis, dass sich die Probleme damit lösen ließen. Es wird nicht nach den *Ursachen* der Desorganisation gefragt, sondern es werden deren *Folgen* bekämpft. Um Messies zu helfen, müssen wir die Ursachen ihrer Krankheit und auch die Krankheit selbst verstehen.

Auch ein zweites Missverständnis war in den vergangenen Jahrzehnten die Ursache dafür, dass an den Bedürfnissen der Betroffenen vorbei agiert wurde: Es gibt nicht »den« Messie, sondern verschiedene Ursachen führen zu völlig unterschiedlichen Erscheinungsformen. Hier eine erste Übersicht über die drei wesentlichen Ausprägungen:

- **Pathologisches Horten.** Die Betroffenen sammeln und horten aufgrund meist frühkindlicher psychischer Traumatisierungen gezielt Unmengen an Gegenständen. Obwohl sie sehr gut wahrnehmen, dass ihre Sammeltätigkeit ihre Lebensmöglichkeiten massiv einengt, gelingt es ihnen weder, das Sammeln zu unterlassen, noch sich von gehorteten Dingen zu trennen.
- **Vermüllungssyndrom.** Wenn Lebensmittel und andere Dinge mit hohem Feuchtigkeitsgehalt gezielt gehortet werden oder sich ansammeln, kommt es zu Geruchsbildung und Schädlingsbefall. Auslöser des Vermüllungssyndroms sind psychische und hirnorganische Erkrankungen wie zum Beispiel Süchte, Schizophrenie, Wahnvorstellungen, Demenz und Alzheimer. Aufgrund ihrer Erkrankung ist die Wahrnehmung der Klienten oft so verändert, dass sie nicht erkennen können, dass die hygienischen Bedingungen in ihrer Wohnung nicht tolerierbar sind.

Die vier Kennzeichen der Vermüllung sind: Geruchsbildung, Feuchtigkeit, Schimmel und Ungeziefer. Bei starkem Ungezieferbefall muss in einem ersten Schritt der Kammerjäger beauftragt werden. Ansonsten beginnt die Unterstützung der Betroffenen damit, den Geruchsherd aufzuspüren und zu eliminieren.

- **Verwahrlosungssyndrom.** Auch hier liegen gravierende psychische beziehungsweise hirnorganische Erkrankungen vor. Der Zustand der Wohnung ist deshalb gesundheitsgefährdend, weil vieles kaputt ist und eine hohe Verletzungsgefahr besteht. Vor allem aber fällt die extreme Selbstvernachlässigung der Betroffenen auf. Motivation zur eigenen Körperhygiene ist kaum mehr vorhanden.

Pathologisches Horten, Vermüllungs- und Verwahrlosungssyndrom haben also völlig unterschiedliche Ursachen und auch Auswirkungen. Trotzdem werden im allgemeinen Sprachgebrauch alle Menschen, die in Unordnung leben, über einen Kamm geschoren und – oft abwertend – als »Messies« tituliert. Dieser Begriff leitet sich vom englischen Wort *mess* ab, das »Unordnung« oder auch »Durcheinander« bedeutet. Weil er auch von den Betroffenen selbst verwendet wird, hat er sich in der Fachwelt durchsetzen können.

Messie: In Fachkreisen wurde diese Bezeichnung lange allein auf Menschen mit Vermüllungs- oder Verwahrlosungssyndrom angewendet. Heute zählt auch das pathologische Horten zum Formenkreis des Messie-Syndroms.

Erst seit einigen Jahren beginnen wir zu verstehen, welche Ursachen und Ausprägungen sich hinter dem Messie-Syndrom verbergen. Heute sind wir für die Bedürfnisse unserer Klienten sensibilisiert und schauen genau hin, welche Ausprägung des Messie-Syndroms wir erkennen, und arbeiten an den Ursachen und Auslösern, die zu den besonderen Wohnverhältnissen geführt haben. Solange wir das Krankheitsbild nicht klar zuordnen und benennen können, gibt es keine Heilung beziehungsweise nachhaltige Verbesserung der Situation.

Hinter der sichtbaren Unordnung des Messie-Syndroms liegt immer eine psychische oder eine hirnorganische Krankheit als Ursache. Nur wenn klar ist, um welche Ausprägung es sich handelt und welche Erkrankung das Verhalten der Betroffenen auslöst, können diese adäquat begleitet und unterstützt werden.

1.1 Das pathologische Horten

Das pathologische Horten wurde erstmals 2022 mit der Neuauflage der *International Classification of Diseases* (ICD-11) im Katalog der weltweit anerkannten Krankheiten aufgeführt. Dies bedeutet nicht nur die überfällige Würdigung der Menschen, die unter diesem Syndrom leiden, auch ganz praktisch wirkt sich die Nennung des pathologischen Hortens im ICD-11 positiv aus: Die Behandlungskosten können über die Krankenkassen abgerechnet werden. Einen Wermutstropfen enthält diese Entwicklung: Die Krankheit wird irrtümlich (noch) den Krankheitsbildern Zwangsstörung oder auch Suchterkrankung zugeordnet. Dabei hat eine Studie der Albert-Ludwigs-Universität Freiburg ergeben, dass eine Zwangsstörung das pathologische Horten zwar begleiten kann, die Krankheit selbst aber keinesfalls als Zwang zu betrachten ist. Das pathologische Horten ist auch keinesfalls als Persönlichkeitsstörung anzusehen. Eher handelt es sich um eine Anpassungsstörung infolge (frühkindlicher) Traumatisierungen. Die WHO ist in dieser Frage noch zu keinem Schluss gekommen.

> **Pathologisches Horten:** Die Betroffenen sammeln und horten Dinge aus begrenzten Sammelgebieten, die für bestimmte Fehlstellen in ihrer Biografie stehen. Während sie zu Hause ihren Lebensraum einengen, sind sie außerhalb ihrer Wohnung meist überdurchschnittlich organisiert und beruflich erfolgreich.

1.1.1 Die Betroffenen

Menschen, die an pathologischem Horten erkrankt sind, finden sich in allen Teilen der Gesellschaft. Sie können jung oder alt, weniger gut oder sehr gut gebildet sein. Manche sind vermögend, andere leben in prekären Verhältnissen. Sie leben sehr zurückgezogen oder sind als Angestellte beziehungsweise Selbstständige berufstätig. Sie leben als Single, in Paarbeziehungen oder im Familienverbund – jeweils mit oder ohne Kinder. Einige leiden an psychischen Vorerkrankungen oder sind chronisch körperlich erkrankt, andere nicht.

So unterschiedlich ihre Lebenswege auch sind, eines haben sie gemeinsam: Ihr Alltag wird vom Sammeln und Horten bestimmt. Die Gegenstände können nicht bewusst losgelassen werden, weil

- … sonst die Erinnerung an die mit ihnen verbundenen Situationen verloren gehen könnte.
- … sie vielleicht noch einmal gebraucht werden könnten – so unwahrscheinlich dies auch sein mag.

Dass die Betroffenen nicht autonom entscheiden können, was sie wirklich in ihrer Wohnung haben wollen, geht einher mit einer starken Selbstwertproblematik und dem Empfinden tiefer innerer Verlorenheit. (Mehr zu den Ursachen des pathologischen Hortens lesen Sie in Kapitel 2.)

Der Unterschied zwischen Sammlern, die aus Freude und Interesse sich einem bestimmten Sammelgebiet zuwenden, und Menschen, die an pathologischem Horten erkrankt sind, lässt sich klar an drei Faktoren ablesen:

1. **Es besteht keine Wahlmöglichkeit.** Betroffene können nicht frei entscheiden zwischen »Diesen Gegenstand möchte ich haben und behalten.« und »Ich brauche ihn nicht und kann ihn weggeben«. Diese sogenannte Wertbeimessungsstörung ist ein charakteristisches Symptom des pathologischen Hortens.
   Ich kenne viele begeisterte Sammler. Wenn sie mir voll Stolz von einem besonderen Fund erzählen – ein erworbenes Automodell, ein seltener Teppich, kostbares Porzellan – leuchten ihre Augen. Auch bei ihnen können Teile ihrer Wohnung mit dem gesammelten Material zugestellt sein, und in der Partnerschaft kann es wegen hoher Ausgaben oder wegen des Platzbedarfs Reibereien und Streit geben. Doch im Gegensatz zu Menschen, die an pathologischem Horten erkrankt sind, können Sammler bewusst entscheiden, ob sie etwas ihrer Sammlung hinzufügen oder etwas aus ihr verkaufen wollen. Sie sind stolz auf ihre Sammlung, dagegen schämen sich Menschen, die pathologisch horten, oft abgrundtief.
2. **Die Gegenstände werden zur Belastung.** Die Betroffenen können sich an dem Gesammelten nicht erfreuen, sondern geraten unter Dauerstress und finden in den eigenen vier Wänden keine Erholung. Weil sie von den Gegenständen beherrscht werden, bleibt ihnen nichts anderes übrig, als sich mit all den Einschränkungen zu arrangieren, die das Horten mit sich bringt.
3. **Die Lebensqualität ist massiv eingeschränkt.** Die wachsenden Stapel und Berge engen den Lebensraum der Betroffenen immer weiter ein. Die Räume der Wohnung verlieren ihre Funktion – in der Küche kann nicht mehr gekocht, im Bad nicht mehr geduscht

werden usw. In manchen Fällen lassen die gehorteten Gegenstände den Menschen nur noch enge Gänge, durch die sie sich bewegen können.

Schlafzimmer können mit Kisten, Türmen und Stapeln so zugestellt sein, dass die Betten unter den Bergen nicht mehr erkennbar, geschweige denn benutzbar sind. Die Bewohner der Wohnung – darunter auch Kinder – suchen sich dann abends einen möglichst bequemen Platz auf oder zwischen den Haufen, an dem sie sich ein wenig ausstrecken können. Einige meiner Klienten gestehen sich noch nicht einmal diesen Platz zu, sie schlafen halb im Sitzen auf einem zur Hälfte freigeräumten Stuhl oder Sessel.

Menschen, die pathologisch horten, bringen es nicht übers Herz, Dinge, die in ihr Sammelschema passen, abzulehnen oder gar wegzuschmeißen. Sie können nicht anders, als sie um sich herum anzuhäufen. So müssen sie immer mehr Wohnraum an die gehorteten Dinge abgeben.

Die meisten an pathologischem Horten erkrankten Menschen sind auffallend empathisch, leistungsorientiert, organisiert, zielstrebig und penibel. Genau diese Eigenschaften machen sie im Beruf erfolgreich.

Klienten, die pathologisch horten, sind sehr engagiert in ihrem Beruf. Für ihre Kollegen sind sie ein Fels in der Brandung, weil sie der Arbeit nicht aus dem Weg gehen. Zusätzlich übernehmen sie neben ihrem Beruf oft auch noch ehrenamtliche Tätigkeiten. Ihr Engagement bringt ihnen viel Anerkennung. Leider bezieht sich die Wertschätzung nicht so sehr auf ihre Person, sondern eher auf ihren nimmermüden Einsatz für andere.

Viele Menschen, die pathologisch horten, sind berufstätig und erzielen in der Regel auch ein gutes Einkommen. Nicht selten leisten sie sich dann die Anmietung von Lagerräumen oder sogar einer zweiten Wohnung. So können sie über lange Zeit ihr Sammeln und Horten kaschieren. Der berufliche Erfolg kann ihre private Lebenssituation in gewissem Maße kompensieren.

In der Regel erkennen die Betroffenen ihre Situation sehr klar: Sie sehnen sich nach einer präsentablen Wohnung, wissen aber aus Erfahrung, dass sie sich hoffnungslos in Details verlieren, sobald sie darüber entscheiden wollen (oder sollen), sich von bestimmten Dingen zu trennen. Dazu kommen viele weitere Stressfaktoren:

- Die Betroffenen können ihre Wohnsituation objektiv einschätzen und leiden darunter, dass sie nicht so leben, wie sie es gerne würden. Nur selten führt eine weitere psychische oder hirnorganische Erkrankung, die das pathologische Horten überlagert, zu einer Wahrnehmungsstörung.
- Sie leiden unter einem hohen Stresspegel, wenn sich vertraute Situationen verändern, können nicht gut Prioritäten setzen, verlieren sich in Details, fühlen sich ambivalent und zerrissen. Angesichts der vielen unerledigten Arbeiten in der Wohnung finden sie keine Erholung.
- Neben diffusen, lähmenden Ängsten leiden sie an konkreten Ängsten vor Wohnungs- oder Arbeitsplatzverlust und vor einer Räumung. Jedes Klingeln an der Türe löst bei ihnen großen Schrecken aus.
- Aufgrund ihrer schwach ausgeprägten Wahrnehmung der eigenen Bedürfnisse neigen sie dazu, sich selbst zu überfordern. Auch dies erzeugt Stress, der auf medizinischem Wege nur unzulänglich behandelt werden kann.
- Trotz ihrer beruflichen Leistungen schätzen sie sich insgesamt als inkompetent ein, denn jeder Blick auf die Stapel und Türme daheim erinnert sie an ihre Unfähigkeit, Ordnung zu schaffen.
- Sie schämen sich, dass sie diesen Aspekt ihres Lebens nicht in den Griff bekommen. Ihr Fokus liegt auf ihren Schwächen, nicht auf ihren Stärken.
- Sie wissen, dass ihr Sammeltrieb bei anderen Menschen auf Unverständnis stößt und ihr Verhalten negativ bewertet wird. Nicht sie selbst als Menschen werden gesehen, sondern nur ihr Unvermögen – »Das ist doch die Chaotin aus dem ersten Stock!«
- Die Entfaltung ihrer Persönlichkeit ist blockiert.
- Sie leiden darunter, dass sie ihre Kontaktfreude nur wenig ausleben können und ihr soziales Netz immer weiter ausdünnt. Denn

um sich vor Kritik zu schützen und Übergriffigkeiten von Nachbarn, Freunden und Familienmitgliedern nicht ertragen zu müssen, lassen sie niemanden in ihre Wohnung. So werden Beziehungen zum Balanceakt.

- Sie haben ein schlechtes Gewissen, wenn die Flut der Dinge auch die Kinderzimmer überschwemmt. Ihre Kinder dürfen oder wollen keine Freunde mit nach Hause bringen und geraten ebenfalls in Isolierung.

Stress bedeutet im Englischen »Druck« oder »Anspannung«. Es handelt sich um eine belastende körperliche und psychische Reaktion auf eine Situation, die als nicht bewältigbar wahrgenommen wird. Die Gesundheitsberichterstattung des Bundes GBE definiert Stress als einen »Zustand der Alarmbereitschaft des Organismus, der sich auf eine erhöhte Leistungsbereitschaft einstellt«.

Der Stress, die Zerrissenheit, die Frustrationen, der Aufwand, den Schein nach außen zu wahren – dies alles fordert den Betroffenen viel Kraft ab.

Menschen, die krankhaft horten, leiden oft unter einer großen Erschöpfung. Sie führen ein Leben unter Dauerstress. Zu Hause, wo andere Menschen sich erholen können, sind sie unaufhörlich mit einer Überforderung konfrontiert. Deshalb vermeiden sie es unbewusst, sich dort aufzuhalten. Überstunden im Beruf und Ehrenämter schenken ihnen zwar Zeit außerhalb ihrer Wohnung, doch sie vermehren nur die Belastung und die tiefe Müdigkeit.

Menschen, die pathologisch horten, stehen unter ungeheurem Stress. Sie wissen sehr gut, was eigentlich zu tun wäre, aber es gelingt ihnen nicht, einen Anfang zu finden. In ihrer Wohnung herrschen sie nicht als Könige, stattdessen ist diese eine Quelle ständiger Überforderung.

1.1.2 Die Wohnung

Auffallend sind die aufgetürmten Stapel und aufgehäuften Berge aus gehortetem Material. Werden Bücher und andere gut stapelbare Dinge gesammelt, finden wir senkrechte Wände vor, die kunstvoll bis unter die Decke aufgebaut wurden. Lose Wäsche dagegen lässt sich nur flächig im Raum aufschichten. Es ist erstaunlich, mit wieviel Mühe und Erfindungsgeist Klienten die Statik riesiger Materialtürme bewältigen, sodass sie nicht umkippen.

Bei ausschließlichem pathologischen Horten sammeln die Klienten gezielt Dinge eines bestimmten Themenbereichs. Diese Fokussierung auf eine bestimmte Kategorie ist ihnen oft nicht bewusst. Gesammelt werden unter anderem:

- Papier, Zeitungen, Bücher und/oder Kataloge
- Hefte, Kladden und/oder Blanko-Bücher
- Wäsche, Kleidung, Tischdecken und/oder Handtücher
- Behältnisse aller Art, von Taschen und Koffern bis zu ausgespülten Joghurtbechern
- Leere Ordner, Sammelboxen und/oder Kistchen
- Kinderkleidung, Spielsachen, Kinderbücher und/oder Puppen
- CDs, Schallplatten, teilweise die gleichen Tonträger in vielfacher Zahl
- Werkzeug, Gartengeräte
- Bildschirme, Radios, Fernseher, Elektroschrott
- Möbel, Kleinmöbel

Wenn es keine Präferenz für bestimmte Dinge gibt und sich ein heilloses Sammelsurium an Dingen in der Wohnung auftürmt, handelt es sich nicht um reines pathologisches Horten und es muss eine weitere psychische oder hirnorganische Krankheit an dieser Ausprägung beteiligt sein. Von dieser Regel gibt es eine Ausnahme: das Jagen nach Sonderangeboten aller Art.

An dieser Stelle möchte ich klarstellen, dass es sich beim pathologischen Horten keinesfalls um eine Kaufsucht handelt. Zwar bleibt in beiden Fällen die Ware meist ungenutzt in der Originalverpackung und wird weggeräumt. Doch bei einer Kaufsucht geht es um den

Kick des Moments, wenn die Ware in die Einkaufstasche gesteckt wird oder der Postbote das Paket bringt. Dieser Glücksmoment ist schnell vorbei und der Gegenstand wird nicht weiter beachtet und weggelegt. Für Menschen, die krankhaft horten, sind die gehorteten Dinge dagegen existenziell wichtig.

Menschen, die pathologisch horten, definieren sich über die gesammelten Gegenstände. So lassen sich Kaufsucht und Schnäppchenjagd aufgrund pathologischen Hortens sicher und schnell voneinander unterscheiden: Eine Kaufsucht wird verheimlicht. Wer jedoch aufgrund des pathologischen Hortens auf Schnäppchenjagd geht, teilt das Ergebnis seiner Recherchen gerne mit – »Schauen Sie, Frau Schröter! Nächste Woche gibt es bei Lidl Arbeitshandschuhe viel günstiger als diese Woche bei Aldi!«

Fast immer haben Menschen, die krankhaft horten, ein hervorragendes Gedächtnis. Sie wissen sehr genau, was sie besitzen und wo sie es deponiert haben. Bis sie das Gesuchte aus dem Stapel ziehen können, vergeht allerdings einige Zeit, denn die schiere Masse der Dinge ist so groß, dass auch ein komplexes Ordnungssystem nicht hilft.

Der Versuch von Verwandten oder Freunden, heimlich Dinge aus der Wohnung zu schaffen, scheitert fast immer. Denn Menschen, die an pathologischem Horten erkrankt sind, merken schnell, wenn etwas fehlt. Für sie ist ja jedes einzelne Teil bedeutsam.

Die Stapel und Berge aus dem gesammelten Material sind meist systematisch geordnet, auch wenn dies für Außenstehende nicht erkennbar ist.

Manchmal wird nur ein einziges Zimmer so sehr mit Dingen angefüllt, dass es kaum noch betreten werden kann. In anderen Fällen wachsen in der gesamten Wohnung die Stapel in die Höhe beziehungsweise die Berge in die Breite. Unter Umständen verlieren die Räume ihre Funktion – in der Küche können keine Mahlzeiten mehr zubereitet und zu sich genommen werden, die Treppe, die in das Obergeschoss des eigenen Hauses führt, ist so dicht zugestellt, dass der Weg nach oben versperrt ist.

Wenn keine weiteren Erkrankungen vorliegen, gelingt es den Menschen, die pathologisch horten, stets auffallend gepflegt und adrett gekleidet aufzutreten. Auch wenn sie eher sitzend als liegend die Nacht verbringen, weil ihr Schlafzimmer nicht mehr benutzbar ist, sehen sie bei unseren Treffen »wie aus dem Ei gepellt« aus. Sogar wenn Bad und Toilette nicht mehr zugänglich sind, finden sie Lösungen. Diese unglaubliche Überlebenskunst verdient eine große Wertschätzung.

Je mehr die Dinge überhandnehmen, desto eingeschränkter sind die Funktionen der Wohnung. Mit viel Kreativität schaffen es die an pathologischem Horten erkrankten Menschen, dass ihre Wohnsituation nicht an ihrem äußeren Erscheinungsbild abzulesen ist.

1.1.3 Auswirkungen des pathologischen Hortens auf das soziale Umfeld

Menschen, die an pathologischem Horten erkrankt sind, verstehen es in der Regel sehr gut, die Fassade zu wahren. In vielen Fällen wissen nur **Familienmitglieder und enge Freunde** von den Zuständen in der Wohnung. Das stellt für sie eine große Belastung dar, denn sie wollen ja gerne helfen, wissen aber nicht, wie. Ihre Hilfsangebote werden von den Betroffenen fast immer abgelehnt.

Der Leidensdruck muss sehr groß werden, bis Betroffene Hilfe zulassen. Sie möchten so weit wie möglich selbstständig bleiben und nicht zuletzt sich selbst zeigen, dass sie gut allein zurechtkommen.

Im Grunde gibt es für Laien zwei Möglichkeiten, mit der Situation umzugehen:

- Weil das Thema »Aufräumen in der Wohnung« explosiver Gesprächsstoff ist, einigt man sich stillschweigend darauf, dass es nicht angeschnitten wird.
- Man arbeitet sich an dem Thema ab. Immer wieder werden Lösungsvorschläge vorgebracht, mit dem Effekt, dass beide Seiten unter Stress stehen und frustriert sind.

In beiden Fällen bleibt das Problem ungelöst. Scham schleicht sich in die Beziehungen ein – »Wir sind doch eine ordentliche Familie!«

Partnerschaft. Oft leben Menschen, die pathologisch horten, und Menschen ohne diese Störung zusammen. Gerade in der Anfangszeit ihrer Beziehung, als das Krankheitsbild vielleicht noch wenig ausgeprägt war, gefielen ihnen die Eigenschaften ihres jeweiligen Gegenübers. Doch mit der Zeit wächst das Konfliktpotenzial zwischen den beiden Polen »kreative Eigenwilligkeit« und »strukturierte Ordnung«.

Manchmal überdauert eine Paarbeziehung nur deshalb, weil der Partner beziehungsweise die Partnerin eines Messies noch nie in dessen Wohnung zu Besuch war. In manchen Fällen sind sie sich sogar im Unklaren darüber, warum ihnen der Zutritt verweigert wird. Ein solcher Vertrauens-Notstand wirft langfristig einen unüberbrückbaren Schatten auf die Beziehung.

Nachbarn und Vermieter. Sie werden oft erst dann auf das pathologische Horten aufmerksam, wenn in der Wohnung der Betroffenen aller Platz belegt ist und diese damit beginnen, Kisten und Regale auf den Balkon oder in Gemeinschaftsräume wie Waschkeller und Hausflur auszulagern. Sind die Wohnverhältnisse erst einmal bekannt geworden, ändert sich die Beziehung zwischen den Mietparteien. Wer an pathologischem Horten erkrankt ist, muss damit rechnen, geschnitten oder sogar gemobbt zu werden. Auch für die Nachbarn ändert sich die Situation zum Schlechten: Sie fühlen sich unwohl und bedroht. Die Vermieter machen sich Sorgen um ihre Wohnung.

Arbeitskollegen. Nur in seltenen Fällen weiß man am Arbeitsplatz von der häuslichen Situation der Betroffenen. Die Menschen sind es zwar gewohnt, dass Ihre Kollegen in die Bresche springen, wenn zusätzliche Arbeit getan werden muss, doch ein persönliches Verhältnis entwickelt sich nur selten. Deshalb sind sie auch nicht irritiert, wenn sie von Betroffenen nie nach Hause eingeladen werden.

Dem Umfeld sind die besonderen Wohnverhältnisse der Menschen, die pathologisch horten, oft unbekannt. Wenn die Lebensrealität zum Vorschein kommt, spüren Familienmitglieder, Freunde, Nachbarn und Kollegen Irritation und Ablehnung.

1.1.4 Gefahren durch das pathologische Horten

Die Wohnungen der Betroffenen sind nicht schmutzig. Nur dort, wo Besen, Putzlappen und Staubsauer nicht hinkommen, sammelt sich Staub an. Bad und Toiletten – soweit sie nicht unter Materialbergen verschwunden sind, sind weitestgehend sauber.

Wenn keine weiteren psychischen oder hirnorganischen Erkrankungen beteiligt sind, gibt es in den Wohnungen von Betroffenen keine Geruchsbildung. Sogar nach vielen Jahrzehnten Sammeltätigkeit riecht es höchstens ein wenig muffig nach ungelüfteter Wäsche oder so wie in Antiquariaten: staubig und nach altem Papier. Eventuell auftretende Schädlinge sind eine Gefahr für die gehorteten Dinge (Kleidermotten, Larven des Bücherwurms usw.) und nicht für den Menschen.

Der hygienische Zustand der Wohnung birgt also keine gesundheitlichen Gefahren für die Bewohner, Nachbarn und Besucher.

In extremen Fällen kann jedoch die schiere Menge an Dingen Grund zur Sorge liefern. Viele Tonnen angesammelten Materials können die Statik einer Wohnung an ihre Grenzen bringen. Schwachstellen sind vor allem Balkone, die über das erlaubte Maß hinaus belastet werden. Wenn Papier gesammelt wird, muss unter Umständen die Entfernung des brennbaren Materials aus Gründen des Feuerschutzes gerichtlich angeordnet werden.

Es besteht die Möglichkeit, dass ein Stapel umfällt und jemanden unter sich begräbt. Es gab tatsächlich Fälle mit Todesfolge. Vor allem dann, wenn Dinge in Originalverpackungen aus glatten Plastikhüllen aufbewahrt werden, geraten Berge schnell ins Rutschen.

Von den gehorteten Dingen eines Menschen, der pathologisch hortet, geht in hygienischer Hinsicht keine Gefahr aus. Problematisch sind überbelastete Balkone und instabile Stapel, die umfallen und Menschen verletzen können.

1.1.5 Langfristige Folgen des pathologischen Hortens

Das pathologische Horten kompensiert Bindungsstörungen und -traumata (siehe Kapitel 2). Doch wir können nur eine Zeitlang vor den ungelösten Fehlstellen in unserer Biografie davonlaufen. Früher oder später holt uns ein, was in unserem Leben gelöst und geheilt werden will.

Es ist eine anerkennenswerte Leistung der Betroffenen, dass sie sich trotz ihrer unverarbeiteten Lebenswunden eine Existenz aufgebauten und zu starken Mitgliedern unserer Gesellschaft wurden.

Menschen, die pathologisch horten, machen lange Zeit alles mit sich allein aus. Auf der Suche nach der Erlaubnis, atmen und leben zu dürfen, übersehen sie ihre eigenen Wünsche und Bedürfnisse. Fast alle meine Klienten betonen, wie sehr es sie belastet, zwischen zwei völlig unterschiedlichen Welten hin und her wechseln zu müssen: In ihrer Wohnung nehmen sie sich als unfähig wahr, die Ordnung zu schaffen, die sie gerne hätten, und in der Welt draußen strengen sie sich über die Maßen an, um anerkannt zu werden. Mit der Zeit fordert diese Zerrissenheit ihren Tribut. Die Erschöpfung wird immer größer, die Isolation nimmt zu.

Ständiger Stress und Frustrationen bergen die große Gefahr in sich, dass sich **chronische Erkrankungen** ausbilden. Nicht selten entwickeln sich Angststörungen oder eine Depression. Deshalb ist es so wichtig, dass das pathologische Horten seit Anfang 2022 als Krankheit anerkannt ist und die Krankenkassen die Behandlung unterstützen.

Vor allem dann, wenn die Verrentung oder Pensionierung naht, ist die Gesundheit in Gefahr. Den Betroffenen bricht ihr Leben im Außen weg, die Aussicht, mehr zu Hause sein zu müssen, ängstigt sie sehr. Ihre Befürchtungen bewahrheiten sich, denn nun gibt es kein tägliches Entkommen mehr aus der angefüllten Wohnung. Schon oft habe ich von Klienten, die erst einige Wochen im Ruhestand waren, gehört: »Ich halte das nicht aus! Ich drehe durch!«

Neben psychischen Krankheiten wie den genannten Angststörungen und Depressionen entwickeln die Betroffenen oft folgende Beschwerden:

- Erkrankungen des Bewegungsapparats: Rücken- und Nackenschmerzen, Verspannungen
- Erkrankungen des Bronchialtrakts: Asthma, chronischer Husten (nicht zuletzt durch eine Staubbelastung)
- Magen-Darm-Störungen: Verdauungsprobleme, Magenkrämpfe, Magengeschwüre
- Hauterkrankungen: Ausschläge, Neurodermitis.

Die **Beziehungen** werden immer angespannter. Damit sind nicht nur die Paarbeziehungen gemeint. Sehr oft erzählen mir meine Klienten von ihrem großen Kummer, dass ihre Enkel sie nicht besuchen dürfen. Ihre Söhne und Töchter haben ihre ganze Kindheit hindurch zu ihnen gehalten und sich mit den Wohn- und Lebensbedingungen arrangiert. Doch nun haben sie sich ihr eigenes Leben aufgebaut. Sie schämen sich für ihre Eltern und wollen ihre eigenen Kinder vor dem Kontakt mit ihnen bewahren.

Zu den langfristigen Folgen gehören auch **finanzielle Probleme**. Menschen, die krankhaft horten, schieben vieles, was mit ihrem Privatleben zusammenhängt, so weit wie möglich hinaus. Dazu kann auch der Gang zum Briefkasten gehören. Wenn er wieder einmal überquillt, wird die Post ungeöffnet in eine Schublade gesteckt. So kommt es, dass Rechnungen nicht bezahlt werden, obwohl das Konto gut gefüllt ist. Überall brechen Krisenherde auf. Das Finanzamt mahnt die Steuererklärung an, ein Inkasso-Mitarbeiter steht vor der Tür, das Telefon wird abgeschaltet.

> Ich arbeite mit einer Schuldnerberaterin zusammen, die ich über die Besonderheiten der Messie-Klientel aufgeklärt habe. Sie weiß, welche Klippen zu umschiffen sind, und stellt mit viel Einfühlungsvermögen ein Vertrauensverhältnis zu ihren ganz besonderen Klienten her. Nach kurzer Zeit sind die Finanzen so weit geregelt, dass die Betroffenen wieder ruhig schlafen können.
>
> Das pathologische Horten kompensiert Leerstellen in der Lebensgeschichte. Doch früher oder später funktioniert diese Verschleierung nicht mehr. Das Kartenhaus bricht zusammen und die

eigentliche Lebenswunde wirkt sich auf seelischer, körperlicher und ganz praktischer Ebene aus.

1.2 Das Vermüllungssyndrom

Der Psychiater Peter Dettmering, der Mitte der Achtzigerjahre als Leiter eines sozialpsychiatrischen Dienstes oft Zeuge von Zwangsräumungen war, prägte den Begriff des Vermüllungssyndroms. Es handelt sich um ein Krankheitsbild mit völlig anderen Ursachen und Ausprägungen als denen des pathologischen Hortens.

> **Vermüllungssyndrom:** Aufgrund einer oder mehrerer psychischen beziehungsweise hirnorganischen Erkrankungen häufen die Betroffenen feuchten und verderblichen Abfall in ihren Wohnungen an. Den damit einhergehenden Schädlingsbefall und die schlechten Gerüche nehmen sie nur eingeschränkt wahr.

1.2.1 Die Betroffenen

Klienten, die an pathologischem Horten erkrankt sind, führen außerhalb ihrer Wohnungen ein an gesellschaftliche Standards angepasstes Leben und legen viel Wert auf ein gepflegtes Auftreten. Beim Vermüllungssyndrom gibt es diese Zweiteilung des Lebens nicht, es betrifft *alle* Lebensfacetten der Betroffenen. Auslöser des Syndroms sind zum Beispiel:

- Suchterkrankungen
- psychiatrische Krankheitsbilder wie Schizophrenie, bipolare Störungen und Wahnvorstellungen
- hirnorganisches Psychosyndrom wie Alzheimer und Demenz
- Intelligenzminderung
- Autismus
- ADHS und ADS im Erwachsenenalter
- neuropsychiatrische Syndrome, die zum Beispiel nach Verletzungen und Schlaganfällen auftreten können.

Durch ihre jeweilige psychische Erkrankung verfügen die Betroffenen über eine eingeschränkte Wahrnehmungsfähigkeit und merken nicht, dass ihre Wohnung vermüllt. Dies führt nicht zuletzt dazu, dass sie von anderen Menschen stark unterschätzt werden. Dabei handelt es sich oft um Klienten, die sich sehr gut integrieren können, sehr engagiert und begeisterungsfähig sind und als gebildete Menschen ihrem Thema zugewandt bleiben.

> Eine junge Ingenieurin bildete eine bipolare Störung aus. Die Lebensverhältnisse in ihrer Wohnung und ihr gesundheitlicher Zustand waren desolat, doch die Gespräche mit ihr erlebte ich als außerordentlich anregend. Sie war politisch sehr interessiert, informierte sich täglich aus der Presse und machte sich sehr klare, eigenständige Gedanken über die aktuellen Entwicklungen.

Die Erkrankungen der Klienten führen oft dazu, dass ihre Gefühlswelt von negativen und beunruhigenden Emotionen geprägt ist:

- Hoffnungslosigkeit und mangelndes Selbstwertgefühl
- häufig: Scham
- Angst vor Zwangsentrümpelung und Wohnungsverlust
- bei Psychosen: verschiedene Ängste
- bei Süchten: Angst, dass die Sucht nicht befriedigt werden kann
- bei Demenz und Alzheimer: Verwirrung.

Die eingeschränkte Wahrnehmungsfähigkeit kann auch dazu führen, dass die Betroffenen ihre Körperpflege vernachlässigen. Man darf es ruhig deutlich sagen: Viele Menschen mit Vermüllungssyndrom fallen durch ihr Äußeres auf. Ihre fettigen Haare und oft sichtbar schadhaften Zähne, ihre wahllos zusammengestellte, ungepflegte oder sogar zerrissene Kleidung, die ausgetretenen Schuhe und viele andere ins Auge fallende Merkmale stoßen fast immer auf sofortige Ablehnung.

Manchen Betroffenen ist es immer noch ein Anliegen, von ihrem Äußeren her nicht aufzufallen, wenn sie sich unter Menschen begeben. In diesem Bemühen können sie sehr erfolgreich sein. Doch spätestens, wenn sie ihrem Gegenüber näher kommen, macht der durchdringende Geruch, den sie mit ihrer Kleidung aus ihrer Wohnung nach draußen tragen, alle Anstrengungen zunichte. Fast immer wenden sich die Menschen von ihnen ab.

Ich habe mehrere Klienten kennenlernen dürfen, die zwar mit Haushalt und Körperpflege überfordert waren, es aber trotzdem geschafft hatten, berufstätig zu sein. Oft handelt es sich um Berufe, die an der frischen Luft ausgeübt werden – Straßenmusiker, Hundeausführer, Zeitungsausträger. Ein Klient war in seinem Beruf sogar so erfolgreich und unersetzlich, dass sein Arbeitgeber ihm ein eigenes Büro einrichtete, damit er weiter für ihn tätig sein konnte.

Menschen mit Vermüllungssyndrom zeigen aufgrund einer schwerwiegenden psychischen oder hirnorganischen Erkrankung ein verändertes Verhalten, mit dem sie aus den gesellschaftlich geltenden Normen herausfallen.

1.2.2 Die Wohnung

Zwei Gründe können dazu führen, dass sich in den Wohnungen von Menschen mit Vermüllungssyndrom Material ansammelt:

- Den Betroffenen gelingt es nicht, Nassmüll und Unrat **wegzuräumen**. Überall in der Wohnung verteilt finden sich verdorbene Lebensmittelreste, Leergut mit Flüssigkeitsresten, benutzte Binden, Tierkot, Fäkalien, durchfeuchtetes Papier, feuchte, zu Haufen aufgeschichtete Wäsche und so weiter.
- Sie **sammeln** zielgerichtet oder auch ohne erkennbare Systematik. Oft sind es verderbliche Lebensmittel, die überall in der Wohnung deponiert oder versteckt werden und schon nach kurzer Zeit schimmeln und sich zersetzen.

Die Feuchtigkeit und der Geruch des Mülls dringen tief in Wände, Vorhänge, Möbel, Teppiche und andere Bodenbeläge ein. Die Bausubstanz nimmt Schaden. Feuchte und stockfleckige Wände, abblätternder Putz und ein über allem liegender Grauschleier sind unmissverständliche Anzeichen für ein Vermüllungssyndrom.

Nicht selten bin ich in vermüllten Wohnzimmern auf benutzte und zu losen Haufen aufgetürmte Windeln von Säuglingen und Kleinkindern gestoßen. Die Eltern sind so in ihrer eigenen Welt gefangen, dass sie nicht mehr wahrnehmen, was ihre Kinder brauchen.

Dass der Grad der Vermüllung auch von Kleinigkeiten abhängig sein kann, zeigt das Beispiel Inkontinenz. Einem Baby eine Windel anzulegen, ist eine einfache Angelegenheit. Doch es ist schwierig und mühsam, sich selbst eine Inkontinenzwindel anzuziehen. Es braucht eine große Fertigkeit und Körperbeherrschung, das im Stehen hinzubekommen. Selbst zu zweit, wenn ich einem Klienten helfen möchte, ist es eine aufwändige Aktion. Auch die erhältlichen riesigen Einlagen sind nicht einfach in der Anwendung. Meist haben die Klienten auch keine Unterhosen ausreichender Größe, die über die Windel passen. Die Erkrankung der Betroffenen erlaubt es ihnen oft nicht, um Hilfe zu bitten. Sie mühen sich mit schief sitzenden Windeln und viel zu kleiner Unterwäsche ab und merken nicht, wenn etwas danebengeht.

Der sich zersetzende nasse Müll verursacht ekelerregende Gerüche und lockt Schädlinge an. Weil fast nie gelüftet wird, intensiviert sich die Geruchsbildung.

Dass Fenster und Vorhänge in vermüllten Wohnungen oft verschlossen bleiben, ist nicht immer auf eine Paranoia und einer damit verbundenen Angst vor Beobachtern zurückzuführen. Es gibt dafür auch andere Gründe:

- Bei manchen Betroffenen ist die Wahrnehmungsfähigkeit noch so weit vorhanden, dass Scham eine Rolle spielt. Sie wollen verhindern, dass der Zustand ihrer Wohnung bekannt wird.
- Wenn Kinder im Haushalt leben, kann die Angst vor dem Jugendamt dazu führen, dass die ganze Familie bei ständig geschlossenen Vorhängen im permanenten Halbdunkel lebt.
- In einer abgedunkelten Wohnung sehen die Betroffenen nicht so sehr, wie es um sie herum aussieht. Wird Licht gemacht, zucken sie zusammen und wissen gar nicht, wo sie hinschauen sollen.

Die Feuchtigkeit des gehorteten beziehungsweise nicht entsorgten Materials bringt unangenehme Gerüche, Schimmel und Schädlingsbefall mit sich. Wenn Helfer nicht intervenieren, führt Vermüllung zur Unbewohnbarkeit der Räume und zur Schädigung der Bausubstanz.

1.2.3 Auswirkungen der Vermüllung auf das soziale Umfeld

Die mit der Vermüllung einhergehende Geruchsbildung sowie die mangelnde Hygiene der Person selbst fordern den Widerstand und die Ablehnung des sozialen Umfeldes heraus. Wenn die Betroffenen ihre Wohnung verlassen, tragen sie ihr Stigma mit sich herum.

Eine Klientin mit beginnender Demenz gab sich mit ihrem Aussehen sehr große Mühe. Ihrer Kleidung und ihrem Auftreten nach war sie eine feine Dame, doch von Nahem wurde offenbar, dass der Geruch, der sie umgab, aus einer vermüllten Wohnung stammen musste. Ihre Familie, zu der sie den Kontakt abgebrochen hatte, bat mich, sie aufzusuchen. Nach einigen Treffen wagte ich es, sie sehr behutsam und mitfühlend auf die Gerüche aufmerksam zu machen, die sie verbreitete. Nie werde ich ihren entgeisterten Blick vergessen. Sie hatte zwar geahnt, dass irgendetwas nicht stimmt, doch dass sie unangenehm riechen sollte, machte sie fassungslos. Fast wäre das Vertrauen zu mir darüber zerbrochen. Wir fanden eine gute Lösung, die Geruchsbildung in ihrer Wohnung zu unterbinden und auch eine Betreuung, die sie akzeptieren konnte.

Partnerschaft. Auch Menschen mit Vermüllungssyndrom können mit Partnern zusammenleben. In manchen Fällen kämpfen beide Partner mit Krankheiten wie zum Beispiel Alkohol- und Drogensucht. Es kommt aber auch vor, dass ein Nicht-Messie versucht, den Messie-Partner zu stützen und die Sauberkeit in der Wohnung aufrechtzuerhalten. In solchen Fällen bestand die Beziehung meist schon vor der Ausprägung des Vermüllungssyndroms. Der nichtkranke Partner steht auf verlorenem Posten: Ohne professionelle Hilfe wird der Messie immer weiter in die Vermüllung abdriften.

Kinder. Auch wenn Eltern mit Vermüllungssyndrom sich große Mühe geben, ihren Kindern das Nötige zu bieten, können sie sie doch nicht davor bewahren, dass deren Kleidung unangenehm riecht – der Geruch des in der Wohnung herumliegenden Mülls zieht in alle Textilien ein und lässt sich durch einfaches Waschen nicht entfernen. In vielen Fällen werden die Kinder ohne Körperpflege und unregelmäßig in den Kindergarten oder in die Schule geschickt, wo sie ausgegrenzt werden. Trotz dieser Auffälligkeiten habe ich oft feststellen müssen, dass die betreffenden Familien beim Jugendamt nicht bekannt waren und entsprechend auch nicht betreut wurden. Zum Schutz der Kinder muss in solchen Fällen das Amt selbstverständlich sofort informiert werden.

Freunde und Familie wenden sich nach und nach von den Betroffenen ab. Sie erleben es als Respektlosigkeit, wenn sie sich für den Messie eingesetzt und abgerackert haben, und sich trotzdem auf Dauer nichts zum Besseren wendet.

> Beim Vermüllungssyndrom handelt es sich um ein Krankheitsbild – so wie bei pathologischem Horten und Verwahrlosungssyndrom auch. Die Betroffenen **können** nicht anders handeln. Wenn es Freunden und Familie gelingt, sich dies bei allen Herausforderungen, die die Ausprägung mit sich bringt, immer wieder klarzumachen, können sie mit dem Menschen verbunden bleiben. Mit dem Messie gemeinsam etwas Schönes zu unternehmen, tut allen gut und erhält wichtige Bindungen.

Nachbarn und Vermieter. Die Geruchsbildung bewirkt, dass eine Vermüllung zügig erkannt wird. Wenn dem Betroffenen eine Verhaltensänderung nicht möglich ist, folgt auf die Entdeckung schnell der Versuch, eine Zwangsräumung durchzusetzen. In dörflichen Gemeinschaften, wo jeder jeden kennt, habe ich es oft erlebt, dass sich die Vermieterin direkt an die Familie des Messies wendet, in der Hoffnung, dass sie Einfluss auf das Familienmitglied nimmt. Mit diesem Vorgehen wird allerdings die Familie überfordert. Auch sollten Entscheidungen über den Kopf der Betroffenen hinweg so weit wie möglich vermieden werden.

Menschen mit Vermüllungssyndrom überfordern ihr Umfeld. Es muss klar sein, dass es sich um eine Krankheit handelt und Laien die Betroffenen nicht retten können. Ihre Rolle ist es, in der Beziehung zu bleiben und den therapeutischen und praktischen Teil an Fachleute abzugeben.

Eine Aufgabe im Leben zu haben, tut allen Menschen gut. Nicht selten schenken Menschen mit Vermüllungs-Syndrom einem geliebten Haustier ihre Zuwendung. Je mehr sich Menschen aus ihrem sozialen Umfeld zurückziehen, desto mehr binden sie sich an das Tier.

1.2.4 Gesundheitliche Gefahren durch die Vermüllung

Nicht nur Klienten mit Vermüllungssyndrom sind gesundheitlich gefährdet. In vielen Fällen leben auch Partner, pflegebedürftige Angehörige oder Kinder mit in der Wohnung. Die vom feuchten Abfall angelockten Schädlinge erregen Ekel und gefährden die Gesundheit aller, die mit ihnen in Kontakt kommen.

- Das ständig feuchte Klima fördert das Wachstum von Schimmel. Dessen Sporen gelangen über die Atemluft in die Lunge und können dort asthmatische Erkrankungen und Allergien auslösen.
- Fliegen verunreinigen Lebensmittel durch Eier und Maden. Es können buchstäblich tausende von ihnen in einer Wohnung umherschwirren.
- Kakerlaken kontaminieren Lebensmittel mit Krankheitserregern und übertragen Hepatitis A, Milzbrand, Salmonellen, Tuberkulose und Magen-Darm-Erkrankungen. Sie verteilen Schimmelsporen in der Wohnung und lösen Allergien aus.
- Flöhe hinterlassen juckende Einstiche, die sich leicht entzünden, und können Fleckfieber und Borreliose übertragen.
- Milben verursachen allergische Reaktionen und Krätze.
- Ratten übertragen Infektionskrankheiten wie Durchfall und grippeähnliche Krankheiten.

- Wanzen bewirken stark juckende Einstichstellen, die sich beim Aufkratzen entzünden.

Weil Schädlinge nicht vor Haustüren Halt machen, ist durch eine vermüllte Wohnung auch die Gesundheit der Nachbarn gefährdet.

Weil Vermüllung die Bewohner der Wohnung in akute Gefahr bringt, muss umgehend Abhilfe geschaffen werden. Falls Kinder in der Wohnung wohnen, muss das Jugendamt informiert werden.

1.2.5 Langfristige Folgen des Vermüllungssyndroms

In weniger ausgeprägten Fällen suchen und finden Menschen mit Vermüllungssyndrom noch den Kontakt zu anderen Menschen. In Städten und Gemeinden, in denen es entsprechende Angebote gibt, schaffen sie es, täglich zu den Essensausgabestellen oder Tafeln zu gehen. Dort treffen sie auch auf Menschen mit ähnlicher Lebensgeschichte, mit denen sie sich austauschen. Doch ohne Therapie klinken sie sich langfristig vollkommen aus der Gesellschaft aus. Denn die Erfahrungen der ständigen Ausgrenzung und womöglich mehrfacher Zwangsräumungen ist traumatisierend. Diese Erlebnisse führen dazu, dass sie Feindbilder entwickeln. Sie geben ihre berufliche Tätigkeit auf, werden noch gleichgültiger und hoffnungsloser. Die immergleichen Denkschleifen können sich zu einer Paranoia hochschaukeln.

> Eine lernbehinderte junge Frau lebt in einer Wohngruppe für betreutes Wohnen, in der angeschlossenen Behindertenwerkstatt verdient sie ein angemessenes Gehalt. Eigentlich eine Erfolgsgeschichte – doch die junge Frau lässt ihr Zimmer vermüllen, ihre nicht speziell ausgebildeten Betreuer können keine Verhaltensänderung erreichen. Dem Träger scheint nichts anderes übrigzubleiben, als das Zimmer alle paar Monate durch ein Räumkommando wieder in einen hygienisch akzeptablen Zustand versetzen zu lassen. Die Einsätze muss die junge Frau aus eigener Tasche bezahlen. Sie wird von Mal zu Mal aggressiver und zieht sich aus der Gemeinschaft zurück.

Menschen mit Vermüllungssyndrom können sehr sozial eingestellt sein und genießen in der Regel die Gemeinschaft mit anderen. Ihre Erkrankung und die ständige Ausgrenzung fordern allerdings ihren Tribut: Die Betroffenen ziehen sich zunehmend in ihre eigene Welt zurück.

1.3 Das Verwahrlosungssyndrom

Die Übergänge zwischen Vermüllungs- und Verwahrlosungssyndrom sind fließend. Doch während ein Klient mit Vermüllungssyndrom zum Beispiel Lebensmittel hortet, weil er – auf allerdings oft nicht rational nachvollziehbare Weise – für sich selbst Sorge trägt, ist bei Klienten mit Verwahrlosungssyndrom von dieser Selbstfürsorge kaum mehr etwas vorhanden. Sie sind nur sehr eingeschränkt in der Lage, die Verantwortung für ihr Leben zu tragen.

> **Verwahrlosungssyndrom:** Die Verwahrlosung ist eine Folge von Selbst-Vernachlässigung und Selbst-Aufgabe. Schwere psychische und hirnorganische Störungen reduzieren sowohl objektive Wahrnehmungsfähigkeit als auch die Möglichkeiten der Betroffenen, das eigene Leben zu gestalten, auf ein Minimum.

1.3.1 Die Betroffenen

Menschen, die in einer verwahrlosten Umgebung leben, leiden unter besonders massiven Erkrankungen. Bipolare Störungen, schwerster Alkoholismus und massive Suchtprobleme führen zu einer Gleichgültigkeit sich selbst und der Welt gegenüber. Die Betroffenen kennen kaum mehr eine Schamgrenze. Auch ihr Körper ist in Mitleidenschaft gezogen:

- Fehlernährung und Flüssigkeitsmangel haben ihn gezeichnet.
- Das Körpergefühl ist reduziert.
- Die Körperpflege wird komplett vernachlässigt. Die Zähne können schwarz werden, die Finger- und Fußnägel krallenartig und gelb verfärbt. Die Haut reagiert auf die mangelnde Pflege oft mit

Ausschlägen. Aus eigenem Antrieb gehen die Betroffenen nicht zum Arzt.

Zum äußeren Erscheinungsbild gehört auch schmutzige und abgerissene Kleidung – ein Bild größter Hoffnungslosigkeit. Und doch ist da etwas, das diese Menschen am Leben hält. Das kann die Zuneigung zu einem anderen Menschen oder zu einem Haustier sein. Für Betroffene, die ihre Heimat in der Drogenwelt gefunden haben, ist es die Aussicht auf die nächste Medikamenten-Gabe. Wer täglich zur Methadon-Ausgabestelle geht, zeigt nicht nur die Bereitschaft, die Regeln des sozialpsychiatrischen Dienstes anzuerkennen, sondern auch den Wunsch, in einer Form von Beziehung zu bleiben.

> Eine Streetworkerin erzählte mir von ihrer Arbeit. Ihre Klienten mit Verwahrlosungssyndrom leben zwar in ihrer ganz eigenen Welt, doch genauso wie andere Menschen entwickeln sie Zugehörigkeiten und erleben die damit verbundenen Gruppen- und Beziehungskonflikte. Ich sehe dies als ein berührendes Beispiel für den menschlichen Überlebenswillen und seine sozialen Bedürfnisse: Jeder Mensch, und sei seine Seele noch so belastet, kann Solidarität finden und eine Zugehörigkeit entwickeln.

Die mangelnde Selbstfürsorge sowie die innere Leere und Strukturlosigkeit zeigen sich unverkennbar in dem äußeren Erscheinungsbild verwahrloster Menschen. Mit einer liebenden, wertschätzenden Haltung der Helfer können sich die Betroffenen auch aus einem solchen Tief heraus wieder entwickeln.

1.3.2 Die Wohnung

Wie bei der Vermüllung sind auch in der Wohnung von Menschen mit Verwahrlosungs-Syndrom starke Verschmutzung, feuchter Müll, Schädlingsbefall und nur schwer erträgliche Gerüche kennzeichnend. Doch bei der Verwahrlosung spielt das Sammeln und Horten von Dingen kaum eine Rolle. Die Wohnungen können sogar eher leer als mit Dingen gefüllt erscheinen. Das Vorhandene ist meist kaputt und häuft sich auf, weil es nicht weggeräumt wird.

Das Vermüllungs- beziehungsweise Verwahrlosungssyndrom tritt manchmal in Gestalt des sogenannten »Animal Hoardings« auf. Dutzende, manchmal Hunderte Tiere werden in einer Wohnung oder einem Haus gehalten – das können Hunde, Katzen, Vögel und viele andere Arten sein. Kot und Urin, Streu und Dosen mit Futterresten sind überall verteilt. Dass sie nicht in der Lage sind, sich artgerecht um die Tiere zu kümmern, können die Betroffenen aufgrund ihrer eingeschränkten Wahrnehmungsfähigkeit nicht erkennen. Wenn Gesundheitsamt und Tierschutz einschreiten, entdecken die Mitarbeiter in dem Unrat oft mumifizierte, elend verendete Tiere. Trotzdem sind die Betroffenen uneinsichtig und fassungslos, dass ihnen die Tiere weggenommen werden. Sie haben ja ihr Herz an sie gehängt.

Verwahrloste Wohnungen fallen durch ihre verschmutzte Leere auf. Feuchtigkeit zieht in die Bodenbeläge und Wände, auf dem Boden sammelt sich Kaputtes an.

1.3.3 Auswirkungen der Verwahrlosung auf das soziale Umfeld

Klienten mit Verwahrlosungssyndrom stoßen bei Vermietern und Nachbarn auf große Ablehnung. Fehlende Scham und die kaum noch vorhandene Möglichkeit, sich an Regeln zu halten, lässt das Konfliktpotenzial nur noch weiter ansteigen. An allen Berührungspunkten mit anderen Menschen häufen sich Ärger und Schwierigkeiten.

1.3.4 Gesundheitliche Gefahren durch Verwahrlosung

Verwahrlosung ist oft an den langjährigen Missbrauch von Alkohol und Drogen gekoppelt. Deren Konsum allein hat schon schwerste gesundheitliche Folgen. Das Leben in feuchten, verschmutzten Wohnungen belastet die durch Sucht, mangelnde Körperhygiene und Fehlernährung ohnehin schon geschwächten Abwehrkräfte. In verwahrlosten Wohnungen besteht zudem eine massive Verletzungsgefahr durch herumliegende Glasscherben und weitere spitze Gegenstände. Der Schmutz führt dazu, dass sich Schnitte schnell entzünden.

Ein Blick auf die nackten Fußsohlen eines Kindes kann Auskunft über seine Lebenswirklichkeit geben. Oft schon musste ich die stark verwundeten und vernarbten Fußsohlen von kleinen Kindern sehen, die sich seit Jahren immer wieder an scharfen Kanten und Glasscherben verletzt hatten. In solchen Fällen muss selbstverständlich umgehend das Jugendamt informiert werden.

1.3.5 Langfristige Folgen des Verwahrlosungssyndroms

Die massiven Wahrnehmungsdefizite der Menschen mit Verwahrlosungssyndrom führen zu fehlender Einsicht. Deshalb müssen existenzielle Entscheidungen in der Regel von Angehörigen und Fachkräften getroffen werden. Bei fehlender therapeutischer Begleitung kommt es trotz aller Zuwendung durch Helfer vor, dass die Klienten diese Hilfe nicht annehmen. Wenn Menschen nicht mehr betreu- und begleitbar sind, läuft es darauf hinaus, sie in die Obdachlosigkeit zu entlassen. Dort nimmt ihre Gesundheit nur noch mehr Schaden – ihre Lebenserwartung sinkt merklich. Nicht wenige Klienten mit Verwahrlosungssyndrom kommen wegen Diebstahls- und Drogendelikten ins Gefängnis. Wenn sie entlassen werden, fällt auch diese letzte Struktur im Leben weg. Umso stärker macht sich dann die Erkrankung der Betroffenen bemerkbar.

Die Probleme beim Verwahrlosungssyndrom ähneln denen des Vermüllungssyndroms: Kaum jemand möchte etwas mit den Betroffenen zu tun haben. Und doch handelt es sich um Menschen, die auf unsere Fürsorge und Unterstützung angewiesen sind – und die es wert sind, sie zu bekommen.

1.4 Überschneidungen zwischen den drei Formen des Messie-Syndroms

Nicht immer sind Messies exakt einem der drei genannten Formenkreise zuzuordnen, es gibt auch Mischformen zwischen den genannten Ausprägungen. Vor allem zwischen Vermüllungs- und Verwahrlosungssyndrom gibt es Überschneidungen. Eher selten ist es dagegen, dass ein an pathologischem Horten erkrankter Mensch seine Wohnung verwahrlosen oder vermüllen lässt.

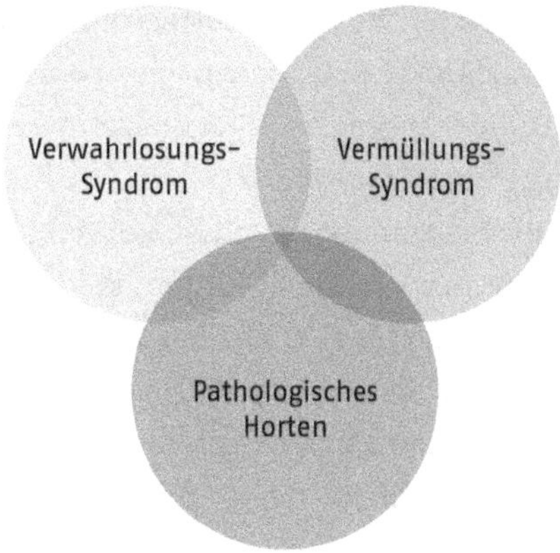

Abbildung 1: Die drei Ausprägungen des Messie-Syndroms. Vermüllungs- und Verwahrlosungssyndrom überschneiden sich häufiger miteinander als mit dem pathologischen Horten.

In manchen Wohnungen sind die Kennzeichen aller drei Syndrome parallel ablesbar. Im großen Haus einer Klientin waren zwei Zimmer und die Küche vollkommen unauffällig; Gäste, die nur diesen Teil des Hauses zu sehen bekamen, fühlten sich wohl und hätten nie vermutet, dass die anderen Zimmer ganz anders aussahen. Eines der Zimmer war nicht begehbar, seine Tür ließ sich kaum öffnen, sofort rutschten einem von den bis zur Decke aufgeschichteten Stapeln glatte Packungen mit Nylonstrümpfen und Wäsche entgegen – typisch für ein Symptom des pathologischen Hortens. Ein Nebenraum der Küche war gefüllt mit verdorbenen Lebensmittelresten und den entsprechenden Gerüchen – Vermüllung. In zwei weiteren Zimmern hatten sich kaputte Fernseher, Radios und weiterer Elektroschrott angesammelt, dazwischen lagen Scherben – ein Bild der Verwahrlosung.

Differenzierung zu anderen Ursachen der Desorganisation: Zu einer gewissen Desorganisation eines Haushaltes können auch Ursachen führen, die weder in einer Erkrankung der Psyche noch einer hirnorganischen Veränderung liegen. Ihre Ausprägungen werden definitionsgemäß nicht zu den Messie-Syndromen gezählt.

- Brüche in der Biografie wie Arbeitslosigkeit und Verrentung können dazu führen, dass die Betroffenen wie in ein tiefes Loch fallen und die Herausforderungen des Alltags nicht mehr meistern.
- Vorübergehende Überforderungen
- Auch körperliche Erkrankungen und Einschränkungen können zu einer Vermüllung der Wohnung führen, definitionsgemäß liegt ein Vermüllungs-*Syndrom* aber nur bei bestehender psychischer oder hirnorganischer Erkrankung vor. Die Betroffenen brauchen eine andere Unterstützung und Behandlung als die in diesem Buch vorgestellten Möglichkeiten.

Die Antwort darauf, wo eine normale Unordnung aufhört und eine Wohnung zu einer Messie-Wohnung wird, in der ständig unaufgeräumte Zustände herrschen oder die Bewegungsfreiheit stark eingeschränkt ist, könnte so lauten: Wenn Wohlgefühl und Lebensqualität dauerhaft leiden, muss sich die Situation ändern.

> Auch wenn die Auslöser und die Ausprägungen der verschiedenen Messie-Syndrome sehr unterschiedlich sind, ist doch die professionelle Begegnung mit Menschen, die unter ihrer Wohnsituation leiden, im Grunde immer dieselbe: »Wir haben heute eine Stunde Zeit. Was kann ich für Sie tun, damit Sie sich wohlfühlen und wir einen kleinen Schritt weiterkommen?

1.5 Fazit

Wir haben die drei Ausprägungen des Messie-Syndroms kennengelernt und können ihnen die Fälle zuordnen, mit denen wir als Messie-Fachkräfte betraut werden. So überwinden wir Vorurteile und Unwissen, die unseren Blick trüben würden. Nun können wir auch mit Missverständnissen und Fehlinformationen aufräumen:

- »Wer in seiner Wohnung keine Ordnung halten kann, ist ein Messie.« → Für unaufgeräumte oder chaotische Zustände in Wohnungen gibt es eine Vielzahl an Gründen. Nur bei psychischen und hirnorganischen Ursachen sprechen wir von Messies.
- »Messies sind faul und bequem.« → Betroffene Menschen sind erkrankt. Sie sind für ihre Erkrankung nicht verantwortlich.
- »Messies sind dumm.« → Jede psychische oder hirnorganische Erkrankung wirkt sich auch auf die Wahrnehmung aus. Wenn die Wahrnehmungsfähigkeit eingeschränkt ist, ist es auch die Struktur im Leben. Deshalb ergibt sich häufig ein Zusammenhang zwischen Wahrnehmungsstörungen und Messie-Syndrom.
- »Messies leben im Müll.« → Nur ein Teil der Messie-Klientel leidet unter dem Vermüllungssyndrom, bei dem sich tatsächlich feuchter, schlecht riechender Abfall in der Wohnung ansammelt. Die häufigste Ausprägung des Messie-Syndroms ist das pathologische Horten, bei dem die Betroffenen sauber gestapelte Türme aus lagerfähigen Dingen aufbauen.
- »Messies leben isoliert in ihren Wohnungen.« → Messies können einen großen Freundeskreis und vielfältige soziale Kontakte haben. Viele von ihnen leben mit einem Partner oder einer Partnerin zusammen. Oft gehören auch Kinder zum Haushalt.
- »Messies sind arbeitslos.« → Menschen, die krankhaft horten, sind in der Regel sehr leistungsorientiert, zielstrebig und gut organisiert – und deshalb oft sehr erfolgreich im Beruf. Auch Menschen mit Vermüllungssyndrom können durchaus einen Beruf ausüben. Bei verwahrlosten Menschen sind allerdings Selbstaufgabe und Gleichgültigkeit meist so weit fortgeschritten, dass eine geregelte Berufstätigkeit nicht möglich ist.
- »Messies leben in prekären Verhältnissen.« → Menschen mit Messie-Problematik gehören allen Einkommens- und Bildungsstufen an. Auch diejenigen, die in vermüllten oder verwahrlosten Verhältnissen leben, können große Häuser besitzen und über ein bedeutendes Geldvermögen verfügen.

Die folgende Checkliste gibt Anhaltspunkte zur ersten Einschätzung eines Klienten.

Ihr Eindruck von dem Klienten

- Der Klient ist sorgfältig gekleidet und gepflegt → pathologisches Horten
- Unter Umständen ist das Bemühen vorhanden, einen unauffälligen, angepassten Eindruck zu erwecken, doch in der Kleidung haben sich schlechte Gerüche festgesetzt → Vermüllung
- Dem Klienten ist eine umfassende Selbstvernachlässigung deutlich anzusehen → Verwahrlosung

Ihr Eindruck von der Wohnung

- In der Wohnung sind Dinge systematisch teils bis unter die Decke gestapelt oder zu großen Haufen aufgeschichtet → pathologisches Horten
- Feuchter Müll, zum Beispiel Lebensmittel und benutzte Windeln, verursacht in der Wohnung ein feucht-modriges Klima → Vermüllung
- Müll, vor allem aber auch kaputte Dinge, an denen man sich verletzen kann, liegen auf dem schmutzigen Boden herum (Glasscherben, Drähte, defekte Geräte usw.) → Verwahrlosung

Geruch und Schädlingsbefall

- Es riecht kaum, höchstens etwas muffig oder staubig-abgestanden, kein Schädlingsbefall → pathologisches Horten
- Es riecht ekelerregend nach feuchtem Müll und verdorbenen Essensresten, Schimmel- und Schädlingsbefall sind erkennbar → Vermüllungssyndrom, unter Umständen auch Verwahrlosungssyndrom
- Die Betroffenen weisen eine mangelnde Körperhygiene auf → Vermüllungs- und Verwahrlosungssyndrom.

Bedeutung der gesammelten Gegenstände

- Die gehorteten Gegenstände sind für den Klienten existenziell wichtig → pathologisches Horten
- Gehortete Lebensmittel *können* für den Klienten eine große Bedeutung haben → Vermüllung

- Die herumliegenden Gegenstände haben für den Klienten keine Bedeutung → Verwahrlosung

Wahrnehmungsfähigkeit des Klienten

- Der Klient erkennt seine Lage, kann aber aus eigener Kraft nichts an seiner Wohnsituation ändern → pathologisches Horten
- Der Klient ist je nach Krankheitsbild nur eingeschränkt fähig, seine Lebensumstände realistisch wahrzunehmen → Vermüllungssyndrom
- Der Klient hat den Bezug zur Realität vollständig oder fast vollständig verloren → Verwahrlosung
- Selbstbild und Realitätsbezug der Betroffenen sind massiv beeinträchtigt → Vermüllung und Verwahrlosung, selten beim pathologischem Horten

Selbstwertgefühl des Klienten

- Das Selbstwertgefühl des Klienten ist so gering, dass er es zulässt, in eigentlich nicht tolerierbaren Verhältnissen zu leben → pathologisches Horten, Vermüllung und Verwahrlosung
- Der Gesundheitsgefahr durch feuchte Abfälle und Schädlinge wird keine Beachtung geschenkt → Vermüllung
- Der Verletzungsgefahr durch kaputte Dinge wird keine Beachtung geschenkt → Verwahrlosung

Soziale Einbindung des Klienten

- Der Klient lebt zurückgezogen und unauffällig → pathologisches Horten
- Der Klient ist aktiver Teil der Gesellschaft, er engagiert sich in Beruf, Ehrenamt oder einem ähnlichen Betätigungsfeld und verfügt so über einen gewissen Grad an Selbstwert → pathologisches Horten, auch bei Vermüllung möglich
- Der Klient geht keiner Arbeit nach oder arbeitet außerhalb eines Büros oder anderer geschlossener Räume, er kann durchaus soziale Kontakte pflegen → Vermüllungssyndrom

- Der Klient geht keiner Arbeit nach und ist nur sehr eingeschränkt fähig, sich gesellschaftlichen Regeln entsprechend zu verhalten → Verwahrlosungssyndrom
- Vernachlässigte Köperpflege, herabgesetzte Schamgrenze, Gleichgültigkeit den Menschen und der Welt gegenüber → Verwahrlosung

KAPITEL 2

Messies verstehen – Die große Bedeutung der Bindungsstörungen

Ursache des Messie-Syndroms sind immer eine oder mehrere Erkrankungen, die entweder die Psyche oder das Gehirn (als Körperorgan) betreffen.

- **Psychische Erkrankungen** führen zu einer relevanten Beeinträchtigung von *psychischen Funktionen* und damit zu einer gravierenden Beeinträchtigung des Lebens des Betroffenen. Beispiele sind Depressionen, Angststörungen und Schizophrenie.
- **Hirnorganische Erkrankungen** beeinträchtigen *physische Funktionen* des Gehirns, betreffen also die körperliche Ebene. Das können akute Verletzungen des Gehirns sein, aber auch Tumore, Stoffwechselstörungen oder die bei Alzheimer vorliegenden Eiweißablagerungen zwischen den Nervenzellen.

Da sich Psyche und Körper nicht so unabhängig voneinander entwickeln, wie früher einmal in der Medizin angenommen wurde, sind die Übergänge zwischen psychischen und psychiatrischen Erkrankungen fließend. Dazu kann eine Vielzahl an psychosomatischen Erkrankungen kommen. Oft handelt es sich um ein ganzes Bündel an Diagnosen, unter denen ein Messie leidet.

Etwa ein Viertel der Menschen mit Messie-Symptomen sind in Folge eines Bindungstraumas an **pathologischem Horten** erkrankt, ohne dass weitere psychische Erkrankungen vorliegen. Zu diesem Viertel kommen Betroffene, die zusätzlich zum pathologischen Horten eine oder mehrere zusätzliche Erkrankungen aufweisen.

Das Leid der Menschen, die sammeln und horten, wurde lange Zeit nicht ernst genommen. Erst 2016 wurde durch die bereits genannte Freiburger Studie klar, dass sie tatsächlich psychisch erkrankt sind. Das pathologische Horten wurde in den 2022 in Kraft getretenen ICD-11 neu aufgenommen.

Bei Menschen mit **Vermüllungs- und Verwahrlosungssyndrom** stehen andere psychiatrische oder hirnorganische Erkrankungen im Vordergrund. Aber auch diese können aufgrund von Bindungstraumata entstanden sein. Auch bei diesen Messie-Syndromen sind Bindungsstörungen im Spiel. In solchen Fällen sind sie an der Entstehung einer der das Messie-Syndrom verursachenden psychischen Krankheit beteiligt oder verstärken deren Ausprägung.

Ursache für das pathologische Horten ist eine durch ein Bindungstrauma ausgelöste Überanpassung. Es mangelt an der Fähigkeit, eigene Bedürfnisse zu erkennen und auszudrücken. Weitere psychische und/oder hirnorganische Erkrankungen können vorliegen, müssen es aber nicht.
Ursachen für das Vermüllungs- und Verwahrlosungssyndrom sind eine oder mehrere psychische und/oder hirnorganische Erkrankungen. Bindungsstörungen können eine Rolle spielen, müssen es aber nicht.

Wie kann es sein, dass Bindungsstörungen eine so große Rolle bei der Entstehung der verschiedenen Messie-Syndrome – vor allem des pathologischen Hortens – spielen? Wir Menschen sind soziale Wesen und unsere Psyche wird in erster Linie durch unsere Bindungserfahrungen geprägt. Erleben wir als Kinder von unseren Eltern Zuwendung, können wir uns zu eigenständigen, selbstbewussten Menschen entwickeln. Vernachlässigung und weitere negative Bindungserfahrungen dagegen können dazu führen, dass ein Mensch sich ein Leben lang als unvollkommen und mangelhaft wahrnimmt. Einige von ihnen kompensieren dies mit Verhaltensweisen, die zum pathologischen Horten, zur Vermüllung und/oder zur Verwahrlosung führt.

Wenn wir unser Messie-Klientel verstehen wollen, müssen wir wissen:

- Was genau macht Bindungen für uns so wichtig? Und was passiert, wenn unsere Bedürfnisse nach Bindung nicht erfüllt werden? Mit diesen Fragen, die vor allem die Menschen betreffen, die an **pathologischem Horten** erkrankt sind, beschäftigt sich das vorliegende Kapitel.
- Welche psychischen und hirnorganischen Erkrankungen können zu einem für Messies typischen Verhalten führen? Diese Frage betrifft vor allem Klienten, bei denen ein **Vermüllungs- oder Verwahrlosungssyndrom** vorliegt. Antworten liefert das 3. Kapitel.

2.1 Emotionale Bindung – Die Basis einer gesunden Entwicklung

2.1.1 Die positive Bindungsentwicklung bei Kindern

Neugeborene kommen hilflos auf die Welt. Für ihr unmittelbares Überleben sind sie auf die liebevolle Unterstützung ihrer Eltern oder anderer Erwachsener angewiesen (im Folgenden ist die Rede von den Eltern, aber auch jede andere stabile Bezugsperson kann ihre Rolle einnehmen). Ohne deren Zuwendung und Pflege wären sie verloren. Nicht nur bei Hunger und Durst des Kindes müssen Eltern aktiv werden. Viele weitere Situationen, in denen die Sinnesreize des Kindes in ihm Stress auslösen, verlangen ihr Einschreiten.

- Blähungen und Verletzungen → Schmerzstress
- Ängste → Angststress; schon kleinste Kinder zucken zusammen, wenn ein lautes Geräusch sie erschreckt
- Es ist zu heiß oder zu kalt → Temperaturstress
- Viren und Bakterien belasten den Körper. → Erkrankungsstress
- Zu viele Eindrücke prasseln auf das Kind ein → Überreiztheit
- Das Kind fühlt sich verlassen → Einsamkeitsstress

Die **körperliche Reaktion** des Kindes auf Stress ist **autonom** und findet ohne Verzögerung statt. Unwillkürlich werden Hormone ausgeschüttet, die zum Beispiel die Atmung beschleunigen und das Herz schneller schlagen lassen. Damit der Körper keinen kurzfristigen Schaden nimmt, regeln andere Hormone diese Reaktionen teilweise wieder herunter – das geschieht schon bei Neugeborenen.

Auf **psychischer Ebene** können kleine Kinder dagegen noch **nicht autonom** auf Stressfaktoren antworten. Sowohl der stressauslösende Faktor als auch die eigene Körperreaktion beunruhigen das Kind, es spürt eine existenzielle Bedrohung. In diesen Momenten findet es nur dann Trost, wenn es liebevoll und schützend in den Arm genommen wird, die vertrauten Gerüche und Stimmen wahrnimmt und spürt: »Ich bin nicht allein.« Die Eltern sorgen auch dafür, dass der Stressauslöser möglichst eliminiert wird. Hat das Kind Hunger, sättigen sie es, ist es einer Reizüberflutung ausgesetzt, sorgen sie für eine ruhigere Umgebung und so weiter. Diese sogenannte **Koregulation** der Eltern bewirkt, dass der Stress des Kindes keine negativen Folgen hat. Die Beruhigung der Psyche zieht auch eine Beruhigung des Körpers nach sich:

- Die »Stresshormone« Adrenalin und Cortisol werden abgebaut.
- Die »Glückshormone« Oxytocin und Serotonin werden ausgeschüttet.

Das Kind kann wieder entspannen und zur Ruhe kommen. Nur aus dieser Ruhe und Sicherheit heraus kann es explorativ seine Umgebung erkunden und eine eigene Identität entwickeln.

Nach und nach lernen Kinder und Jugendliche, wie sie …

- … aus sich selbst heraus mit Stress klarkommen,
- … stressauslösenden Situationen aus dem Wege gehen,
- … die eigenen Bedürfnisse erkennen und befriedigen – beziehungsweise es auszuhalten, wenn sie nicht befriedigt werden können.

Dies alles gehört entscheidend zum Erwachsenwerden dazu. Bis ein Mensch emotional stabil ist, muss er sich als Kind darauf verlassen können, dass seine Eltern ihn aus bedrohlichen Stresssituationen befreien und auch seine Psyche beruhigen.

Die Koregulation der Eltern ist für kleine Kinder das einzige Gegenmittel gegen Stress und deshalb lebenswichtig. Über alle Sinneskanäle – Tastsinn, Ohr, Nase, Auge, Zunge – erfahren sie: »Ich halte dich, ich bin für dich da!« Erst mit der Zeit lernen sie, auf Stress autonom zu antworten.

2.1.2 Die Ausbildung der Identität

Schon 1923 erkannte der Religionsphilosoph Martin Buber: »Der Mensch wird am Du zum Ich.« Wenn Eltern sich ihrem Kind zuwenden, fühlt es sich gut aufgehoben und beschützt. Diese Zuwendung geschieht auf drei Wegen:

1. **Das Anschauen.** Vom Moment ihrer Geburt an erkennen Babys Gesichter. Zwei Augen und ein Mund – diese Anordnung fasziniert sie ungemein. Und auch die Eltern schauen ihr Baby gern an. Ganz gezielt suchen beide Seiten den Augenkontakt und bauen so eine Beziehung zueinander auf. Wenn sie sich anschauen, strahlen sie über ihr ganzes Gesicht. So kommt die Erfahrung in die Welt: Ich sehe dich und liebe, was ich sehe!
2. **Das Berühren.** Babys und kleine Kinder werden geherzt und gestreichelt. Das Baby spürt über die Berührungen seine Körpergrenzen und merkt: Das bin ich!
3. **Das Ansprechen.** In den vielen Momenten der Nähe sprechen die Erwachsenen auch mit dem Kind. Ganz automatisch entsteht ein Singsang in der Stimme. Die Worte kann das Kind natürlich noch gar nicht verstehen, doch ihren Sinn kann es aufnehmen: Was bist du nur für ein wunderbares Kind! Ich habe dich lieb!

Nur mit Hilfe dieser Formen der Zuwendung beginnt das Kind, das Ich vom Du abzugrenzen und somit eine Vorstellung von sich selbst zu entwickeln. In späteren Phasen, wenn es sich bereits eigenständig fortbewegen kann, hat es weitere Möglichkeiten, sich zu entdecken. Mit etwa eineinhalb Jahren kann ein Kind bereits sein eigenes Spiegelbild erkennen. Bis es aber zu einer eigenständigen Persönlichkeit herangereift ist, mit eigenen Vorlieben und einem klaren Selbst-Bewusstsein, dauert es noch bis ins Teenager-Alter.

Damit ein Kind in seine Identität hineinwachsen kann, braucht es immer ein Gegenüber, das es wahrnimmt und reflektiert. Blickkontakt, Berührungen und Ansprache durch die Eltern – dies sind die Kanäle, über die ein Kind beginnt, sich als eigenständiges Wesen zu begreifen.

2.1.3 Bindungstraumata ab dem frühesten Kindesalter

Leider erleben nicht alle Kinder zuverlässig positive Bindungserfahrungen. Aus verschiedensten Gründen sind manche Eltern nicht in der Lage, das existenzielle Bedürfnis ihres Kindes nach Beruhigung und Sicherheit zu stillen. Für die Kinder bedeutet dies, dass sie frühe Bindungstraumata erfahren. Diese haben weitreichende Folgen für ihr weiteres Leben.

Trauma: Das Wort stammt aus dem Griechischen und bedeutet »Wunde«. In der Medizin bezeichnet es ist ganz allgemein eine Verletzung. Es kann sich um ein körperliches Trauma handeln (zum Beispiel ein Knochenbruch) oder auch um ein Trauma der Psyche.

Die Kälte und Distanz emotional unentwickelter Eltern führt dazu, dass sie die Bedürfnisse ihrer Kinder nicht wahrnehmen können. Es gelingt ihnen nicht, ihr Kind ausreichend anzuschauen, zu berühren und anzusprechen. Die daraus folgende **emotionale Verlassenheit** gehört zu den schmerzhaftesten Erfahrungen von Kindern, denen Bindung und Nähe verweigert wird. Es lernt nur eingeschränkt, sich selbst wahrzunehmen und hat auch später als Erwachsener nur wenig Zugang zum eigenen körperlichen Erleben sowie zu seinen Gefühlen, Bedürfnissen und Wünschen.

> Ein Klient erzählte mir: »Ich weiß noch, wie ich einmal eine Art Kunstausstellung vorbereitet hatte. Da war ich ungefähr acht, neun Jahre alt. Ich hatte viele Bilder gemalt und sie sorgfältig an den Wänden meines Kinderzimmers angeordnet. Ich war voller Vorfreude, meinen Eltern eine »Museumsführung« anzubieten. Ich hatte sogar richtige Einladungskarten zur Eröffnung meiner Ausstellung gemalt, mit Ort (mein Kinderzimmer) und Uhrzeit,

und hatte auch Häppchen vorbereitet. Dafür hatte ich mir extra Süßigkeiten vom Munde abgespart. Meine Eltern nahmen die Karten entgegen und schauten gar nicht richtig hin. Zur angekündigten Uhrzeit kamen sie nicht. Ich lief also zu ihnen hin und bat sie zu kommen. Doch sie schoben mich eiskalt zur Seite: ›Für so was haben wir keine Zeit! Siehst Du nicht, dass wir gerade anderweitig beschäftigt sind?‹ Das war für mich ein tiefer Schmerz, den ich bis heute in mir spüren kann.«

Rainer Rehberger, Psychoanalytiker und Facharzt für Psychotherapeutische und Innere Medizin, hat im Zusammenhang mit dem Messie-Syndrom einen sehr zutreffenden Begriff geprägt: »der gezwungene Mensch«. Der Titel seines 2007 erschienenen Buches »Sucht und Zwang« ist zwar durch die neueren Forschungen widerlegt, denn es handelt sich beim pathologischen Horten keinesfalls um eine Sucht- oder Zwangs-Erkrankung, doch seine Erkenntnis, dass Messie-Symptome aus dem Gezwungen-Werden resultieren können, war wegweisend. Denn tatsächlich müssen Kinder in emotional kalten Elternhäusern neben dem Nicht-anerkannt-Werden auch **frühe Erfahrungen von Gezwungen-Werden** machen. Sie sollen immer lieb und brav sein, gehorchen und den Erwartungen entsprechen. Ihnen wird keine Möglichkeit zugestanden, ihren Eltern gegenüber eine eigene Position zu beziehen.

Emotionale Verlassenheit und Zwang rauben dem Kind die Möglichkeit, eine gesunde Identität auszubilden. Es muss denken: »Ich gelte nicht. Ich spiele keine Rolle. Niemanden interessiert es, was ich fühle und denke.« Als Erwachsene fühlen sie sich leer und spüren sich nicht.

Parallel zu kalter Distanz und Zwang gehen oft **übergroße Erwartungen**. Das Kind soll perfekt funktionieren, nur beste Noten aus der Schule nach Hause bringen, nie Anlass zur Klage geben. Um das Kind »in der Spur zu halten«, wird manchmal physische Gewalt angewendet. Aber auch der ständige Vergleich mit anderen Kindern führt zum »Ziel«, das Kind zum Parieren zu bringen:

- »Dein Bruder hat dieses und jenes geschafft, warum schaffst du das nicht?«
- »Dein Freund kann dieses und jenes viel besser als du!«
- »Du musst der beste in der Klasse sein!«

Auch dieser Verrat an der Einmaligkeit des Kindes ist ein Verlust für seine Seele und vertieft die Selbsteinschätzung des Kindes, unzulänglich und ungenügend zu sein. Das emotional allein gelassene, gezwungene und überforderte Kind findet in sich keine Heimat.

Ein Klient schreibt jeden Morgen eine zweiseitige, eng beschriebene Liste, was er an diesem Tag alles schaffen muss. Natürlich kann er nur einen Bruchteil dessen erledigen, was er sich vorgenommen hat, und ist deshalb einem steten Gefühl der Mangelhaftigkeit ausgesetzt. Im Gespräch erfahre ich, wie es zu dieser unglaublichen Strenge gegen sich selbst kommen konnte. Ihm und seinen Geschwistern wurde im Elternhaus absoluter Gehorsam abverlangt. Vor allem die Mutter erwartete, dass ihre Befehle akkurat und perfekt ausgeführt werden. Doch ganz gleich, wie sehr sich die Kinder auch anstrengten, es war nie genug. »Wir wurden nie in den Arm genommen, wir wurden noch nicht einmal angeschaut«, sagt der Klient. Für ihn ist diese Art der Verbindung zu den Eltern ganz normal, er hat sie nie hinterfragt. Doch unbewusst ist seine Beziehung zu ihnen von Hass und Wut geprägt. Weil die Psyche nun mal nicht rationalen Gesetzen gehorcht, macht der Klient als Erwachsener genau das, was schon seine Eltern getan haben: Er setzt sich unter immensen Druck.
Als ich ihm in einer unserer Stunden einen Plüschbären anbiete, kann er es nicht fassen: »Das ist jetzt nicht Ihr Ernst, Frau Schröter!« Er nimmt ihn dann aber doch in die Hand. »Das fühlt sich ja richtig weich an!«, wundert er sich. Für ihn selbst ganz überraschend drückt er den Bären an sich – da spricht der emotional ausgehungerte Teil in ihm, der nicht wahrgenommen und berührt worden war. »Das ist Felix«, sagt er. »Felix, der Glückliche.« Dann wirft er aus einem Impuls heraus den Bären auf den Boden und sagt: »Da liege ich.« Gemeinsam überlegen wir: Was

braucht dieses Wesen, das da völlig unbeantwortet auf dem Boden liegt? Der Klient nimmt den Bären mit zu sich nach Hause. Dort gibt er ihm einen Platz. Als »leibhaftiger« Stellvertreter hilft Felix ihm zu verstehen, dass auch er selbst einen Platz braucht, an dem er sich wohlfühlen kann – und dass jeder Mensch ihn ohne jede Gegenleistung verdient.

Viele Kinder, die Zwang und Leistungsdruck ausgesetzt sind, verweigern sich früher oder später den Erwartungen. Sie wehren sich unbewusst gegen die Vereinnahmung durch ihre Eltern. Tragischerweise bleibt das Gefühl erhalten, nie gut genug zu sein. Als Erwachsene können sie ihre fehlende Identitätsbildung und die Risse in der Textur ihrer Seele oft selbst nicht erkennen, und nur wenigen gelingt es, sie aus eigener Kraft zu heilen.

Kinder, denen positive Bindungserfahrungen schmerzlich fehlen, verhalten sich oft unbewusst autoaggressiv. Frustration, Wut, Ärger und Zorn leben sie gegen sich selbst aus. Das pathologische Horten ist eine der vielen Möglichkeiten der Autoaggression.

Auch die **Überbehütung** ist eine Form der Bindungsstörung. Das Kind darf sich nicht selbst ausprobieren und auch nicht lernen, sich zu behaupten. Jede Entscheidung wird ihm abgesprochen. Es bekommt keinen Raum, um groß zu werden. Damit ist auch die Überbehütung eine Form der Gewalt Kindern gegenüber. Es scheint insbesondere eine Erscheinung der neueren Zeit zu sein, dass sogenannte Helikopter-Eltern ihr Kind nicht freigeben. Ob dies ein wesentlicher Grund dafür ist, dass ich in den letzten Jahren eine sprunghafte Zunahme an jugendlichen Messies beobachte, wird sich in Zukunft erweisen. Wie das folgende Beispiel zeigt, mussten allerdings auch früher schon Kinder Überbehütung erleiden.

»Ich bin über 80 Jahre alt und habe nie gelernt, einen Haushalt zu führen. Meine Mutter hat mir ja alles aus der Hand genommen. Nur vom Zusehen lernt man so was nicht. Ich habe sie noch im Ohr, wie sie immer sagte: ›Ich bin die, die weiß, wie es geht.‹

> Es hat mir an Geld nicht gefehlt, deshalb konnte ich mir eine Haushaltshilfe leisten, als ich endlich eine eigene Wohnung hatte. Aber nach ein paar Jahren hat sie gesagt, dass sie nicht mehr kommen will. Ich hatte da schon alle Zimmer vollgestellt. Und jemand anderen wollte ich nicht in meine Wohnung lassen. Es sah dann bald nicht mehr schön aus, aber ich hatte keine Alternative. Als meine Eltern starben und ich das Haus erbte, hätte ich heulen können. Ich hatte doch schon so viel in meiner eigenen Wohnung! Wo sollten denn nur die Sachen meiner Eltern hin!«

Frühe Zwangserfahrungen können an Missbrauchs-Themen gekoppelt sein. Der Weg vom psychischen Missbrauch, der die stete Ausübung von Zwang ja zweifellos ist, zum körperlichen Missbrauch ist für emotional instabile Eltern manchmal nicht weit. Eltern, die ihre Kinder sexuell missbrauchen, wurden oft früher selbst missbraucht. Tatsächlich scheint mir **sexueller Missbrauch** bei der Messie-Klientel häufiger als im Bevölkerungsdurchschnitt ein Teil ihrer Biografie zu sein. Vor allem bei Menschen mit Vermüllungs- und Verwahrlosungssyndrom treffe ich relativ oft – und nach meiner subjektiven Wahrnehmung auch immer häufiger – auf diese Erlebnisse während Kindheit und Jugend. Bei ihnen ist die Wertschätzung für sich selbst besonders gering. Durch den Missbrauch fühlen sie sich schuldig und schmutzig. Verwahrlosung und Vermüllung können auch unbewusst als Schutz dienen: Der Zustand mangelhafter Hygiene bewirkt, dass niemand mehr an ihnen interessiert ist. Niemand tritt ihnen zu nahe.

Menschen, die emotional verlassen und unter großem Zwang aufwuchsen, haben die große Aufgabe, sich von diesem Lebensmuster zu distanzieren. Nicht alle schaffen es, sich bewusst abzulösen. Sie übernehmen unreflektiert die Einschätzung: »Ich bin nichts wert. Ich zähle nicht.«

2.1.4 Spätere Bindungstraumata

Nicht immer ist es eine emotionale Vernachlässigung von frühester Kindheit an, die zu Bindungsstörungen führt. Bindungstraumata können auch durch plötzlich auftretende Ereignisse oder Veränderungen im späteren Kindes-, Jugendlichen- oder Erwachsenalter erlebt werden. Hier einige Beispiele:

- Die Erfahrung des **plötzlichen Verlassenwerdens** kann mit der Unfähigkeit einhergehen, sich neu zu binden. Einige meiner Klienten haben im Erwachsenenalter ihre große Liebe durch Unfall oder schwere Krankheit verloren und daraufhin ihr Messie-Syndrom entwickelt. Auch Kinder können schon sehr stark auf Verlusterfahrungen reagieren.

Der Klient war zwei Jahre alt, als seine Mutter starb. Er sagt: »Ich habe nie den Moment vergessen, als meine neue Stiefmutter zum ersten Mal ins Haus kam. Ich habe manchmal heute noch ihren Geruch in der Nase. Sie roch nicht nur fremd, sie fühlte sich auch ganz falsch an.« So sehr sich die Stiefmutter auch bemühte, das Kind ließ sie nicht an sich heran.
Der 39-jährige Klient lebt seit zwanzig Jahren in extrem vermüllten Wohnungen. Seine Kindheit bezeichnet er als glücklich, der Bruch in der Beziehung zu seinen Eltern kam, als er mit 18 seine erste Freundin kennenlernte. Seine Mutter und sein Vater lehnten die junge Frau vehement ab. »Die bringt dich ins Grab!«, sagten sie. Als die Freundin schwanger wurde, erhöhten die Eltern ihren Druck so stark, dass der Klient die Beziehung beendete. Seine Tochter ist heute eine junge Frau, doch nie hat er den Kontakt zu ihr hergestellt.
Sein Leben wurde verbogen, sein Wille gebrochen. In den folgenden Jahren bildete der Klient ein starkes Vermüllungssyndrom aus. Die Beziehung zu seiner Freundin und die Existenz seiner Tochter verdrängte er komplett. Erst nach etlichen Therapiestunden erfuhr ich ganz nebenbei von der damaligen Beziehung und seinem Kind. Weil die Traumatisierung relativ spät erfolgt war, konnte der Klient schnell verstehen, wieviel Macht er seinen

Eltern gegeben hatte. Bald war auch der Weg frei für die Entrümpelung und Instandsetzung seiner Wohnung. Würde er seine Tochter kennenlernen, könnte das viel zur weiteren Heilung beitragen. Doch diesen Schritt kann er noch nicht gehen.

- Schwerwiegende Verlusterfahrungen können auch **Arbeitslosigkeit** und **Verrentung** beziehungsweise Pensionierung sein.
- Es kommt vor, dass am Anfang des Messie-Syndroms der **Verlust eines Geschwisterkindes** steht. Auf einmal ist da eine Lücke, die nicht gefüllt werden kann. In manchen Fällen ist es auch andersherum: Ein Geschwisterkind wird geboren, das alle Aufmerksamkeit auf sich zieht.
- Manche Eltern geraten in eine Lebenskrise und beginnen aus ihrer Not heraus, alle Probleme ihrer Erwachsenen-Welt mit ihren Kindern zu besprechen. Auch dieser **emotionale Missbrauch** kann zu einer schweren Bindungsstörung führen, die dem Kind nur wenig Raum für eine gute Entwicklung lässt. Weil Kinder sehr loyal sind, bürden sie sich klaglos Lasten auf, die sie noch gar nicht tragen können. In dem folgenden Beispiel haben es die Kinder mit therapeutischer Unterstützung geschafft, sich aus den Bann der miteinander verstritten lebenden Eltern zu lösen, statt in ihre Fußstapfen zu treten.

»Meine Schwester und ich haben uns schon immer für meine Mutter verantwortlich gefühlt. Als wir noch sehr klein waren, wurde unser Vater zum Messie. Unsere Mutter machte das zwar mit, klagte aber viel. Heute ist uns klar, dass sie in einer Co-Abhängigkeit gefangen ist. Wir waren noch nicht einmal in der Schule, da hieß es schon dauernd: Sag mal dem Papa, dass er dies und jenes machen soll. Wir waren in der Vermittler-Rolle, haben alles darangesetzt, damit Frieden ist. Für uns war das ganz normal. Wir hatten keine Ahnung, dass nicht die Kinder für ihre Eltern sorgen sollen, sondern dass die Regel genau andersherum ist. Erst als ich schwanger wurde, fing ich an zu überlegen: Muss das denn immer so weitergehen? Ich bin vor drei Jahren von zu Hause ausgezogen. Wenn ich bei meinen Eltern zu Besuch war,

> schlief ich unter dem Klavier – dem einzigen freien Platz in der Wohnung. Aber dort in Zukunft auch mit meinem Baby zu schlafen, das konnte ich mir nicht vorstellen. Mein Baby hat mir und meiner Schwester die Kraft gegeben, die alten Muster zu durchbrechen. Uns ist endlich etwas klargeworden: Wir lieben unsere Eltern, aber ihr Leben ist nicht unser Leben, und ihr Krieg ist nicht unsere Baustelle.«

Das Messie-Syndrom kann auch später im Leben durch schwere, einmalige Trennungs- und Verlusterfahrungen oder durch allmählich verschobene Beziehungen ausgelöst werden. Die damit verbundene große Verunsicherung schleudert ein »ganz normales« Leben aus der Bahn.

2.1.5 Die Nachwirkungen von Kriegserlebnissen

Bei betagten Klienten stehen oft – ob sie das wollen oder nicht – Kriegs- und Nachkriegs-Erlebnisse im Zentrum ihrer Gefühlswelt. Die Flucht aus der Heimat, der Verlust von Haus und Hof und vor allem von nahestehenden Menschen können Bindungstraumata auslösen. Die Erfahrungen von Hunger und Mangel stehen dagegen meist nicht mit einer Bindungsstörung in Zusammenhang, können aber ebenfalls als unbewältigtes Geschehen der Vergangenheit zu Messie-Verhalten führen.

Vordergründig geht es den Menschen, die pathologisch horten, um die Erfahrung, dass man alles brauchen kann, also nichts wegwerfen darf. Doch es gibt auch noch die Ebene hinter diesem Offensichtlichen. Während und nach dem Krieg gab es für Menschen, die alle Sicherheit im Leben verloren hatten, nur wenige Hilfestellungen und kaum staatliche Strukturen, die sie aufgefangen hätten. Auf sich allein gestellt mussten sie es irgendwie schaffen zu überleben. Die große Frage lautete auch hier: Was gibt mir Sicherheit?

Einige Menschen finden diese Sicherheit – auch lange nach Ende des Zweiten Weltkrieges – nicht in sich selbst, sondern in äußeren Dingen. So manche Messie-Wohnung mit Ansammlungen an Lebensmitteln bringen ihren Bewohnern scheinbar doppelten Gewinn: Nie wieder hungern müssen, und: endlich Schutz!

Die Ängste der Kriegsgeneration konnten sich teilweise auch auf ihre Kinder übertragen. So kommt es, dass auch einige Menschen aus der Nachkriegsgeneration von der Sorge überwältigt sind, eines Tages könnte wieder Mangel herrschen. Sie sind aufgewachsen in Häusern, in denen jede Schraube, jedes Stück Papier aufbewahrt wurde, und haben das Horten verinnerlicht. Ihnen erscheint die Gefahr übergroß, dass sie etwas aus den Händen geben, was sie später noch einmal brauchen könnten. Lieber türmen sie Dinge um sich herum auf, als dass sie etwas weggeben würden.

Ich gehe davon aus, dass eine gewisse Anzahl der Flüchtlinge, die in den letzten Jahren vor Kriegshandlungen und Gewalt aus ihren Heimatländern nach Deutschland flüchteten, früher oder später ein Messie-Syndrom ausprägen werden. Denn auch ihre Identität ist in Frage gestellt, vor allem dann, wenn Großfamilien auseinandergerissen wurden. Es ist eine große Aufgabe, mit Verlusterfahrungen, Entwurzelung und dem Aufbrechen von Familienstrukturen, die zuvor größten Schutz geboten hatten, fertig zu werden. Nur wenige werden sie ohne professionelle Hilfe meistern.

Viele Menschen der Kriegs- und auch der Nachkriegsgeneration stehen unter dem großen Eindruck von Mangel und Identitätsverlust. Bei einigen von ihnen war dies der Beginn für die Entstehung eines Messiesyndroms, das ihnen über das Horten eine scheinbare Sicherheit schenkt.

2.1.6 Die fehlende Heimat im eigenen Inneren

In der Regel haben Menschen mit Messie-Syndrom keine Verbindung zu sich selbst. Entweder haben sie aufgrund der Urwunde ihrer tiefen inneren Verlorenheit und Zwangserfahrungen ihre innere Heimat nie ausprägen dürfen, oder sie haben sie durch ein traumatisches Ereignis verloren. Ihre fehlende Selbst-Sicherheit führt zu verschiedenen Konsequenzen.

- **Existenzielle Verunsicherung.** Die innere Heimat ermöglicht uns eine gesunde Selbstwahrnehmung. Bei traumatischen Bindungserfahrungen dagegen entwickelt sich das Gefühl, »falsch«,

»unvollständig« und »wertlos« zu sein. Den Betroffenen ist es nicht möglich, ihren in ihrem eigenen Wesen liegenden Wert zu erkennen. Eine Alternative ist es für sie, über äußere Werte, Leistungen und Erfolge Anerkennung zu bekommen. Eine große Gefahr ist hierbei, dass sie aufgrund ihres nur wenig ausgebildeten eigenen Willens nicht Nein sagen können, wenn sie um Mehrarbeit, Extraschichten usw. gebeten werden.

- **Unfähigkeit, aus sich selbst heraus Gefühlszustände zu regulieren.** Die eigenen Emotionen durften nicht gezeigt werden und wurden unterdrückt. Deshalb ist die Fähigkeit reduziert, eigene Gefühle und körperliche Befindlichkeiten überhaupt zu benennen und einzuordnen. Das macht es für die Betroffenen schwer, tragfähige Beziehungen einzugehen. Sie verfügen auch über keine angemessenen Verhaltensweisen, wie sie Stresssituationen vermeiden beziehungsweise mit ihnen umgehen können. Sie kennen ihre eigenen Grenzen nicht. Wenn sie schon früh auf Leistung getrimmt wurden, rutschen sie schnell in Überforderungssituationen hinein.

Bei einem der ersten Treffen einer neuen Jahresgruppe fand einer der Teilnehmer den Mut zu sagen: »Ich fühle mich ständig abgekämpft. Ich finde bei mir zu Hause keine ruhige Minute.« Er hatte erwartet zu hören, dass er sich nicht so anstellen solle oder Ähnliches, denn das ist ja das Muster der Abwertung, das Menschen mit Wertbeimessungsstörung so sehr verinnerlicht haben. Zu seinem großen Erstaunen fand er in der Runde großen Zuspruch. »Ja, so geht es mir auch!« und: »Ich habe mich gar nicht getraut, das anzusprechen«, hieß es. Die Erfahrung, dass er mit seinen Gefühlen nicht allein ist, war für ihn überwältigend.

- **Mangelnde Verbindung zu sich selbst.** Die Betroffenen haben die Erfahrung machen müssen, dass ihre Wünsche und Bedürfnisse keine Rolle spielen. Entweder haben die Eltern nie Rücksicht auf sie genommen, oder in einem späteren Lebensabschnitt hat das Schicksal ungefragt zugeschlagen. Deshalb liegt die Fähigkeit brach, sich zu fragen:

- Was nährt mich und gibt mir Kraft?
- Was zehrt an mir und sollte ich vermeiden?
- Diejenigen, die auf ihrer Suche nach Anerkennung psychisch und physisch einen hohen Preis bezahlen, spüren zwar die Erschöpfung, haben aber keine Vorstellung davon, dass sie selbst die Macht haben, etwas an der Situation zu verändern. Sogar dann, wenn ihr Körper unmissverständliche Signale sendet, fällt es ihnen schwer, Konsequenzen zu ziehen.

Ein Klient mit Wertbeimessungsstörung arbeitet als Führungskraft. Ein Arbeitstag von 10 bis 12 Stunden ist die Regel. Oft geht er auch am Wochenende in die Firma. Für seine Kollegen und Mitarbeiter ist er der Fels in der Brandung. Doch privat hat kaum jemand mit ihm zu tun. Einmal brach er in seinem Büro zusammen. Weil er kein Gefühl für seine Grenzen hat, war er ein paar Tage später wieder auf seinem Posten und machte weiter wie zuvor. Dass er seit Jahren unter ständigen Rückenschmerzen leidet und Medikamente nehmen muss, hat er akzeptiert. Mit einer Änderung seines Lebensstils könnte er Stress und Rückenschmerzen loswerden, doch dass er Einfluss auf seine Art zu leben nehmen könnte, liegt außerhalb seiner Vorstellungswelt. Als er mit einem Burnout in eine Klinik eingewiesen wird, bricht ihm weg, was ihm zuvor Sicherheit geschenkt hat: die Akzeptanz seiner Kollegen und das Bewusstsein seiner großen Leistungen. Dies verstärkt seinen Zusammenbruch nur noch.

Wenn wir im Außen Sicherheit suchen, sind wir verloren. Dann wird zum Beispiel eine Arbeitslosigkeit nicht nur finanziell zur Belastung, dann wird sie auch für unsere Identität existenzgefährdend. Wirklich sicher und auch in Krisensituationen stabil sind wir nur dann, wenn wir uns unseres Wertes auch ohne ständige äußere Bestätigung bewusst sind.

Während der Corona-Lockdowns brach vieles weg, worüber sich Menschen definierten und was sie als sicher wahrgenommen hatten – zum Beispiel die Möglichkeit, soziale Kontakte zu pflegen und die berufliche Existenz. Auch vielen Nicht-Messies wurde klar, dass sie weit mehr von äußeren Bedingungen abhängig sind und weniger in sich eine Heimat hatten, als gedacht. Je mehr sie in Verbindung mit sich selbst waren, desto besser gelang es ihnen, sich an die Situation anzupassen und sich, wenn nötig, neu zu orientieren. Andere kamen mit der Situation nicht so gut klar.

Auf einem Weg des Spürens, Reflektierens und Sich-ernst-Nehmens können sich Menschen mit Messie-Syndrom dafür entscheiden, sich selbst zu beheimaten. Erst auf der Basis dieser inneren Ermächtigung sind sie fähig zu sagen: *So* möchte ich leben.

Menschen mit Messie-Syndrom verfügen über keine innere Heimat. Sie können ihre Lebensverhältnisse erst dann nachhaltig ändern, wenn sie ihre Lebens-Sicherheit nicht mehr allein im Außen suchen.

Vielleicht ist eine fehlende Heimat auch der Grund dafür, dass in den letzten Jahren der Anteil von **Transgender-Klienten und Homosexuellen** in meiner Praxis auffallend angestiegen ist. Auch wenn alle sexuellen Ausrichtungen in der Regel gesellschaftlich akzeptiert sind, hatten oder haben die Betroffenen doch meist sehr damit zu kämpfen, ihre sexuelle Identität zu finden. Auch bei ihnen ist der durch Eltern ausgeübte Zwang ein großes Thema. Die Brutalität der Eingriffe in die Selbstbestimmung der Betroffenen sowie der mutige Wille, sich selbst behaupten zu dürfen, macht diese Fälle tief berührend.

> Eine Klientin sagte mir, dass sie sich schon im Alter von fünf Jahren sicher war, im falschen Körper zu sein. Einen Teil ihrer Kindheit hat sie im feuchten Keller ihres Elternhauses verbracht. Dort war sie oft eingesperrt worden, um sie zu mehr Anpassung zu zwingen und ihr »die Flausen auszutreiben«. Ihr Leben als Erwachsene ist gekennzeichnet von Depressionen und Vermüllung. Ich habe sie als gebeugten, niedergedrückten Menschen kennengelernt. Nun ist die Geschlechtsanpassung geschafft und es macht sich eine große Erleichterung und Beruhigung bemerkbar.

Es mag allerdings auch so mancher Betroffene aus dieser Klientel dabei sein, der auf der verzweifelten Suche nach einer Heimat diese – vergebens – in einem anderen Ausleben seiner Sexualität sucht.

2.2 Bindungsstile und Bindungsstörungen

Im Idealfall entwickelt das Kind ein Urvertrauen zu seinen Bindungspersonen und in die Welt. Eine **sichere Bindung** ermöglicht

- den direkten und unbefangenen Kontaktaufbau zu Bindungspersonen und Drittpersonen,
- ein der Situation und dem Lebensalter angemessenes Explorations- und Orientierungsverhalten; kann bei Bedarf bei anderen Menschen Hilfe suchen.
- eine altersgemäß entwickelte Selbstwahrnehmung und Selbstsicherheit,
- die Fähigkeit zur Wahrnehmung und Einordnung der eigenen Gefühle und der Gefühle anderer Menschen,
- eine altersgemäß entwickelte Bereitschaft und Fähigkeit zu Reaktion und Kommunikation.

Wenn ein Kind diese Sicherheit bietenden Bindungserfahrungen nicht machen darf, entwickeln sich andere Bindungsstile heraus. Erfährt es auch später, als Jugendlicher oder Erwachsener, keine Zuwendung und Sicherheit, bestimmen die folgenden Grundmuster die Interaktionen mit anderen Menschen.

Ein **unsicher-vermeidender Bindungsstil** ist die Folge, wenn die Bezugspersonen den Wunsch nach Bindung und Nähe zurückweisen oder sogar auf ihn negativ reagieren:

- Der Umgang mit den Bindungspersonen wird gemieden, im Kontakt zu Drittpersonen sind die Betroffenen unsicher, misstrauisch und kontrollierend,
- das Explorationsverhalten ist eingeschränkt, kontrolliert, ängstlich; wenn Hilfe benötigt wird, wird sie nicht eingefordert,

- die Selbstwahrnehmung ist dissoziiert, das Selbstwertgefühl eingeschränkt,
- die Wahrnehmung und Einordnung der eigenen Gefühle und der Gefühle anderer Menschen ist eingeschränkt; es kommt zu einer Affektüberregulation beziehungsweise Affektdissoziation.

Einen **unsicher-ambivalenten Bindungsstil** prägen Kinder aus, wenn das Verhalten der Bindungspersonen wechselhaft und unvorhersehbar ist.

- Der Kontakt zu den Bindungspersonen gestaltet sich fordernd und/oder aufmerksamkeitssuchend; Kontakte zu Drittpersonen gestalten sich ambivalent.
- Ein Explorationsverhalten ist oft nur in Bezug zur Bindungsperson möglich, permanent wird Hilfe eingefordert.
- Es bestehen Schwierigkeiten, Gefühle zu regulieren, die Stimmung ist oft von Ärger, Wut oder Gereiztheit beherrscht. Gefühle von Minderwert und Überwert wechseln sich ab.
- Die Wahrnehmung und Einordnung der eigenen Gefühle und der Gefühle anderer Menschen ist ambivalent.

Ein **desorganisierter Bindungsstil** entwickelt sich, wenn die Bindungspersonen durch Gewalt oder Vernachlässigung beim Kind fortwährend Angst und Stress auslösen.

- Das Bindungsverhalten ist widersprüchlich und instabil.
- Die Gefühlswelt kann nur sehr eingeschränkt reguliert werden, Angst, Feindseligkeit und Hilflosigkeit prägen den Alltag.
- Die Wahrnehmung und Einordnung der eigenen Gefühle und der Gefühle anderer Menschen ist eingeschränkt.
- Typisch ist eine erhöhte Infektanfälligkeit.

Je nachdem, wie sich die Bindungspersonen zu dem Kind verhalten, bilden sich unterschiedliche Bindungstypen heraus. Voraussetzung für einen sicheren Bindungsstil ist die liebevolle Zuwendung der Bindungspersonen zum Kind.

Für die professionellen Helfer bedeuten Bindungsstörungen ganz allgemein, dass die betroffenen Klienten Schwierigkeiten haben, Grenzen zu respektieren und Beziehungen zu gestalten. Es ergibt sich ein Spektrum an nicht angemessenem Verhalten, mit dem Helfer rechnen müssen:

- Intensive Beschäftigung mit der Beziehung zum Helfer. Gefühl, sie müssen sich immer wieder versichern, dass die Beziehung noch existiert, mit einer Trennung kämen sie nicht gut zurecht.
- Physische und verbale Aggression bis hin zu unangemessenen Versuchen, eine intime Beziehung herzustellen.
- Mangelnde Fähigkeit zu angemessener Empathie.
- Mangelnde Fähigkeit, eigene Emotionen oder körperliche Zustände wahrzunehmen und zu beschreiben. So kommt es zu Schwierigkeiten bei der Regulierung von Körperfunktionen.
- Überempfindlichkeit für Berührungen.
- Mangelnde Fähigkeit, extreme Gefühlszustände wie Wut, Furcht oder Scham auszuhalten beziehungsweise zu verändern.

So, wie ein Mensch sein personales Umfeld erlebt, tritt es auch mit den Gegenständen seiner Umgebung in Kontakt und bildet angemessene oder auch unangemessene Bindungen zu Objekten aus: normal bezogen, überbezogen, zerstörerisch, nicht-bezogen.

Destruktive Bindungserfahrungen können auch Folgen von Traumata und Belastungen sein, die ein Mensch erst später in seinem Leben machen musste. Diese können eine »glückliche Kindheit« überstrahlen und ebenfalls zu einem Messie-Syndrom führen.

Ohne positive Bindung zu seinen Bezugspersonen ist dem Kind gute psychosoziale Entwicklung verwehrt. Ein angemessener Bezug zu Gegenständen kann dann beeinträchtigt sein.

2.3 Ursachen und Folgen des pathologischen Hortens

Die verschiedenen, noch vor wenigen Jahren – und teilweise auch noch heute – gebräuchlichen Bezeichnungen für das Syndrom des pathologischen Hortens zeigen, dass man sehr lange auf falschen Wegen war, sich diese Störung zu erklären.

- Die Bezeichnung **Organisations-Defizit-Störung (ODS)** spielt auf eine mangelnde Fähigkeit von Betroffenen an, ihr Leben und ihre Umgebung zu strukturieren. Diese Bezeichnung trifft auf Menschen, die pathologisch horten, nur eingeschränkt zu, denn sie sind meist hoch organisiert. Sie haben den Überfluss an Dingen, mit dem sie sich umgeben, gut geordnet. In der Regel wissen Sie genau, in welchem Stapel sich das Gesuchte befindet. Auch wenn sie lange suchen müssen, haben sie doch eine Orientierung.
- Der aus den Achtzigerjahren stammende Begriff **Diogenes-Syndrom** meint Menschen, die sich von anderen isolieren und sich selbst sowie ihre Wohnung massiv vernachlässigen. Wie es zu diesem Begriff für einen bestimmten Teil der Messie-Klientel kam, ist rätselhaft, denn der antike Philosoph Diogenes passt so gar nicht zu den verschiedenen Messie-Symptomen. Diogenes hätte in seiner Tonne, die er sich zur Wohnung ausgesucht hatte, nur sehr wenige Dinge horten können. Er war sogar weithin bekannt dafür, sich bewusst *nicht* mit Besitz zu belasten. Nur eine seiner Eigenschaften erinnert an die Messies von heute: seine Unangepasstheit an gesellschaftliche Erwartungen.
- **Disposophobie** bedeutet: Angst, etwas wegzuwerfen. Doch beim pathologischen Horten handelt es sich keinesfalls um eine Angststörung. Die Betroffenen können zwar wie jeder andere Mensch auch Ängste haben, zum Beispiel, dass der Vermieter vor der Tür steht oder die gehorteten Dinge in Gefahr sind. Aber ihr Leben wird nicht von dieser Angst bestimmt, wie es bei einer Angststörung der Fall wäre, sondern von der Tätigkeit des Sammelns und Hortens.
- **Syllogomanie** bedeutet Sammeltrieb oder -zwang. Auch dieser Begriff geht am Wesen des pathologischen Hortens vorbei, denn

bei einer Zwangsstörung müssen die Betroffenen ritualisiert bestimmte Handlungen, Gedanken oder Impulse »abarbeiten«, zum Beispiel sich exzessiv die Hände waschen oder ein paar Dutzend Mal nachschauen, ob die Tür abgeschlossen und der Herd ausgeschaltet ist.

> Ein Klient mit Zwangsstörung kann sein Verhalten reflektieren. Er sagt: »Ich weiß sehr gut, dass es absurd ist, was ich da mache. Aber es ist mir unmöglich, es zu lassen.« Ein Mensch, der an pathologischem Horten erkrankt ist, findet dagegen für sein Verhalten gute Gründe, zum Beispiel: »Das kann ich noch irgendwann gebrauchen.« Oder: »Das habe ich doch geschenkt bekommen!« Ein weiterer Unterschied ist, dass sich ausgeprägte Zwangsstörungen nur sehr schwer therapieren lassen, denn ein verfestigtes Ritual lässt sich kaum durchbrechen. Eine Wertbeimessungsstörung ist jedoch mit der geeigneten Therapie gut behandelbar.

Beim pathologischen Horten handelt es sich weder um eine Zwangs- noch um eine Angststörung. Sie ist eine völlig eigenständige Erkrankung, die im Wesentlichen auf (frühe) Bindungsstörungen zurückzuführen ist. Es können aber begleitend weitere Krankheitsbilder bestehen.

Menschen, die pathologisch horten, haben die Erfahrung gemacht, dass die Beziehung zu Gegenständen zuverlässiger ist als die Beziehungen zu Menschen. Die von ihnen gehorteten Dinge geben ihnen, was ihre Eltern nicht haben geben können: Identität, Geborgenheit, Sicherheit, Orientierung im Leben.

- Gegenstände begehen keinen Verrat, sie stehen nicht auf und gehen weg. Sie sind zuverlässig da. Gerade für Menschen, die schon früh verlassen wurden, ist dies eine große Stütze.
- Gegenstände stiften Identität. Sie bezeugen fortwährend: »Du bist da. Du existierst.« Deshalb ist es so schmerzhaft, wenn eine Zwangsräumung einen Betroffenen seiner Sammlung beraubt.
- Gegenstände bezeugen die Leistungen der Betroffenen. Manche

Betroffene haben alle Unterlagen greifbar, die ihren Beruf betreffen. Sogar jahrzehntealte Ausbildungsunterlagen haben sie aufbewahrt. Jede Vereinstätigkeit, jede Reise, jedes berufliche und familiäre Ereignis wird konserviert. Oft werden auch Unterlagen von Ausbildungen aufbewahrt, die auch nach mehrmaligen Anläufen nicht abgeschlossen wurden.

Überall in der Wohnung des Hochschulprofessors stehen Regale mit Fachliteratur. Stapel mit weiteren Büchern und losen Manuskripten ragen in die Räume hinein. Auch auf den Tischen und Stühlen türmt sich Papier. Seit Jahren hat der Klient niemanden mehr in seine Wohnung gelassen. »Für mich persönlich wäre es eine Entlastung, wenn ich loslassen könnte«, sagt er. Doch seine Lebenswunde lässt das nicht zu: »Meine Eltern haben gewollt, dass ich ihren Betrieb übernehme. Sie haben mir nie verziehen, dass ich einen anderen Weg gegangen bin.« Er weist auf die Bücher und Papiere um uns herum: »Wenn ich gestorben bin, werden meine Eltern und Geschwister erkennen, dass ich auf meine Weise erfolgreich gewesen bin.« Der Professor schaffte es, einiges Werkzeug, das er parallel gesammelt hatte, wegzugeben. Doch die Bücher und Papiere konnte er nicht antasten. Er brach die Therapie ab.

- Gegenstände kritisieren nicht. Trotzdem finden die Betroffenen in ihrer Wohnung keine Ruhe. Denn eine andere Seite in ihnen erkennt ja, dass sie eigentlich mehr Raum für sich selbst hätten.
- Gegenstände dienen als Schutzmauer gegen eine als feindlich wahrgenommene Welt. Die Betroffenen kapseln sich in die scheinbar sichere Welt der Dinge ein.
- Gegenstände dienen als Ersatz für all das, was der Mensch im Leben nicht machen konnte. Gehortet werden zum Beispiel Reisekataloge als Ersatz für nie unternommene Reisen, Kochbücher für nie gegebene Festlichkeiten.

In der Wohnung des Klienten stapeln sich Kartons bis an die Zimmerdecken. In seine Schränke kann ich nicht hineinsehen, denn er sagt: »Die bleiben lieber zu. Wenn wir da eine Tür aufmachen, fällt uns alles entgegen.« Was aber war der Inhalt all dieser Tüten und Schränke? Ganz vorsichtig zeigt mir der Klient den Inhalt eines von hunderten Umzugskartons: Es sind säuberlich aufeinandergelegte und liebevoll verschnürte Lappen und Stoffreste.

Als Kind schlich er sich oft heimlich in das Zimmer seiner Eltern, öffnete dort die Schränke und berührte beseelt die vielen Stoffe. Wenn er erwischt wurde, zog ihn die Mutter an Haaren oder Ohren aus dem Zimmer und bestrafte ihn streng. Doch immer wieder zog es ihn zu dem Schrank hin, wo er in den weichen, anschmiegsamen Textilien wohl einen Ersatz für die fehlenden Berührungen seiner Eltern fand. Als er etwas älter war, wollte er unbedingt Modedesigner werden, doch die Eltern würgten auch diesen Wunsch ab. Er wurde ein todunglücklicher kaufmännischer Angestellter für Autoersatzteile.

Die Gegenstände haben für Menschen, die an pathologischem Horten leiden, eine ganz andere Funktion als die, benutzt zu werden. Sie können nicht entscheiden:

- Ist dieser Gegenstand schön oder ist es hässlich oder sogar kaputt?
- Hat dieser Gegenstand einen Nutzen oder nicht?
- Ist dieser Gegenstand für mich wichtig oder nicht?

Um die Kategorien schön/hässlich, nützlich/nicht nützlich und wichtig/unwichtig geht es ihnen ja gar nicht. Die Funktion der Dinge liegt allein darin, Zeugen und Beziehungs-Stellvertreter zu sein. Diese Funktion erfüllt auch ein hässlicher, unnützer und unwichtiger Gegenstand. Die Unfähigkeit der Betroffenen, den Dingen einen realen Wert zuschreiben zu können, ist ein so zentrales Symptom des pathologischen Hortens, dass die alternative Bezeichnung »Wertbeimessungsstörung« gerechtfertigt ist.

Was die Betroffenen sammeln und horten, soll die Leerstelle füllen, die sich in der Beziehung zu sich selbst aufgetan hat. Diese Funktion macht die Dinge unersetzlich und einen rationalen, auf ihren tatsächlichen Wert bezogenen Umgang mit ihnen unmöglich.

2.3.1 Das Selbstbild der Menschen, die pathologisch horten, und seine Folgen

Menschen mit Wertbeimessungsstörung durften nur wenig Selbstwertgefühl entwickeln. Sie sehen sich persönlich als »bedeutungslos« und »nicht liebenswert«. Umso mehr verausgaben sie sich auf der Suche nach Anerkennung durch andere Menschen. Dass sie sich in der Regel gut kleiden und sehr auf Körperhygiene achten, wenn sie aus dem Haus gehen, geschieht aus einer Selbstfürsorge heraus und dient auch dem Wunsch, sich den Weg zu Anerkennung und Akzeptanz nicht zu verbauen.

Das unvollständige Selbstbild erzeugt in ihnen den großen Drang, all das nachzuholen, was die Eltern an ihnen versäumten: angeschaut, berührt und angesprochen zu werden.

- Sie genießen es, wahrgenommen zu werden, und sei es nur aufgrund ihrer Leistungen. Fachkräften kann es passieren, dass sich Messie-Klienten stark auf sie fixieren. Endlich ist da jemand, der sie **anschaut** und als Mensch wahrnimmt!
- Körperkontakt wagen sie meist nicht, denn ihre Sehnsucht nach **Berührungen** wird von ihrer Angst vor Nähe übertroffen. Sie haben ja kaum positive Bindungserlebnisse erfahren dürfen und wissen mangels Erfahrung nicht, wie sie mit Nähe umgehen können.
- Wenn sie zu einem Menschen Vertrauen gefasst haben, **reden** Betroffene oft ohne Punkt und Komma. So viel hat sich in der Zeit der Nicht-Beachtung angestaut!

Menschen mit Wertbeimessungsstörung kennen kaum Grenzen, weder für die Belastungen, die sie sich selbst zumuten, noch im Umgang mit anderen. Wenn das Vertrauen des Klienten gewonnen wurde, sind oft alle Schleusen geöffnet.

Das geringe Selbstwertgefühl führt unter anderem zu folgenden Verhaltensmustern:

- **Wenig Flexibilität**, wenn sich vertraute Situationen um sie herum verändern, führt das zu sehr hoher Anspannung. Wer mit Menschen arbeitet, die unter pathologischem Horten leiden, sollte Unruhe vermeiden, für feste Abläufe sorgen und möglichst keine kurzfristigen Veränderungen in der Organisation vornehmen.

> Während der Corona-Pandemie 2020/21 musste ich viele Einzel- und Gruppenstunden absagen oder auf andere Termine verschieben. Teilweise wurden größere Räumlichkeiten angemietet, in denen die Hygienevorschriften befolgt werden konnten. Die Treffen wurden also an andere Orte und teilweise auch auf andere Zeiten gelegt. Solche Änderungen sind immer unangenehm, doch meinen Klienten haben all diese Abweichungen besonders viel abverlangt.

- **Hohe Sensibilität** für Kritik. Aus ihrer Unsicherheit heraus fühlen sich die Betroffenen schnell angegriffen und spüren auch dort Grenzverletzungen, wo sie objektiv gar nicht vorliegen.
- **Sehnsucht nach Anerkennung.** Mit Hochdruck arbeiten sie daran, von anderen akzeptiert und gelobt zu werden.

2.3.2 Der Perfektionismus der Menschen, die pathologisch horten

Als Kind vermissten die Betroffenen Anerkennung und Zuwendung ihrer Bezugspersonen. Stattdessen mussten sie erfahren, dass sie deren oft viel zu hohen Anforderungen nicht erfüllen konnten. Ihre Psyche zog daraus ihre eigenen Schlüsse: »Was ich tue, ist nicht genug. Es reicht nicht. Ich muss mich mehr anstrengen!« Ihr ganzes Leben arbeiten sie sich an diesem Glaubenssatz ab.

Die hohen Ansprüche an sich selbst führen in Beruf und Freizeit oft zu Anerkennung und Erfolg; hier ist die Versagensangst so hoch, dass sie sich gut an die gesellschaftlichen Regeln anpassen können. Zu Hause dagegen sind sie allein mit sich, und der Perfektionismus läuft aus dem Ruder. Jeder Handgriff im Haushalt, jede Überprüfung, ob etwas noch gebraucht wird, fällt überaus sorgfältig und zeitintensiv aus. So werden auch ganz einfache Routinetätigkeiten unglaublich anstrengend und zeitraubend. Es kann zehn, zwanzig Minuten dauern, bis ein einziger Teller zur Zufriedenheit abgespült und abgetrocknet ist. Wenn der Blick dann auf die riesengroßen Stapel fällt, erkennen die Betroffenen, dass sie in dieser Geschwindigkeit unmöglich der auf sie wartenden Aufgaben Herr werden.

Ein Klient kam zu mir, weil seine Erschöpfung zu groß geworden war. Als Selbstständiger war er organisiert und erfolgreich, aber daheim verzettelte er sich bei einfachsten Tätigkeiten. Gemeinsam überlegten wir, wie er seine Ansprüche an sich selbst herunterschrauben könnte. Zuerst wollte er gar nicht glauben, dass es ein Perfektionismus sein sollte, der ihm im Weg stand. »Ich mache doch meine Arbeit ganz normal!« Um ihm sein Verhalten zu verdeutlichen, stand ich auf und zog den Vorhang, der für eines der Fenster im Messie-Kompetenzzentrum als Sichtschutz dient, zur Seite. Dann bat ich den Klienten, den Vorhang wieder zu schließen. Ich schaute zu, wie er sich abmühte, den Vorhang exakt wieder in die vorherige Position zu bringen. Nach endlosen Minuten war er immer noch dabei, einzelne Vorhanggleiter zentimeterweise in die für ihn richtige Position zu schieben. Und immer noch waren in seinen Augen die Falten nicht gleichmäßig genug verteilt. »Wie fühlen Sie sich?«, fragte ich ihn. »Ganz eng, ich kann kaum atmen«, lautete seine Antwort.
Ich bat ihn, den Vorhang noch einmal zur Seite zu schieben und dann erneut zuzuziehen. Dieses Mal aber innerhalb von wenigen Sekunden. »Aber das geht doch nicht!«, meinte er verzweifelt. Ich beruhigte ihn: »Doch, das geht.« Der Klient tat wie gewünscht – und war ganz erschrocken. »Das funktioniert ja wirklich!«, rief er. Der Klient spürte erstmals, wie kraftraubend sein Perfektionismus ist. Ich schlug ihm vor, den Vorhang noch einmal zu schließen, dieses Mal mit nur 70 Prozent Handlungsenergie. Es brachte

ihm sehr große Erleichterung zu sehen, dass das Ergebnis sich sehen lassen kann.

Auch wenn es dem Bild der Messies zu widersprechen scheint, sind Menschen, die pathologisch horten, häufig perfektionistisch geprägt. Sie stellen überhöhte Anforderungen an sich selbst, setzen sich unerreichbare Ziele, verzetteln sich und verlieren den Blick für das Wesentliche.

Für die Betroffenen gibt es im Prinzip zwei Wege, mit ihren ständigen Frustrationen umzugehen, die zu Hause auf sie warten:

- Sie nehmen jede Gelegenheit wahr, ihre Wohnung zu verlassen. Neben ihrem Wunsch nach Anerkennung ist auch dies ein Grund für ihr übergroßes Engagement, das in Überstunden, Doppelschichten und Ehrenämtern sichtbar wird.
- Sie kapseln sich in ihren Wohnungen ab und blenden die unerträglichen Zustände dort komplett aus.

Prokrastination ist eine sehr häufige Begleiterscheinung des pathologischen Hortens. Denn der Perfektionsanspruch wirkt wie eine Blockade, die die Betroffenen nicht vom Planen ins Handeln kommen lässt. Auch dann, wenn sie gerne aufräumen und aussortieren wollen, wissen Sie nicht, wie sie anfangen sollen. Also schieben sie ihr Vorhaben immer weiter auf und versinken nur noch mehr im Gefühl des Nicht-gut-genug-Seins.

An der **mangelnden Pünktlichkeit**, unter der das private Umfeld vieler Betroffener leidet, ist ebenfalls der Perfektionismus beteiligt. Der Grund für die zeitliche Desorganisation ist der Wunsch, zuvor noch schnell ein paar Dinge zu erledigen. Die Betroffenen wissen genau, wann sie aus dem Haus gehen müssten, um rechtzeitig zur Verabredung zu kommen. Doch kurz bevor es soweit ist, fällt ihnen zum Beispiel ein, dass sie noch die Haare waschen wollen, um ein perfektes Erscheinungsbild zu liefern. Oder sie meinen, unbedingt noch den Müll herunterbringen zu müssen. Während sie ihn unter der Spüle hervorholen, sehen sie einen schmutzigen Lappen, den sie in die Wäsche geben wollen. Auf dem Weg zur Waschmaschine fällt ihnen noch etwas anderes auf, das erledigt sein sollte. Sie fangen hundert Vorhaben an und bringen doch keines davon zu Ende. Sie verzetteln sich heillos und schaffen es nicht rechtzeitig aus dem Haus.

Im Beruf können Menschen, die pathologisch horten, sehr gut Termine einhalten. Ihre Verspätungen, teilweise um Stunden, finden in der Regel nur im privaten Bereich statt. Hier sind sie ihren biographischen Erfahrungen schutzlos ausgesetzt.

Menschen mit Wertbeimessungsstörung scheitern in der Regel nicht im Beruf, sondern zu Hause. Hier ist die Kombination von vermindertem Selbstwertwertgefühl und Leistungsdrill so mächtig, dass sie aus ihrem Perfektionswunsch heraus Angefangenes nicht zu Ende bringen können.

2.4 Fazit

Unsere frühkindlichen Bindungserfahrungen stellen die Weichen für unser zukünftiges Leben. Wenn Kinder von ihren Eltern nicht die liebende Aufmerksamkeit erfahren, die sie für die Ausbildung einer eigenen Identität benötigen, werden sie mit einer Fehlstelle in ihrer Psyche groß. Eine Heimat, also den Ort, aus dem heraus sie ihre Lebenskraft ziehen, können sie dann nicht in sich selbst finden, sondern müssen sie im Außen suchen.

Beim pathologischen Horten helfen die gesammelten Dinge den Betroffenen zu überleben. Sie sind Lebenszeugen, schenken dem Betroffenen Geborgenheit und vermitteln ihm Identität: »Das alles macht mich aus, das bin ich!« Gleichzeitig engen die Gegenstände den Lebensraum so stark ein, dass eine Erholung zu Hause nicht mehr möglich ist. Dass die Betroffenen nicht die Notbremse ziehen können, ist als eine Autoaggression zu verstehen. Sie sagen: »Ich habe es ja gar nicht verdient, schön zu wohnen!«

Checkliste pathologisches Horten

- negative Bindungserfahrung
  - durch frühkindliche emotionale Verlassenheit
  - durch Wechsel der Bezugspersonen oder Schicksalsschlag
  - durch Überbehütung
  - durch Heimatverlust
- Erfahrung von Mangel
- Perfektionismus, übergroße Erwartungen an sich selbst
- Suche nach Anerkennung
- Prokrastination
- bei bestehendem Vertrauensverhältnis sehr forderndes Verhalten
- mangelnde Fähigkeit, die eigene Belastbarkeit einzuschätzen
- wenig Flexibilität
- Unpünktlichkeit

KAPITEL 3

Symptome und Auswirkungen der relevanten Komorbiditäten

Professionelle Messie-Betreuer stoßen bei ihren Klienten oft auf herausfordernde Situationen und Verhaltensweisen. In solchen Fällen hilft es, wenn sie einige Basiskenntnisse über die Komorbiditäten besitzen, also jene psychischen und hirnorganischen Erkrankungen, die oft im Zusammenhang mit den Messie-Syndromen auftreten oder sie auslösen.

> **Komorbiditäten** sind Erkrankungen, die gleichzeitig neben der Grunderkrankung – hier: dem Messie-Syndrom – auftreten. Sie können in Zusammenhang mit der Grunderkrankung stehen, müssen es aber nicht.

Selbstverständlich stellen Fachkräfte aus dem psychosozialen Bereich, Angehörige und andere medizinische Laien keine Diagnosen, das würde jenseits ihrer Kompetenz liegen. Doch mit dem notwendigen Wissen können sie sich auf die Treffen mit den Betroffenen vorbereiten und bei Bedarf angemessen reagieren.

- Mit welchen Situationen und Verhaltensweisen ist bei Menschen mit bekannter Diagnose zu rechnen?
- Was hilft, wenn bestimmte Krankheitssymptome zum Vorschein kommen?
- Bei welchen Auffälligkeiten muss umgehend medizinisches Fachpersonal informiert werden?

Am Telefon berichtet mir eine Mutter voller Schrecken und Angst, dass ihre Tochter ihr Zimmer demoliert habe. Nun steht sie mit einem Waschbecken, das sie mit bloßen Händen aus der Wand gehebelt hat, vor ihr. Ich kenne die Vorgeschichte der jungen Frau und weiß, dass Menschen mit akuten Psychosen nicht zurechnungsfähig sind und Bärenkräfte entwickeln können. Die Mutter und auch ich selbst könnten diese Situation nicht meistern. Notärzte dagegen sind für solche Notfälle ausgebildet und haben für Extremfälle auch die notwendigen Medikamente bereit. Ich rufe sofort den Rettungsdienst an und erkläre die Umstände. Zehn Minuten später meldet sich die Mutter noch einmal bei mir. Die Notärztin sei eingetroffen, habe die Tochter beruhigen können und weise sie zu deren eigenem Schutz und dem der Mutter umgehend in die Psychiatrie ein.

In der Regel orientiert sich die Einteilung, welches Krankheitsbild als Grunderkrankung und welches als Komorbidität angesprochen wird, an dem persönlichen Leidensdruck und der Lebenseinschränkung, die durch die Erkrankung ausgelöst werden. Bei einer depressiven Krebspatientin würde man den Krebs als Grunderkrankung und die Depression als Komorbidität verstehen. Die Kategorisierung kann aber auch eine Frage der Perspektive sein.

Ein Messie mit Verwahrlosungssyndrom leidet an Angststörungen, die es ihm praktisch unmöglich machen, sein Haus zu verlassen. Für seine Betreuerin von der Sozialstation ist die Angststörung die Komorbidität, die Psychiaterin, die die Angststörung behandelt, wird dagegen die Messie-Symptomatik als Komorbidität ansprechen.

Die umfassenden Kenntnisse der psychischen Erkrankungen, die zu verschiedenen Ausprägungsgraden eines Messie-Syndroms führen können oder häufig gemeinsam mit ihnen auftreten, erlaubt es Fachkräften, sich adäquat auf ihre Klienten einzustellen.

3.1 Die Anamnese

Die Anamnese ist die systematische Befragung des Klienten zu seiner Entwicklung und zu seinen Lebensumständen. Im medizinischen Bereich gilt, dass nur eine umfassende Anamnese zu einer guten Diagnose führen kann. Aber auch Fachkräfte müssen wissen, wer ihr Gegenüber ist. Nur dann können sie die Situation einschätzen und dem Klienten geeignete Hilfe zukommen lassen.

Die **Sozialanamnese** beleuchtet den sozialen Hintergrund des Klienten: Ist er fähig, Beziehungen einzugehen? Ist er berufstätig? Wie sehen seine sozialen Kontakte aus und wie tragfähig sind diese? Ist er finanziell abgesichert?

Die **Familienanamnese** beschäftigt sich mit den innerfamiliären Beziehungen. Da Bindungsstörungen eine so große Rolle in der Lebensgeschichte der Messies spielen, ist sie oft besonders aufschlussreich.

Die **biografische Anamnese** erfragt, welche Lebensstationen der Klient bisher erlebt hat. Wo und unter welchen Umständen ist er aufgewachsen? Wie ist er mit Krisen und Stress umgegangen? Es ist ein weit verbreitetes Vorurteil, dass Messies lebensuntüchtig seien. Ich erfahre oft das genaue Gegenteil und erlebe meine Klienten als besonders resilient. Vor allem die Menschen, die an pathologischem Horten erkrankt sind, haben mit viel Kreativität einen Weg gefunden, ihre oft schweren Schicksale zu überstehen und in ihr Leben zu integrieren. Hier wäre ein Perspektivwechsel angemessen: Nicht die Messies sind zu schwach, sondern ihre Schicksale sind außerordentlich herausfordernd. Vor allem bei Menschen, die an Vermüllung oder Verwahrlosung leiden, treffen wir auf schwere Brüche in ihrer Biografie.

> Eine Klientin ist aufgrund ihrer entwürdigenden Bindungserfahrungen in eine Alkoholsucht geraten. Dazu kam eine lähmende Depression. Eine Folge davon war, dass sie in einer zunehmend vermüllten Wohnung lebte. Trotz all dieser großen Belastungen hatte sie es geschafft, nach 15 Jahren vom Alkohol loszukommen und auch ihre Depression bekam sie durch die konsequente Ein-

nahme von Medikamenten in den Griff. Sie war auf einem sehr guten Weg, machte auch in ihrem Wohnumfeld kleine, aber sichtbare Schritte nach vorn. Sie stellte sich gerne vor, wie ihre kleine Wohnung bald aussehen würde. Mit all diesen Errungenschaften bewies sie eine große innere Stärke. Dann warf ein Herzinfarkt sie wieder aus der Bahn – sie hatte in der Vergangenheit ihrem Körper zu viel zugemutet. Kaum war sie aus dem Krankenhaus entlassen, rutschte sie in eine Spielsucht. Es ist nachvollziehbar, dass es dieser Klientin sehr schwer fällt, ein weiteres Mal Vertrauen ins Leben zu fassen und die Bewältigung ihrer Situation zu versuchen. Und doch ist sie bereit, diesen Weg zu gehen.

Eine besondere Bedeutung kommt der **Krankheits-Anamnese** zu. Definitionsgemäß sind bei den Messie-Syndromen eine oder mehrere psychische, hirnorganische oder körperliche Erkrankungen beteiligt. Nur das pathologische Horten kann als singuläre Krankheit auftreten, kann aber ebenfalls mit weiteren Krankheiten verbunden sein. Laut der von Prof. Dr. Dieter Ebert am Universitätsklinikum Freiburg durchgeführten Studie handelt es sich in erster Linie um Depressionen, viele Betroffene neigen zu suizidalen Gedanken.

Das Ziel der Krankheits-Anamnese ist es, die verschiedenen Symptome aufzunehmen, unter denen die Klienten leiden. Arztbriefe sind besonders wertvolle Ergänzungen zu den Aussagen der Klientin und den Beobachtungen der Fachkräfte.

Aufgrund der häufig auftretenden, teils auch mehrfachen Komorbiditäten stehen viele Messies unter Dauermedikation. Professionelle Helfer müssen sehr gut darauf achten, ob einem Klienten Medikamente verschrieben wurden und ob er sie zuverlässig einnimmt. Manche Menschen hegen ein Misstrauen gegen Psychopharmaka, doch bei allen Nachteilen gibt es bei schweren Erkrankungen für die medikamentöse Behandlung keine Alternative. Sie unterstützt die Betroffenen, möglichst selbstbestimmt zu bleiben und gewährleistet, dass zum Beispiel ein Klient mit Schizophrenie nicht in Wahnvorstellungen abgleitet, sondern einigermaßen wahrnehmen kann, was real um ihn herum geschieht.

Im Grunde ist die Anamnese ein tiefes Kennenlernen: Wie sieht der Alltag des Klienten aus? Was genau sind seine Probleme und Belastungen? Was könnten die Ursachen dafür sein?

- Noch einmal: Es gehört keinesfalls zu den Aufgaben medizinischer Laien, eine *Diagnose* zu stellen. Trotzdem ist es für professionelle Helfer und insbesondere für Mitarbeiter der psychosozialen Dienste unerlässlich, durch eine eigene Anamnese Aufschluss über die Situation ihrer Klienten zu bekommen.
- Nicht immer können Betroffene ihre Situation selbst erkennen und beschreiben. Wenn sie krankheitsbedingt keine relevanten Aussagen zu ihrem körperlichen und psychischen Zustand machen können, muss die Fachkraft die Situation umso aufmerksamer beurteilen.
- Es macht nicht viel Sinn, wenn Fachkräfte mit den Betroffenen isoliert an der Messie-Symptomatik arbeiten. Denn so lange schwerwiegendere Krankheiten wie zum Beispiel eine Demenz das Leben eines Klienten viel stärker belastet als sein Messie-Verhalten, können Erfolge im Wohnumfeld nicht von Dauer sein.
- Aus verschiedensten Gründen kann es vorkommen, dass die ärztliche Begleitung des Klienten nur lückenhaft ist. In solchen Fällen kann die Krankheits-Anamnese der Fachkraft wertvolle Hinweise geben.

Über viele Monate sprach eine Klientin davon, dass sie ständig so müde sei. Zu ihrer Hausärztin hatte sie nur wenig Vertrauen und mit ihr nie über dieses Problem gesprochen. Ich schlug meiner Klientin vor, mit ihrer Ärztin über eine Überweisung an ein Schlaflabor zu sprechen. Tatsächlich wurde eine Schlafapnoe festgestellt. Weil der Tiefschlaf der Klientin so häufig durch das Aussetzen ihres Atems unterbrochen war, hatte sie sich tagsüber so erschöpft und abgeschlagen gefühlt. Nach einigen Wochen mit Schlafmaske ging es ihr viel besser. Sie war aufnahmebereiter als zuvor und wir konnten bessere Erfolge bei der Wohnraumarbeit erzielen.

- Oft werden weder die Betroffenen noch deren Angehörige vom Arzt ausreichend über das Krankheitsbild und seine Auswirkungen informiert. In solchen Fällen können gut ausgebildete Fachkräfte Teile der Aufklärung übernehmen und eine Vermittlerrolle zwischen Psychiater und Klient einnehmen.

Die Anamnese ist ein längerer Prozess. Erst nach vielen gemeinsamen Stunden fügen sich einzelne Mosaiksteinchen zu einem Bild zusammen. Sogar nach Monaten der Zusammenarbeit können noch neue, wichtige Informationen auftauchen.

> Es kann durchaus geschehen, dass ein Helfer erst nach längerer Zeit bemerkt, dass bei einem Klienten ein Suchtverhalten vorliegt. Schneller kommt er der Sache auf die Spur, wenn er schon frühzeitig fragt: »Was machen Sie eigentlich, wenn es Ihnen mal nicht so gut geht?«

Fragen zur Lebensgeschichte und Belastungssituation des Klienten zu stellen ist ein Handwerk, das von den Fachkräften viel Erfahrung, Geschick, Einfühlungsvermögen und vor allem eine besondere Rücksicht auf die Würde des Gegenübers erfordert.

Damit die einzelnen Erkenntnisse nicht verlorengehen, ist ihre ausführliche Dokumentation unerlässlich. Alle maßgeblichen Informationen und Beobachtungen werden in einem **Anamnesebogen** dokumentiert. Gut geführte, sich auf aktuellem Stand befindliche Unterlagen ermöglichen auch bei einem Wechsel der Bezugsperson eine kontinuierliche Betreuung. Hier ein Beispiel eines Anamnesebogens, dessen Grundstruktur von der Arbeitsgemeinschaft für Methodik und Dokumentation in der Psychiatrie (AMDP) erarbeitet wurde. Die rechte Spalte soll Anregungen geben und erhebt keinen Anspruch auf Vollständigkeit.

Äußere Erscheinung	Beschreibung des ersten Eindrucks: Kleidung, Hygiene, Körpergeruch.
Bewusstsein	▪ Ist der Klient ansprechbar? ▪ Kann er klare Sätze bilden? ▪ Kann er Fragen beantworten? ▪ Kann er Zusammenhänge verstehen?
Orientierung	▪ Kann er sich **räumlich** orientieren? Weiß er, in welcher Stadt, in welchem Haus er sich befindet? ▪ Kann er sich **zeitlich** orientieren? Weiß er, welcher Wochentag oder welches Jahr gerade ist? ▪ Ist er **situativ** orientiert? Weiß er, in welcher Situation er sich gerade befindet? ▪ Ist er über die eigene Person orientiert? Kann er sich an **biographische** Ereignisse adäquat erinnern?
Aufmerksamkeit und Gedächtnis	▪ Kann sich der Klient konzentrieren? ▪ Kann er gezielt Erinnerungen abrufen? ▪ Schweift sein Blick unruhig hin und her? ▪ Nestelt er ungeduldig an seiner Kleidung?
Formales Denken (*Wie* wird gedacht)	▪ Ist sein Denkablauf verlangsamt, umständlich und weitschweifig, eingeengt, sprunghaft, abschweifend? ▪ Fängt er mit neuen Sätzen an, bevor er den alten zu Ende gebracht hat? ▪ Kann er Wesentliches von Unwesentlichem trennen?
Inhaltliches Denken (*Was* wird gedacht)	Kann der Klient die Realität ausreichend genau wahrnehmen oder sind bestimmte Überzeugungen objektiv falsch? Bei Wahnvorstellungen: Was sind die Inhalte und Abläufe?
Befürchtungen und Zwänge	Wenn vorhanden: Welche sind es und wie stark engen sie das Leben des Klienten ein?
Sinneswahrnehmungen	Gemeint sind alle Sinne: Fühlen, Schmecken, Riechen, Sehen, Hören. Leidet der Klient an taktilen, gustatorischen, olfaktorischen, optischen oder akustischen Halluzinationen? Ändert sich manchmal seine Mimik oder seine Kopfhaltung ohne erkennbaren Grund? Worin bestehen die Halluzinationen?
Ich-Erleben	Sieht sich die Klientin als Opfer, als »ausgeliefert«? Nimmt sie sich selbst als Person wahr?
Stimmung	Ist die Gefühlswelt der Klientin austariert? Wenn sie schnell aus dem Gleichgewicht gerät, ist das häufig ein Hinweis auf Depression. Bei Depressionen tritt oft ein Morgen- oder Abendtief auf.

Antrieb	Subjektiv und objektiv. Den Klienten fragen: Wie schätzen Sie Ihre Motivation ein? Eine Depression behindert den Alltag massiv, Betroffene sehnen sich oft nach dem Bett; sie haben viel vor, können ihre Vorhaben aber nicht umsetzen.
Suizidalität	Einschätzung der aktuellen Dringlichkeit

In meinem Beruf begegne ich häufig Menschen, die unter **taktilen Halluzinationen** (auch Zönästhesien genannt) in Form von unangenehmem Kribbeln oder Brennen auf der Haut leiden. Bei sogenannten Leibhalluzinationen verbindet der Klient diese Wahrnehmung mit der Überzeugung, dass externe Kräfte diese Empfindungen verursachen – »Außerirdische richten Apparate auf mich und bestrahlen mich.«
Auch die **Ideenflucht** ist ein häufiges Symptom. Bei klarem Bewusstsein ist es dem Klienten nicht möglich, einen Gedanken zu Ende denken. Ständig wechseln seine Assoziationen und Ziele. Es ist ein häufiges Symptom bei schweren Ich-Störungen, dass man im Gespräch mit den Betroffenen ständig aneinander vorbeiredet.

Die Anamnese lässt uns verstehen, wie es zu der Ausprägung des Messie-Syndroms kommen konnte und wie ein Weg zurück in ein befriedigenderes Leben für den Klienten aussehen könnte. Sie stützt auch die tragfähige Beziehung von Fachkräften zu ihren Messie-Klienten.

3.2 Klassifikation der psychischen Krankheiten

Mitte des 19. Jahrhunderts begannen Ärzte, die sich mit den seelischen Zuständen ihrer Patienten beschäftigten, ein Klassifikationssystem der Symptome zu entwickeln. Auf diese Weise hofften sie, den Ursachen der Krankheiten und damit auch deren Heilung näher zu kommen. Aus diesen Anfängen entstanden zwei unterschiedliche Systeme, die beobachtete Symptome bestimmten Erkrankungen zuordnen:

DSM: In Amerika orientiert man sich am »*Diagnostic and Statistical Manual of Mental Diseases*«.

ICD: In Deutschland ist das Klassifikationssystem der Weltgesundheitsorganisation WHO gebräuchlich. Sein Name lautet »*International Classification of Diseases*«. Der ICD ist mit der hiesigen Abrechnungspraxis der Krankenkassen kompatibel. Das triadische System, das Krankheiten in drei »Klassen« von Krankheiten unterteilte, wurde in das ICD-10 nicht mehr aufgenommen und somit bereits 1998 abgeschafft. Trotzdem möchte ich es hier kurz zur Ergänzung vorstellen, denn als Gedankenstütze bietet es gerade in der Arbeit mit Messies den einen oder anderen Vorteil zum Verständnis dieser Klientel:

1. **Exogene Krankheiten** (»äußere Krankheiten«) umfassen alle schwerwiegenden Erkrankungen, …

- … deren Ursachen von außen auf den Menschen einwirkten, zum Beispiel bei Unfallverletzungen, Infektionen oder Vergiftungen (etwa durch substanzgebundene Süchte),
- … die auf nachweisbare organische (also außerhalb der Psyche liegende) Schädigungen zurückgeführt werden können, wie es zum Beispiel bei Genveränderungen oder Herz-Kreislauf-Erkrankungen der Fall ist.

2. **Endogene Krankheiten** (»innere Krankheiten«) sind Erkrankungen mit schwerwiegendem Verlauf, bei denen (noch) kein Zusammenhang mit körperlichen Ursachen gefunden wurde. Zu diesem Formenkreis werden unter anderem Schizophrenie, Manie und bestimmte Formen der Depression gezählt. In manchen Fällen wird eine genetische Disposition vermutet, wurde aber bisher nicht nachgewiesen, in anderen tappt man noch im Dunkeln. In der heutigen Medizin geht man allerdings davon aus, dass auch bei diesen Krankheiten organische Störungen beteiligt sind, und dass es nur eine Frage der Zeit ist, bis die entsprechenden Nachweismethoden gefunden werden.

3. Psychogene Störungen entstehen aus der Biografie des Patienten heraus. Bestimmte Erlebnisse oder Lebensverläufe ziehen Angst-, Zwangs-, Ess-, Persönlichkeits-, Verhaltens- und/oder Anpassungsstörungen nach sich. Die Ursachen liegen nicht in körperlichen Veränderungen, sondern in Störungen der Psyche. Entsprechend sind es meist psychotherapeutische Methoden, die Heilung oder Erleichterung bringen. Intellektuelle Minderbegabungen werden ebenfalls in diese Gruppe eingeteilt, auch wenn es sich um keine Krankheit handelt.

> **Psychische Störung** (oder auch: psychogene Störung): Leidenszustand, der zwar die Lebensqualität einschränkt, jedoch keine lebenswichtigen Funktionen des Körpers beeinträchtigt und deshalb nicht als Krankheit eingestuft wird.

Obwohl sich mit fortschreitenden medizinischen Erkenntnissen die Grenzen dieser drei Klassen von Störungen immer mehr verwischen, besitzt die hierarchische Struktur des triadischen Systems weiterhin praktische Relevanz vor allem im psychosozialen Arbeitsbereich durch ihre Übersichtlichkeit: Medizinisch vorrangig sind die exogenen Krankheiten, dann folgen die endogenen Krankheiten, dann die psychogenen Störungen. Sinnvollerweise gilt beispielsweise die Hauptaufmerksamkeit des Arztes der Behandlung einer lebensbedrohlichen Infektion (exogene Krankheit). Die Angststörung der Klientin (psychogene Störung) hat eine nachrangige Priorität. Dieses Vorgehen bedeutet selbstverständlich nicht, dass Menschen mit einer Angststörung weniger leiden als jene, die eine schwere Infektion durchmachen.

Die Darstellung im folgenden Kapitel 3.3 folgt prinzipiell der Einteilung des ICD-10, nennt jedoch, wo es zum Grundverständnis sinnvoll ist, auch die Zuordnungen im triadischen System. Die beiden Klassifikationssysteme DSM und ICD werden regelmäßig aktualisiert. Die jeweilige Version wird durch eine fortlaufende Nummer gekennzeichnet. 2020 waren der DSM-5 und der ICD-10 aktuell. Der ICD-11 trat Anfang 2022 in Kraft.

Die Einteilung von Krankheiten in Klassifikationssysteme hat

Vor- und Nachteile. Einerseits erleichtert eine systematische Diagnostik den Informationsaustausch zwischen Ärzten, Patienten und Angehörigen. Andererseits verleitet sie zum Schubladendenken. Nicht selten kommen zwei Ärzte, die bei ihrem Patienten dieselben Symptome feststellen, zu ganz unterschiedlichen Diagnosen.

> Ein bestimmtes Symptom kann verschiedenen Krankheitsbildern zugeordnet werden. Erst wenn die Gesamtheit der Symptome zu einem Syndrom zusammengefasst werden, ergibt sich eine Diagnose.

Klassifikationssysteme erleichtern die Arbeit von Ärzten, Fachpersonal und Helfern. Doch es sollte immer der Mensch in seiner ganz individuellen Situation im Vordergrund stehen, und nicht die Diagnose, die ihn auf Schubladenmaß zurechtstutzen könnte.

3.3 Krankheiten, die ein Messie-Syndrom begleiten können

Krankheiten, die für die verschiedenen Messie-Syndrome relevant sind, sind ein sehr weitreichendes Feld. Die folgende Zusammenfassung wird also nur einige der Themen anreißen, sodass Sie als Fachkraft einen ersten Eindruck davon bekommen, wie vielfältig die Erkrankungen und Störungen sind, unter denen Messies leiden können.

Zuerst möchte ich einen groben Überblick über die häufigsten Komorbiditäten geben, auf die ein professioneller Helfer im Zusammenhang mit den verschiedenen Messie-Syndromen trifft:

- Das meist durch ein Bindungstrauma ausgelöste **pathologische Horten** kann für sich allein stehen. Falls eine begleitende Krankheit existiert, handelt es sich oft um eine Depression, nicht selten in Begleitung einer erhöhten Suizid-Gefahr (Suizidalität). Autismus und Aufmerksamkeits-Defizit-Syndrome sind ebenfalls häufige Begleiter dieses Messie-Ausprägungsgrades.
- **Vermüllungs- und Verwahrlosungssyndrom** werden in der Regel von psychiatrischen, körperlichen oder hirnorganischen

Krankheiten hervorgerufen beziehungsweise begleitet. Aber auch Bindungsstörungen können an ihrer Entstehung beteiligt sein. Die Komorbiditäten von Vermüllung und Verwahrlosung lösen meist Wahrnehmungsstörungen und ein vermindertes Selbstwertgefühl aus. Dadurch wird ein Abrutschen in dissoziale Räume möglich. Ein Mensch, der kein Empfinden mehr dafür hat, dass er gesellschaftlich wertvoll ist sieht oft auch keinen Anlass, sich und sein Wohnumfeld zu pflegen. Die Betroffenen sind nur sehr wenig mit sich in einem spürbaren Kontakt und sich deshalb kaum der Gefahren bewusst, in denen sie sich befinden. Sie leben inmitten von gesundheitsgefährdendem Müll oder Gegenständen mit Verletzungsgefahr und spüren nicht den Impuls: »Das tut mir nicht gut.«

Bei der **Vermüllung** liegen häufig Suchterkrankungen, psychische oder psychiatrische Erkrankungen vor. Auch ein hirnorganisches Psychosyndrom oder körperliche Veränderungen können Ursachen sein.

Bei der **Verwahrlosung** sind oft Süchte, Demenz oder Borderline-Störung beteiligt. Auch schicksalhafte Erfahrungen können am Anfang einer Entwicklung stehen, die zu psychogenen Störungen und damit zu vernachlässigter Köperpflege, herabgesetzter Schamgrenze und Gleichgültigkeit den Menschen und der Welt gegenüber führt.

> Manche Menschen sehen sich gezwungen, sich mit gesammelten Pfandflaschen ein kleines Zubrot zu verdienen. Aus Scham machen sie es meist dann, wenn niemand zuschaut. Menschen mit Verwahrlosungssyndrom dagegen haben keine Verbindung mehr zur Gesellschaft und ecken mit gesellschaftlichen Konventionen an, ohne es zu merken. Es stellt für sie kein Problem dar, in der Öffentlichkeit Flaschen aus Mülleimern zu sammeln oder Zigarettenkippen vom Boden aufzuheben.

Die folgenden Erklärungen zu den Komorbiditäten der Messies folgen dem ICD-10 und ergänzen, wenn es dem Verständnis dient, die Benennung im triadischen System.

3.3.1 Organische psychische Störungen

Zu den organischen psychischen Störungen (im triadischen System »Exogene Störungen«) zählen alle hirnorganischen Erkrankungen, darunter Schlaganfälle, Kopfverletzungen nach Unfall, Tumore oder Entzündungen im Gehirn. Mit den Messie-Syndromen stehen vor allem die alters- oder krankheitsbedingten Hirnabbauprozesse sowie die Einwirkung von Toxinen (Medikamenten-Missbrauch, Alkohol, Drogen etc.) in Verbindung.

Demenz

Demenz ist die häufigste Form der hirnorganischen Erkrankungen. Die degenerativen Prozesse im Gehirn bewirken, dass die Betroffenen ihre im Lauf des Lebens erworbenen Fähigkeiten und Erinnerungen verlieren. Das früher Gelernte und Gespeicherte kann nicht mehr abgerufen werden. In nur fünf Prozent der Fälle ist Demenz reversibel, also heilbar. Mit standardisierten Tests, die soziale und kulturelle Unterschiede weitgehend ausschließen, können die kognitiven Defizite gemessen werden.

Die Auswirkungen der Demenz auf das Leben und Erleben der Betroffenen ist tiefgreifend.

- Gedächtnis, Orientierung und Denkvermögen lassen nach, Lesen, Schreiben, Rechnen fallen zunehmend schwer. Die sprachliche Ausdrucksfähigkeit nimmt ab und das Planen von Tätigkeiten gerät durcheinander. Die psychomotorische Verlangsamung führt auch dazu, dass die Interessen eingeengt sind.
- Eine Störung des *Bewusstseins* liegt bei der Demenz primär nicht vor, sie kann jedoch bei schweren Verläufen eintreten.
- Einige Charakteristiken der Persönlichkeit verschwimmen und gehen verloren, andere kommen verstärkt zum Vorschein, so kann zum Beispiel aus Sparsamkeit Geiz werden.
- Die Affektkontrolle ist gestört, die Betroffenen sind also ihren Stimmungen ausgeliefert, ohne sie beeinflussen zu können. Ganz unvermittelt kann ihr Gefühlszustand zum Beispiel von Gereiztheit zu Euphorie und wieder zurückspringen.
- Aufmerksamkeit und Konzentration nehmen ab, Erschöpfung zu.

- Ankleiden, Essen und persönliche Hygiene gelingen immer weniger aus eigenem Antrieb. Hier liegt ein Zusammenhang zum Messie-Syndrom: Wenn demente Menschen nicht gut begleitet werden, geraten sie selbst und auch ihre Wohnung schnell in einen verwahrlosten Zustand.

Demenz bedeutet mehr als nur die funktionalen Aussetzer, die einen stundenlang sperrangelweit geöffneten Kühlschrank oder das Portmonee im Backofen zur Folge haben. Für die Angehörigen und Freunde der Klientin ist es ein schmerzhafter Prozess mitansehen zu müssen, wie das soziale Miteinander grundlegend gestört ist und die Betroffenen rational immer weniger erreichbar sind.

> Eine Klientin, die auf einer geschlossenen psychiatrischen Station lebte, entwickelte ein großes Bedürfnis, alle erreichbaren Pflanzen aufzuessen. Vor allem die bunten Pflanzen begeisterten sie. Aufgrund ihrer fortgeschrittenen Demenz war es nicht möglich, sie rational zu erreichen und dazu zu bewegen, die Pflanzen stehen zu lassen. Wir mussten alles Grün aus der Station entfernen.

Alzheimer ist die bei weitem häufigste Form der Demenz. Diese degenerative Hirnerkrankung beginnt schleichend, es gibt Vermutungen, dass dies unter anderem durch vermehrte Plaquebildung in den Nervenbahnen geschieht. In der präsenilen Form kann dies schon ab dem 40. Lebensjahr geschehen. Nach und nach führen Gedächtnisstörungen dazu, dass die Welt den Menschen entschwindet:

- In frühen Phasen irritieren Wortfindungsstörungen und vergessene Termine.
- Es folgt tiefes Vergessen von komplexen Zusammenhängen.
- In fortgeschrittenen Stadien verlieren die täglich benutzten Dinge ihre Bedeutung: Was ist ein Löffel? Wozu ist eine Socke da?

Wenn die Klienten spüren, dass ihnen die Welt entgleitet, verändert sich ihre Stimmung in Richtung Apathie oder Unruhe und Gereiztheit. Die gute Nachricht: Auch wenn die kognitiven Einschränkungen erheblich sind, bleiben doch Persönlichkeit und Gefühlsleben länger als bei anderen Formen der Demenz erhalten.

Die zweithäufigste Form der Demenz ist die **vaskuläre Demenz**. Blutgefäße heißen auf Latein »vasa«, und alles, was mit ihnen zu tun hat, wird in der Medizin mit dem Begriff »vaskulär« bezeichnet. Auslöser dieser Demenzform sind oft Schlaganfälle und Herzinfarkte, die plötzliche Durchblutungsstörungen im Gehirn und das Absterben von Nervenzellen zur Folge haben. Bei dieser Form der Demenz ist weniger das Gedächtnis betroffen, vor allem fallen wechselnde Stimmungen und eine Verlangsamung des Denkens auf.

Eine weitere Form der Demenz ist das **Korsakow-Syndrom**. Hervorgerufen wird es zum Beispiel durch chronischen Alkoholismus, aber auch durch schwere Hirnverletzungen und Infektionen des Gehirns. Die Fähigkeit, neue Informationen aufzunehmen, ist bei den Betroffenen stark beeinträchtigt. An die Ereignisse vergangener Jahrzehnte können sie sich gut erinnern, doch was sie letzte Woche oder gestern getan haben, können sie nicht sagen. Die entstehenden Lücken in ihrem Tagesablauf füllen sie mit Erlebnissen, die nie stattgefunden haben (Konfabulation).

Fachkräfte unterstützen an Demenz erkrankte Menschen, indem sie sie so weit wie möglich fördern und in Entscheidungsprozesse einbinden. Es wäre der falsche Weg, ihnen eine maximal gleichförmige Umgebung zu bieten, um sie nicht zu beunruhigen. Denn das Gehirn jedes Menschen besitzt gewisse regenerative Fähigkeiten. Diese werden aber nur dann genutzt, wenn es sich immer wieder auf Neues einlassen muss – zum Beispiel durch die Kommunikation mit anderen.

Typisch für die verschiedenen Formen der Demenz sind Gedächtnis-, Denk- und Erinnerungsstörungen. Ohne eine engmaschige Begleitung durch Fachkräfte drohen Vermüllung oder Verwahrlosung.

Delire

Ein Delir – auch Delirium genannt – ist ein akutes organisches Psychosyndrom, bei dem Bewusstsein, Wahrnehmung und Denkvermögen gestört sind und nicht selten Halluzinationen auftreten. Die Betroffenen können unruhig bis aggressiv sein, aber auch sehr ruhig bis apathisch. Teilweise wechseln sich diese Ausprägungen kurz hintereinander ab.

Ein Delir kann leicht mit einer Demenz verwechselt werden. Tatsächlich können beide Krankheiten gleichzeitig auftreten. Allerdings kommen beim Delir zusätzlich zu Verwirrtheit und Orientierungsverlust oft auch ausgeprägte körperliche Symptome hinzu, deren Ausmaße lebensbedrohlich werden können:

- Fieber
- Schweißausbrüche
- beschleunigter Puls
- schnelles Atmen (Hyperventilation)

Vor allem ältere Menschen in Langzeitpflege sind betroffen. Delire können als Folge von Suchterkrankungen (dazu im nächsten Abschnitt) auftreten, aber auch andere körperliche Schädigungen zur Ursache haben. Die Entzugserscheinungen bei Alkoholikern werden nach dem starken Zittern, unter dem diese Betroffenen meist zu leiden haben, Delirium tremens genannt. Dazu kommen Halluzinationen und weitere Bewusstseinsstörungen.

Delire sind lebensgefährlich. Klienten, die die Merkmale zeigen, müssen umgehend per Notarzt in eine Klinik gebracht werden.

3.3.2 Abhängigkeit und Sucht

Zu den Grundbedürfnissen des Menschen gehören das Bedürfnis nach Ruhe und friedlicher Entspannung, aber auch das Bedürfnis nach Anregung und neuen Erfahrungen. Manche Menschen können diese gegensätzlichen Wünsche nicht aus sich selbst heraus austarieren. Sie benötigen für die Selbstregulation externe Hilfsmittel. Das können Substanzen oder auch bestimmte Verhaltensweisen sein. Sinnvoll ist eine Unterscheidung in:

- **Beruhigungssüchte** – Verhaltensweisen: Bulimie, PC-Sucht, Arbeitssucht. Substanzen: Alkohol, Schlafmittel, Schmerzmittel, Klebstoffe als Schnüffelstoffe.
- **Erregungssüchte** – Verhaltensweisen: PC-Sucht, Spielsucht, Risikosucht, Sexsucht, Pyromanie, Kleptomanie. Substanzen: Kokain, Crystal Meth, Amphetamine, Nikotin.
- **Phantasiesüchte** – Verhaltensweisen: PC-Sucht, Pornographie-Sucht. Substanzen: LSD, Hanf, Mescalin.

Substanzen wie Haschisch (gewonnen aus dem Harz der Hanfpflanze Cannabis) und Marihuana (getrocknete Blüten und blütennahe Blätter der Hanfpflanze) werden oft als »weiche Drogen« verharmlost. Doch auch ihr Konsum hat eine durchschlagende Wirkung und können nicht-reversible psychische Erkrankungen zur Folge haben. Neben der Gefahr von Persönlichkeitsveränderungen steigt auch das Risiko für schwere Erkrankungen der Lunge sowie Lungenkrebs.

Die Fachwelt unterscheidet zwischen drei Gefährdungsstufen von Suchtmitteln:

Beim **riskanten Gebrauch** werden legale Substanzen (Alkohol, Nikotin), aber auch Fernsehen, Smartphone etc. in einer Menge und Dauer konsumiert, dass die langfristige persönliche, soziale und gesundheitliche Entwicklung gefährdet ist.

Von **Missbrauch** ist die Rede, wenn einer oder mehrere der folgenden Punkte zutrifft:

- Versagen bei wichtigen Verpflichtungen – erfahrungsgemäß versprechen Menschen mit Suchterkrankungen viel und halten wenig,
- erhebliche zwischenmenschliche Störungen,
- Probleme mit dem Gesetz,
- körperliche Auswirkungen.

- In diesem Stadium kann eine Vermüllung oder Verwahrlosung beginnen.

Eine **Abhängigkeit** liegt vor, wenn …

- … der Betroffene eine Toleranz entwickelt hat, also immer mehr konsumieren muss, um den gewünschten Effekt zu erzielen.
- … Entzugssymptome auftreten.
- … Versuche, den Konsum einzuschränken, erfolglos bleiben.
- … der Konsum auch dann aufrechterhalten wird, wenn die psychische und physische offensichtlich Gesundheit leidet.
- … über dem Zeitaufwand, um die Substanz zu beschaffen, sie zu konsumieren oder sich von der Wirkung zu erholen, soziale, berufliche und Freizeitaktivitäten heruntergefahren werden.

> Es ist eine Herausforderung, Süchte zu behandeln; nur selten gibt es echte Erfolgsgeschichten. Die Entzugserscheinungen bringen Körper und Psyche der Klienten an die Grenzen des Ertragbaren. Die Monate, in denen ich auf einer Suchtstation arbeitete, waren angesichts der Leiden der Klienten in meinem subjektiven Erleben die mit Abstand schwersten meiner beruflichen Laufbahn.

Liegen bei einem Klienten Suchtprobleme vor, ist mit den behandelnden Ärzten abzuklären, inwieweit eine Behandlung der Messie-Symptome sinnvoll ist oder zurückgestellt werden muss, bis die Suchtproblematik eingegrenzt werden konnte.

> Bei substanzinduzierten Süchten können auffällig vergrößerte oder verkleinerte Pupillen ein Hinweis sein. Auch eine der Situation gar nicht angemessene Euphorie lässt eine Fachkraft aufhorchen. Bei einer Kokainsucht treten zum Beipiel übersteigerter Antrieb und vergrößerte Pupillen auf; die gesteigerte Leistungsfähigkeit kann in Richtung Realitätsfremdheit kippen. Bei Alkoholmissbrauch bringen der typische Geruch und zitternde Hände die Fachkräfte auf die Spur. Entsprechende Tests geben ihnen Sicherheit.

Süchte können am Anfang von Vermüllung und Verwahrlosung stehen. Gewalt und Beschaffungskriminalität können eine Rolle spielen. Mangelnde Selbstfürsorge führt dazu, dass Betroffene kein Problem in dem Versuch sehen, in der Sucht ihre Heimat zu finden.

3.3.3 Affektive Störungen

Depressionen

Die meisten Menschen haben auf dem Weg ins Erwachsenenalter Verhaltensweisen eingeübt, mit denen sie ihre Affekte regulieren können. Diejenigen, die als kleine Kinder zu wenig Ko-Regulation durch ihre Bezugspersonen erlebt haben, fällt dies sehr schwer. Affektive Störungen verändern vorübergehend oder dauerhaft die Gefühlslandschaft der Betroffenen so stark, dass ihre Gefühle und Stimmungen nicht den tatsächlichen Situationen angemessen sind. Aus diesem Grund spricht man diagnostisch neben den verschiedenen Ausprägungen der Depressionen auch von Anpassungsstörungen. Das unreflektierte Verhalten der Betroffenen und der Mangel an Impulskontrolle kann zu Situationen führen, die Helfern Angst machen und bei ihnen Überforderungs- und Ohnmachtsgefühle auslösen.

Bei allen drei Messie-Ausprägungen besteht eine erhöhte Gefahr, dass sie eine Depression ausbilden. An Vermüllung und Verwahrlosung sind relativ häufig eine Depression und die dadurch ausgelöste Antriebslosigkeit beteiligt. Gefährdet sind auch Menschen, die an pathologischem Horten erkrankt sind:

- Sie leiden an einer großen Zerrissenheit. Sie spüren intensiv den Widerspruch zwischen dem Leben, das sie gerne leben würden, und dem, zu dem ihre mangelnde Entschlussmöglichkeit sie zwingt.
- Sie nehmen ihre soziale Vereinsamung sehr gut wahr und machen die Erfahrung, dass sie sich aus eigener Kraft nicht mehr aus der Sackgasse hinausmanövrieren können.
- Auch die vielen Konflikte mit Familie und Freunden stellen eine ständige Belastung dar. Über die Jahre können sie eine Depression

entwickeln, ihren großen Wunsch nach *ordentlichen* Stapeln verlieren sie dann aus den Augen.

Eine Depression kann Symptome entwickeln, die einer Demenz ähneln.

Eine Klientin, die scheinbar ohne Komorbidität an pathologischem Horten erkrankt ist, wird von einer Fachkraft begleitet. Seit fünf Monaten treffen sie sich einmal in der Woche zur Wohnraumarbeit und arbeiten gemeinsam an der Selbstwahrnehmung der Klientin. Der Erfolg ist aber nicht durchschlagend. Eines Tages möchte die Fachkraft einen der gewohnten Nachmittags-Termine auf den Vormittag verlegen, doch die Klientin ist strikt dagegen. Es ist bekannt, dass die Messie-Klientel nicht gut mit Planänderungen zurechtkommt, doch die Ablehnung ist in diesem Fall außergewöhnlich vehement. Hellhörig geworden fragt die Messie-Fachkraft nach, warum denn ein Vormittagstermin unmöglich sei. Es stellt sich heraus, dass die Klientin seit längerer Zeit erst nachts um zwei oder drei Uhr ins Bett geht und auch dann nur schwer einschlafen kann. Zur ihrer großen Überraschung erfährt die Fachkraft nun, dass ihre Klientin starke Schlafmittel nimmt – als sie nach Medikamenten gefragt wurde, hatte sie vergessen, es zu erwähnen. Die Messie-Fachkraft rät ihrer Klientin zu einem Besuch bei einem Neurologen. Der Facharzt diagnostiziert eine Depression und verschreibt ein entsprechendes Medikament. Doch die Schlafstörung bleibt bestehen. Schlafdefizit und Depression der Klientin nehmen so drastische Formen an, dass sie stationär aufgenommen werden muss. Dies ist für die Klientin eine Kränkung, trotzdem konnte sie sich auf diesen notwendigen Schritt einlassen. Auch jetzt will die Einstellung mit Medikamenten nicht gelingen. Nur zufällig kommt heraus, dass die behandelnde Ärztin nichts von der Schlafstörung weiß. Ein weiteres Mal hat die Klientin vergessen, über wichtige Symptome zu informieren. Erst jetzt kann die Ärztin die Medikation gut und gründlich austarieren. Nach drei Wochen ist die Klientin gut eingestellt und kann entlassen werden. Nun sind auch große Fortschritte in der Therapie und in der Wohnraumarbeit möglich.

Nach dem triadischen System wurden Depressionen in der Regel als endogene Krankheit klassifiziert. Es ist zwar mittlerweile bekannt, dass die biochemischen Prozesse im Gehirn depressiver Menschen im Ungleichgewicht sind, doch inwieweit es sich dabei um einen äußeren Auslöser handelt, oder ob es sich eher um *eine Folge* der Depression handelt, ist nicht vollständig geklärt.

Dass körperliche Erkrankungen eine Depression beeinflussen können, zeigt folgendes Beispiel: Einem Klienten wurde ein Antidepressivum verschrieben. Zum Erstaunen der Ärztin zeigte es keine Wirkung. Erst als sie noch einmal nachhakte, berichtete der Patient davon, dass er an einer Unterfunktion der Schilddrüse leidet. Als seine Stoffwechselstörung medikamentös eingestellt war, ließ sich auch die Depression gut behandeln.

Ein direkter äußerer Auslöser für eine Depression lässt sich zum Beispiel bei der vorübergehenden depressiven Verstimmung von Müttern rund um die Geburt beobachten. Hier sind hormonelle Veränderungen ausschlaggebend. Manche Menschen entwickeln nach dem Verlust ihres Arbeitsplatzes eine Depression. Bei Messies sind es oft traumatische Bindungserfahrungen oder schicksalhafte Verlusterfahrungen, aus denen sich eine Depression entwickelt.

Im DSM-Klassifikationssystem werden je nach Schweregrad majore und minore Depressionen unterschieden. Der ICD nennt die Abstufungen leichte, mittelgradige und schwere Depression. Ganz allgemein liegt eine Depression vor, wenn mindestens zwei Wochen lang mindestens zwei der drei Hauptsymptome und mindestens zwei Nebensymptome vorliegen. Die Hauptsymptome sind:

- Tiefe Niedergeschlagenheit, Gefühlstaubheit – »Ich bin wie versteinert.«
- Vermeiden von Tätigkeiten und sozialen Kontakten, die früher Freude gemacht haben – »Das alles interessiert mich nicht mehr.«

- Antriebslosigkeit, dauerndes Erschöpfungsgefühl – »Ich kann mich zu gar nichts aufraffen.«

Zu den Nebensymptomen gehören:

- Vermindertes Selbstwertgefühl – »Ich mache alles falsch.«
- Gefühl der Wertlosigkeit – »Kümmert euch nicht um mich, ich bin ja selbst schuld.«
- Einschränkung von Konzentration und Aufmerksamkeit – »Ich weiß gar nicht, was ich gestern gemacht habe.«
- Wenig Appetit – »Mir schmeckt nichts mehr.«
- Schlafstörungen – »Ich kann kaum einschlafen und wache nachts ständig auf.«
- Verlust der Libido – »Ich will nur meine Ruhe haben.«
- Suizidgedanken – »Am besten wäre alles zu Ende.«

Für die Fachkräfte bedeutet eine Depression bei ihren Klienten, dass sie ihr besonderes Augenmerk auf Stabilisierung und Strukturierung des Alltags richten; sie aktivieren das soziale Netz des Klienten und seine Ressourcen. Therapeuten achten darauf, dass sie in den instabilen Phasen keine aufdeckenden Übungen unternehmen, sondern solche, die der Regulation und Entspannung dienen. In stabileren Phasen arbeiten sie sehr behutsam an der Identifikation der auslösenden Faktoren.

Das ICD-10 führt verschiedene Formen von Depressionen auf, einige seien hier genannt:

Depressive Episoden

- gedrückte, nicht der Situation angemessene Stimmung,
- verminderte Aktivität, verminderter Antrieb,
- Müdigkeit, Schlafstörungen, Konzentrationsschwierigkeiten,
- wenig Interesse und Freude,
- vermindertes Selbstwertgefühl, wenig Selbstvertrauen, Schuldgefühle,
- Appetit und Libido sind eingeschränkt.

Eine besondere Gefahr der depressiven Episoden liegt in einer erhöhten Suizidalität (siehe auch Abschnitt 3.3.8).

Manische Episoden

- erregte, nicht der Situation angemessene Stimmung,
- Überaktivität, Rededrang,
- vermindertes Schlafbedürfnis,
- Selbstüberschätzung und riskantes Verhalten,
- Aufmerksamkeitsstörungen.

Bei manischen Erkrankungen kann während der floriden Phase eine Einweisung notwendig werden. Ein ständiger Wechsel zwischen den Extremstimmungen wird als bipolare oder auch manisch-depressive Störung bezeichnet.

Affektive Störungen haben nur selten eine einzige, klar definierte Ursache.

Bei affektiven Störungen achten Fachkräfte besonders darauf, dass sie dem Klienten einen zuverlässigen Alltags-Rhythmus bieten, zum Beispiel einen ausgeglichenen Schlaf-Wach-Rhythmus, genügend Ruhepausen etc. Sie erkennen und meiden die auslösenden Stressoren und üben mit ihren Klienten Verhaltensweisen ein, die deren körperliche Regulation unterstützen und helfen, die Stressmomente zu bewältigen

Die Bandbreite der affektiven Störungen ist groß und es gibt einen großen Spielraum in der Diagnostik. So wie bei vielen anderen psychischen Auffälligkeiten ist nicht klar, wo die »Normalität« endet und ein Störungsbild beginnt oder gar eine Krankheit vorliegt.

3.3.4 Persönlichkeitsstörungen

Die Grundmuster einer Persönlichkeit werden von den genetischen Anlagen und den Erfahrungen, die ein Mensch von Kindheit und Jugend an macht, geformt. Im späteren Leben entwickelt sich die Persönlichkeit stetig weiter. Veränderungen können jedoch das

»normale« Maß der Weiterentwicklung übersteigen und das Leben der Betroffenen und der ihnen Nahestehenden empfindlich einschränken.

Persönlichkeitsstörung: Eine bleibende Veränderung des inneren Erlebens und Verhaltens des Betroffenen, die ein deutliches Leiden hervorruft – nicht immer bei ihm selbst, doch auf jeden Fall bei den Personen seines Umfeldes.

Mindestens zwei der vier folgenden Fähigkeiten sind bei einer Persönlichkeitsstörung durchgehend und tiefgreifend beeinträchtigt:

- Der Klient kann Reize wahrnehmen und verarbeiten (Kognition).
- Ausrichtung und Intensität seiner Gefühlswelt sind der Situation angemessen (Affektivität).
- Es bestehen stabile zwischenmenschliche Beziehungen.
- Es besteht eine zuverlässige Impulskontrolle.

Persönlichkeitsstörungen weisen eine Vielzahl an Ausprägungen auf:

- **Paranoia** ist mit Wahnvorstellungen verbunden.
- **Borderline-Persönlichkeitsstörung** bringt eine große emotionale Instabilität mit sich.
- **Abhängige Persönlichkeitsstörung** wird durch Süchte hervorgerufen.
- **Ängstlich-vermeidende Persönlichkeitsstörung** führt zum Vermeiden bestimmter Situationen.

Menschen mit Persönlichkeitsstörung suchen nur selten aus eigenem Anrieb nach Hilfe, denn sie selbst nehmen die Störung in der Regel nicht wahr. Eine Heilung ist, wenn überhaupt möglich, sehr langwierig. Das liegt zum Teil daran, dass die gesamte Persönlichkeit betroffen ist. Das Beispiel der **Borderline-Persönlichkeitsstörung** zeigt, an wie vielen Fronten der Kampf gegen die Krankheit aufgenommen werden muss:

- Die **Gefühlswelt** wird von Ängsten, Erregungszuständen, Depression, Autoaggression, Suchtgefahr etc. beherrscht.
- Die **Beziehungen** sind unausgeglichen. Das Gegenüber wird extrem idealisiert oder abgewertet. Entsprechend wechseln sich starke Trennungsangst und plötzlicher Rückzug aus der Beziehung ab.
- Das **Handeln** weist mangelnde Impulskontrolle und selbstschädigendes Verhalten auf.
- Die **Wahrnehmung** ist eingeschränkt. Die Selbstwahrnehmung ist verzerrt, die Umwelt wird nur partiell wahrgenommen. Es kommt zum Realitätsverlust.
- Unter Umständen kommen **Wahnideen** hinzu: Verfolgungswahn, Beziehungsideen, Halluzinationen. Zum Beispiel kommt es vor, dass Fachkräfte von ihren Klienten beschuldigt werden, sie hätten bei der letzten Wohnraumarbeit etwas mitgenommen.

Im Zusammenhang mit Messie-Syndromen spielen vor allen die Wahnideen eine Rolle. Sie können zu Vermüllung und Verwahrlosung führen.

Auslöser einer Persönlichkeitsstörung liegen in der genetischen Disposition und auch in der Biografie der Betroffenen.

3.3.5 Schizophrenie

Schizophrenie ist ein Symptomkreis mit sowohl genetischen als auch umweltbedingten Ursachen, die in vielgestaltigen Erscheinungsbildern auftritt. Kennzeichen sind:

- Realitätsverlust und Wahnvorstellungen,
- Halluzinationen (oft akustisch) und weitere Wahrnehmungsstörungen,
- Störung des Ich-Erlebens, die von Außenstehenden manchmal als »Spaltung der Persönlichkeit« erlebt werden. Tatsächlich besteht diese Störung eher darin, dass die Betroffenen ihre eigenen Gefühle, Gedanken und auch Körperteile nicht als Bestandteile ihrer Person wahrnehmen.

Weil schizophrene Klienten ihre Gedanken und Gefühle als von sich abgespalten wahrnehmen, also nicht zu ihnen gehörig, glauben sie oft, dass sie von anderen Wesen von außen kontrolliert werden. Ihr Denken ist unlogisch, deshalb kann es keinen Erfolg haben, mit ihnen logisch argumentieren zu wollen.

Diese Symptome führen dazu, dass schizophrene Klienten irrationale, unvorhersehbare Verhaltensweisen zeigen können. In ihrer bizarren Welt können sie zum Beispiel davon überzeugt sein, dass sie unverwundbar sind und von einem Dach springen können, ohne sich zu verletzen. Es kann auch sein, dass Betroffene sich in ihrem Wohnraum permanent verfolgt fühlen und alle Fensterscheiben mit Alufolie abkleben, um »die auf sie gerichteten Strahlen abzuhalten«. Sie leben in einer Parallelwelt und können nicht erkennen, dass eine ärztliche Begleitung unerlässlich ist. In akuten Fällen muss die Krankheit stationär behandelt werden, da die Betroffenen sich selbst oder andere verletzen könnten. Nach schizophrenen Schüben kann es zu einer Depression kommen.

Zu den oben genannten drei Hauptsymptomen kommen sechs Symptome hinzu (die »sechs A's«), die den Wegfall bestimmter Fähigkeiten betreffen:

- Alogie – Verarmung der Sprache,
- Affektverflachung – die Gefühle werden blass,
- Apathie – Energie und Antrieb nehmen ab, in manchen Fällen ist auch eine Überaktivität zu beobachten, die sich in sich wiederholenden Bewegungen ausdrückt,
- Anhedonie – Einschränkung der Fähigkeit, Freude zu empfinden,
- Asozialität – die abnehmende Konfliktfähigkeit und Fähigkeit zu sozialen Interaktionen kann autistoide Züge annehmen,
- Aufmerksamkeitsstörungen.

Diese sechs Negativ-Symptome machen es den Betroffenen nicht nur schwer, eine Verbindung zu Menschen aufzubauen, sondern auch zu Gegenständen. Wenn Schizophrene Gegenstände horten, dann ist es also nicht deshalb, weil die Beziehungen zu ihnen die Beziehungen zu den Menschen ersetzen, sondern weil in ihrer Parallelwelt andere Regeln gelten.

- Am häufigsten ist die **paranoide Schizophrenie,** bei der Halluzinationen und Wahnvorstellungen im Fokus stehen.
- Die **hebephrene** Form der Schizophrenie bezeichnet die Erkrankung im Jugendalter.
- Die **einfache Schizophrenie** (Schizophrenia simplex) ist eine anfangs milde Form der Erkrankungen, die sich jedoch stetig verschlechtert – erkennbar vor allem an der schleichenden Abnahme von Konzentrations- und Leistungsfähigkeit.
- Bei der **katatonen Schizophrenie** sind die stereotypen Bewegungen das Hauptsymptom. Sie endet oft im sogenannten Stupor, einer seelischen und körperlichen Erstarrung.

Bei der Arbeit mit schizophrenen Klienten ist es wichtig, konsequent einen möglichst gleichbleibenden Alltag, in dem eine Überstimulation vermieden wird, zu gestalten.

An Schizophrenie erkrankte Menschen leben in einer Welt mit ganz eigener Logik. Weil ihnen ihre eigenen Gefühle, Gedanken und auch Körperteile fremd sind, haben sie häufig die Idee, »von außen« kontrolliert zu werden.

3.3.6 Entwicklungsstörungen

Entwicklungsstörungen in Kindheit und Jugend können die Art, wie Reize aufgenommen und im Gehirn verarbeitet werden, beeinflussen. Es gibt wohl keine zwei Menschen auf der Welt, die ihre Umgebung auf dieselbe Weise erfahren. Das Ergebnis ist eine wunderbare Vielfalt. Aber auch hier gibt es wieder Störungen, die die Lebensqualität der Betroffenen empfindlich einschränken.

Störungen der Wahrnehmung können so weit gehen, dass die Betroffenen es nicht merken, wenn sie im Winter draußen barfuß laufen. Ihr Tunnelblick ist auf ihre Parallelwelt gerichtet. Bei Süchten geht es fast nur noch um die Beschaffung ihres Suchtmittels.

Aufmerksamkeitsdefizit-Syndrom (ADS) und das Aufmerksamkeitsdefizit-Hyperaktivitäts-Syndrom (ADHS)

Diese Störungen werden meist mit Kindern und Jugendlichen in Verbindung gebracht. Doch auch wenn bei zwei Dritteln der Betroffenen die Symptome im Erwachsenenalter deutlich abnehmen, bleibt eine besondere Wahrnehmung erhalten. Als Auslöser werden genetische Veranlagungen angenommen, aber auch traumatische Situationen können Auslöser sein. Die Betroffenen …

- … sind stets überstimuliert,
- … können die einlaufenden Reize kaum aussortieren,
- … können wiederkehrende Muster nicht erkennen,
- … sind ablenkbar oder zu stark fokussiert.

Unter den Menschen, die pathologisch horten, sind Betroffene mit AD(H)S kaum anzutreffen. In der Tendenz ist eher das Vermüllungssyndrom zu erwarten.

Der Neurobiologe Gerald Hüther lehnt eine medikamentöse Behandlung von ADS und ADHS ab. Ich selbst möchte mich dieser Auffassung nicht anschließen, denn ich kann aus Erfahrung sagen, dass Medikamente vielen Menschen sehr gut geholfen haben. Doch in einer anderen Sache gebe ich Herrn Hüther aus ganzem Herzen recht: AD(H)S sollte nicht so sehr als Defizit, sondern vielmehr ressourcenorientiert wahrgenommen werden. Die Betroffenen dürfen sich in ihrem Leben darauf einstellen, zum Beispiel nicht abends heimzukommen und gleich den Fernseher anzuschalten, parallel dazu Abendessen zu kochen, zu spülen und das klingelnde Telefon zu beantworten. Indem sie eins nach dem anderen bewältigen und für genügend Pausen sorgen, gehen sie mit ihren eigenen Grenzen respekt- und liebevoll um. Jeder Mensch darf seinen eigenen Lebensstil entwickeln, um so sein zu können, wie er ist. Dies gilt natürlich auch für viele andere Variationen, die Reize der Umwelt wahrzunehmen, zum Beispiel für besonders dünnhäutige oder auch hochsensible Menschen.

Menschen mit AD(H)S verlieren sich in der Fülle an Information. Wenn sie es schaffen, sich ein gut strukturiertes Umfeld aufzubauen, sind sie sehr gut in der Lage, mit ihrer besonderen Wahrnehmungsfähigkeit umzugehen.

Auch Menschen, die an **Hochsensibilität** leiden, können die im Gehirn eintreffenden Reize nur schlecht aussortieren und tun sich mit der Mustererkennung schwer. Offiziell ist die Hochsensibilität nicht als Krankheit anerkannt. Kennzeichen sind:

- niedrige Reizschwelle,
- starke Reaktionen auf Reize,
- langes Nachschwingen der mit den Reizen verbundenen Gefühle.

Dass die Betroffenen sich möglichst in reizarme Umgebungen zurückziehen, um nicht in ständiger Alarmbereitschaft leben zu müssen, könnte mit Autismus oder einer Angststörung verwechselt werden. Bei Angststörungen bezieht sich die Reaktion allerdings nur auf bestimmte Trigger, bei der Hochsensibilität werden alle Reize überproportional wahrgenommen.

Hochsensible Menschen würden es kaum in einer vermüllten oder verwahrlosten Wohnung aushalten. Sie können sich aber im pathologischen Horten verlieren. Denn ihre große Empathie kann sich auch auf Gegenstände beziehen: »Dieses Geschirr kann ich nicht weggeben, das hat es nicht verdient.« Auch ihr Perfektionismus kann sie in die Falle des Sammelns und Hortens führen.

> Für Fachkräfte ist es wichtig zu wissen, dass hochsensible Menschen auf Stress und Leistungsdruck besonders abwehrend reagieren. Im Umgang mit ihnen sollten sie auf besonders ruhige und einfühlsame Begegnungen achten.

Autismus-Spektrum-Störungen

Bei fast allen psychischen Krankheiten entwickeln sich die Störungen erst im Laufe des Lebens. Autismus dagegen tritt bereits im Kindesalter auf. Vermutet wird eine genetische Disposition, aber auch weitere Einflussfaktoren werden diskutiert. Fachkräfte, die mit autistischen Messies arbeiten, dürfen sich auf folgende Verhaltensweisen einstellen:

- Viele Autisten haben eine gesteigerte Wahrnehmung. Weil sie von Reizen förmlich überflutet werden, gelingt es ihnen nicht gut, die nonverbalen Signale anderer Menschen einzuordnen. In der Regel haben sie auch wenig Bedürfnis, mit anderen Menschen etwas zu erleben.
- Drängt man sich ihnen auf, erleben sie dies als Kontrollverlust.
- Die Gefühle ihres Gegenübers können sie nicht entschlüsseln, deshalb sind die Betroffenen in ihrer Kommunikation und Interaktion deutlich eingeschränkt.
- Um ihr Denken zu strukturieren, beschränken sie sich auf wenige Interessensgebiete. In diesen können sie sehr erfolgreich sein. Auch bestimmte Inselbegabungen können für beruflichen Erfolg sorgen. Tätigkeiten in Technik und Informatik kommen ihnen entgegen.
- Sie nehmen Gesagtes wörtlich und verstehen keine Ironie. Sie selbst kommunizieren sehr direkt und wecken ganz zu Unrecht einen unhöflichen, kühlen und egoistischen Eindruck.
- Weil es für sie sehr anstrengend ist, sich in der Außenwelt zurechtzufinden, leben sie oft zurückgezogen. Sicherheit suchen sie in Ritualen oder wiederholten Körperbewegungen, zum Beispiel im Vor- und Zurückwiegen des Oberkörpers.
- Die sozialen Defizite und die mangelnde Flexibilität begrenzen ihr Leben sehr. Dazu kommen viele Komorbiditäten. Auf dem Arbeitsmarkt haben sie es schwer, es ist aber durchaus möglich, dass ein Autist berufstätig ist.

> Autisten ist es kaum möglich, flexibel auf Veränderungen zu reagieren. Fachkräfte sollten deshalb den Ablauf der Begegnungen möglichst gleichbleibend gestalten.

Autismus umfasst ganz unterschiedliche Verläufe und es gibt eine große Bandbreite an Einschränkungen. Zwei Beispiele:

Der **Kanner-Autismus,** auch frühkindlicher Autismus genannt, ist eine der schwersten Formen. Die betroffenen Kinder bringen von Geburt an eine ganz eigene Lebenswelt mit, sie leben wie in einem Kokon. Sie vermeiden den Blickkontakt und reagieren nicht auf die Aktionen der Eltern. Diese merken schnell, dass etwas mit ihrem Säugling nicht stimmt. Die Sprachentwicklung ist gestört, sehr häufig ist eine Intelligenzminderung vorhanden. Als Erwachsene sind sie auf Betreuung angewiesen.

Deutlich davon abgegrenzt ist der **Asperger-Autismus.** Diese Kontakt- und Kommunikationsstörung wird oft erst später erkannt, manchmal sogar erst im Erwachsenenalter. Die Betroffenen sind normal bis höher begabt, teilweise mit Inselbegabungen. Auffallend ist, dass die Betroffenen stark an Gewohnheiten und Ritualen festhalten. Anstelle der Sprachschwierigkeiten kann ein unkontrollierter Redefluss treten. Denn fassen sie erst einmal Vertrauen zu einem Menschen, gibt es kaum ein Halten mehr. So vieles, was sie erzählen wollen, hat sich angestaut! Für die professionellen Helfer können die Begegnungen also sehr fordernd werden.

Die Unflexibilität von Autisten kann sich auch auf Gegenstände beziehen. Einem Menschen, der an pathologischem Horten leidet, fällt es schon sehr schwer, sich von Dingen zu trennen. Ist Autismus an der Pathologie beteiligt, kann diese Schwierigkeit sich ins schier Unermessliche steigern. Meist ist es aber der Asperger-Autismus, der ein Messiesyndrom hervorruft; in diesen Fällen handelt es sich meist um eine Vermüllung.

Die Tragik der von Autismus betroffenen Messies ist es, dass sie oft von enttäuschten und überforderten Eltern aus dem Familienverband ausgeschlossen wurden.

Autismus begleitet die Betroffenen meist ihr ganzes Leben. Sie sind in hohem Maße auf Beständigkeit ihrer Umwelt angewiesen. Umso katastrophaler wäre es, gegen ihren Willen ihr Wohnumfeld zu räumen.

Intelligenzminderung

Intelligenzminderung ist meist genetisch bedingt, die Ursache wäre also nach dem triadischen Modell als »endogen« zu bezeichnen. Weil jedoch vermieden werden sollte, dass sie im triadischen System als

»endogene *Krankheit*« geführt wird, ordnete man sie unter den »*psychogenen Störungen*« ein. Im ICD-10 wird die Diagnose der Intelligenzminderung den Entwicklungsstörungen zugerechnet.

Für Messie-Fachkräfte ist vor allem das **Prader-Willi-Syndrom** von Bedeutung. Die Betroffenen leiden an einer genetisch bedingten Funktionsstörung des Hypothalamus, der viele Prozesse im Gehirn steuert. Der IQ der Betroffenen liegt bei etwa 60 bis 70. Schon als Kinder leiden sie an einer Muskelschwäche, die sie schnell ermüden lässt. Gleichzeitig stellt sich bei ihnen kein Sättigungsgefühl ein, sodass sie ihr Essverhalten nicht kontrollieren können. Nur ein strikter Essensplan kann verhindern, dass sich im Zusammenspiel von ständigem Hunger und Bewegungsarmut ein starkes Übergewicht entwickelt. Die Betroffenen selbst können diese Fürsorge oft nicht verstehen. Aus ihrer Not heraus versuchen sie, Essen zu horten und verursachen so eine Vermüllung.

> Das Prader-Willi-Syndrom ist ein Beispiel für die oft multiplen Komorbiditäten der Messies. Zu der typischen Adipositas kommt bei rund einem Viertel der Menschen mit Prader-Willi-Syndrom Autismus hinzu, jeder zehnte Betroffene leidet an Psychosen. Auch ADS, Epilepsien und werden oft zusätzlich diagnostiziert.

Fehlende Strukturen im Leben können mit einer Intelligenzminderung zusammenhängen. Das Prader-Willi-Syndrom kann die Ursache eines Vermüllungssyndroms sein.

3.3.7 Neurotische Störungen

Angststörungen

Das Sicherheitsbedürfnis ist eines der stärksten Grundbedürfnisse des Menschen. Ängste helfen uns, uns bei Gefahr in Sicherheit zu bringen. Bei etwa 10 bis 14 Prozent der Menschen verselbstständigt sich jedoch die Angst zu einer Angststörung. Diese ist die häufigste psychische Störung. Da viele Messies ihre Affekte nicht gut regulieren können, leiden sie besonders oft unter Ängsten. Oft gehen Depression und Angststörung eine unheilvolle Verbindung ein. Im triadischen System wurden die Angststörungen den *psychogenen Störungen* zugeordnet.

Je nach Auslöser werden verschiedene Erscheinungsformen unterschieden, unter anderem:

- **spezifische Angststörungen**, zum Beispiel Angst vor dem Fliegen, vor Dunkelheit, vor bestimmten Tieren.
- Bei der **generalisierten Angststörung** leiden Betroffene unter einem ständigen Gefühl von Besorgnis und Stress. Dies drückt sich auch in körperlichen Symptomen aus, zum Beispiel Herzklopfen, Schweißausbrüche, Schwindelgefühl, Muskelverspannungen und Magenkrämpfe.
- **substanzinduzierte Angststörung**: Die Einnahme oder das Absetzen von Nikotin, Kaffee, Alkohol, Medikamente und Drogen können starke Reaktionen des Herz-Kreislaufs oder auch einen starken Blutzuckerabfall hervorrufen. Die Folge können ausgeprägte Ängste oder sogar Panikattacken sein.

> **Angst** ist ein als sehr unangenehm empfundenes Gefühl der Bedrohung. **Panikattacken** sind zeitlich begrenzte Anfälle starker Angst oder Schrecken. Sie können auch ohne erkennbaren Anlass stattfinden. Treten diese Attacken häufiger auf, spricht man von einer **Panikstörung**.

Zwangsstörungen

Während Angst und Panik die Betroffenen »überfällt« und das rationale Denken zur Seite schiebt, wissen die Betroffenen von **Zwangsstörungen** sehr gut, wie irrational ihr Verhalten ist, können aber trotzdem nicht davon ablassen. Im triadischen System ordnete man die Zwangsstörungen ebenfalls den psychogenen Erkrankungen zu. Man unterscheidet:

- **Zwangshandlungen**: Aufgrund ihrer großen Ängste entwickeln manche Menschen Rituale, die sie vor Gefahren schützen sollen. Verbreitet sind Wasch- und Kontrollzwänge.

- **Zwangsgedanken**: In bestimmten Situationen drängen sich den Betroffenen immer dieselben Vorstellungen auf, die für sie unangenehm sind, weil sie ihrem Wertesystem widersprechen. Der unerwünschte Gedankenstrom ist so mächtig, dass er durch andere Gedanken – zum Beispiel Singen oder Zählen – nicht unterbrochen werden kann.
- **Zwangsimpulse**: Hierzu gehört zum Beispiel der Kaufzwang. Wenn die Betroffenen diesem Impuls nachgeben, verspüren sie Erleichterung. Die Handlung selbst ist kaum von Bedeutung.

Ängste sind häufig Auslöser für das pathologische Horten. Das Sammeln und Horten sind jedoch keinesfalls Zwangshandlungen, diese Annahme wurde eindeutig in der Freiburger Studie widerlegt. Zwangsstörungen können jedoch Ursache für Vermüllung und Verwahrlosung sein.

3.3.8 Suizidalität

Der Belastungs- und Symptomdruck von Messies kann so groß werden, dass sie den Wunsch entwickeln, ihr Leben zu beenden. Meist ist dieser Wunsch schon in einem frühen Stadium an bestimmten Symptomen erkennbar:

- Der soziale Lebensbereich und die Wahrnehmungsfähigkeit engen sich immer weiter ein.
- Ihre Aggression richtet sich nicht nach außen, sondern auf die eigene Person.
- Der Betroffene berichtet von Todesfantasien.

Es gehört zu den Aufgaben der Fachkräfte, suizidale Äußerungen des Klienten ernst zu nehmen. Andeutungen müssen angesprochen werden, keinesfalls darf ein Tabuthema daraus werden. Familien und Bezugspersonen werden angesprochen und in weiter Schritte mit einbezogen. Vor allem bei minderjährigen Klienten *müssen* die Erziehungsberechtigten informiert werden.

Auf Suizidalität sollte vor allem bei folgenden Komorbiditäten geachtet werden:

- Sucht, besonders bei Missbrauch und Abhängigkeit von Halluzinogenen und Alkohol
- Schwere Depression
- Schizophrenie
- Borderline-Persönlichkeitsstörung

Verstärkend können Einsamkeit, Verlust von nahestehenden Personen oder Arbeitsplatz und weitere Krankheiten wirken. Wenn es in der Familie des Klienten bereits zu einem Suizid gekommen ist, kann auch dies den Todeswunsch verstärken. Ist die Suizidalität weiter fortgeschritten, besteht die Gefahr erster Selbstverletzungen. Auch andere Menschen können in eine Gefährdung mit hineingezogen werden. In Deutschland ist es verboten, das eigene Leben zu beenden. Suizidal gefährdete Menschen werden daher, auch ohne ihre Einwilligung, in einer geschlossenen Abteilung der zuständigen psychiatrischen Klinik untergebracht. Wenn eine suizidale Absicht erkennbar ist, *muss* der Notarzt oder die Polizei verständigt werden, um eine Einweisung herbeizuführen. Die Vorgaben des Unterbringungsrechts sind eindeutig:

> *»Wer psychisch krank oder infolge von Geistesschwäche oder Sucht psychisch gestört ist und dadurch in erheblichem Maß die öffentliche Sicherheit oder Ordnung gefährdet, kann gegen bzw. ohne seine Einwilligung in einem psychiatrischen Krankenhaus oder sonst in geeigneter Weise untergebracht werden. Die Unterbringung ist auch notwendig, wenn jemand sein Leben oder in erheblichem Maß seine Gesundheit gefährdet.«*

Wenn möglich, sollte die Einweisung auf Wunsch der Betroffenen geschehen. In diesem Fall wird der überweisende Psychiater gemeinsam mit dem Klienten eine geeignete Klinik aussuchen. Selbstverständlich sich solche »schonenden Einweisungen« Zwangsmaßnahmen vorzuziehen.

Im Falle einer Notfallintervention wird als der Vertreter des Amtes für öffentliche Ordnung die Polizei, eventuell auch der Notarzt verständigt. Nach der Unterbringung des Klienten wird das Vormundschaftsgericht informiert, dieses bestellt den zuständigen Richter, der spätestens am Tag nach der Einweisung die Unterbringung richterlich bestätigt. Diese richterliche Anordnung wird in regelmäßigen Abständen überprüft. Der Unterbringungszeitraum in der psychiatrischen Klinik beträgt maximal zwei Jahre. Danach müssen situationsbedingt weitere Schritte eingeleitet werden.

Messies haben viel zu bewältigen. Jahre- oder gar jahrzehntelange Kämpfe – innere und äußere – können sie an den Rand ihrer Kräfte bringen. Es liegt in der Sorgfaltspflicht der Fachkräfte, auf eine suizidale Absicht bei ihren Klienten zu achten und im Bedarfsfall *umgehend* zu reagieren.

3.4 Checkliste Komorbiditäten

Auch hier gilt natürlich: Die Grenzen sind fließend und ein vorschnelles Schließen der Schublade muss unbedingt vermieden werden. Trotzdem kann die folgende Checkliste Sie dabei unterstützen, Ihren Klienten besser einzuschätzen und ihn so bestmöglich zu betreuen.

- Es liegt das eigenständige Krankheitsbild des pathologischen Hortens vor, meist ausgelöst durch frühe Bindungsstörungen oder Schicksalsschläge in der Biografie.
- Neben der Messie-Symptomatik liegen eine oder mehrere weitere psychische oder hirnorganische Erkrankungen vor; unter Umständen sind (frühe) Bindungsstörungen oder Schicksalsschläge an ihrer Entstehung beteiligt.

Komorbiditäten des pathologischen Hortens

- Depression
- Suizidalität
- manisches Verhalten
- Autismus
- Angststörung
- Hochsensibilität

Komorbiditäten der Vermüllung

- Suchterkrankungen
- Psychiatrische Krankheitsbilder
- Wahnvorstellungen, Schizophrenie
- affektive Störungen
- frühe Stadien von Drogen- und Alkoholkonsum
- Wahrnehmungsstörungen (Stimmen hören)
- ADS/ADHS Asperger-Autismus
- hirnorganische Veränderungen, zum Beispiel Demenz und Alzheimer
- Zwangsstörungen
- Intelligenzminderung
- Depression

Komorbiditäten der Verwahrlosung

- Suchterkrankungen
- Depression
- Borderline-Störung
- Wahnvorstellungen, Schizophrenie
- Zwangsstörung
- Intelligenzminderung
- Demenz

In allen Fällen muss auf eine Suizidalität geachtet werden.

TEIL 2

Begleitende und therapeutische Hilfestellungen für Messies

Der zweite Teil dieses Buches beleuchtet die Wege und prinzipiellen Voraussetzungen dafür, dass der Klient – im Falle einer Komorbidität innerhalb des von dieser Krankheit vorgegebenen Rahmens – in ein sozial möglichst erfolgreiches und psychisch möglichst ausgeglichenes Leben findet.

- Kapitel 4 zeigt, dass ein würdevolles Leben dann möglich wird, wenn **die Willensbildung des Klienten** gefördert wird. Dazu braucht es Beziehungen, in denen sich Fachkräfte und Angehörige den Betroffenen gegenüber wertschätzend verhalten und sie so weit wie möglich in Entscheidungsprozesse mit einbeziehen. Erst wenn einem Klienten Würde zugestanden wird, kann dieser sich auch seiner eigenen Würde bewusst werden und *aus sich selbst heraus* den Wunsch entwickeln, seine Umgebung würdevoll zu gestalten. Übergriffiges Verhalten gegenüber Messies kommt heute immer noch viel zu häufig vor.
- Kapitel 5 beschäftigt sich mit den **Möglichkeiten und Grenzen der einzelnen Fachkraft**. Die Herausforderungen im Umgang mit Messies sind groß. Viele Probleme lösen oder relativieren sich, wenn die Ziele auf die tatsächlich vorhandenen Fähigkeiten des

Klienten, aber auch der Fachkraft, abgestimmt werden. Um die Würde der Fachkräfte zu wahren, braucht es Selbstachtsamkeit und Rückendeckung durch die Leitungsebene. Eine bedeutende Rolle kommt hier der regelmäßigen Supervision *aller* Fachkräfte zu.

- Kapitel 6 gibt einen ersten Überblick über die **Identitätsbildende Integrative Messie-Therapie nach Veronika Schröter®**. Diese Therapieform ist auf die speziellen Bedürfnisse von Messies ausgerichtet und hat die Stärkung der Selbstwahrnehmung der Klienten sowie die Rückanbindung zur eigenen Würde zum Ziel. Anders als andere Therapieformen würdigt sie die Messie-Symptome als positive Absicht, stärkt gezielt Willens- und Entscheidungsfähigkeit der Klienten und arbeitet darauf hin, positive Bindungserfahrungen zu etablieren.

KAPITEL 4

Der Weg zurück zur Würde

Die Würde eines Menschen ist sein Anspruch, als einzigartiger Mensch anerkannt und geachtet zu werden. Dieser ethische Begriff ist ein Ausdruck dafür, dass jemand nicht erst etwas leisten oder bestimmten Erwartungen entsprechen muss, um wertvoll zu sein. Die Erklärung der Menschenrechte stellt klar, dass es keine Ausnahmen gibt: »Alle Menschen sind frei und gleich an Würde geboren.« Und im deutschen Grundgesetz heißt es: »Die Würde des Menschen ist unantastbar.«

Jeder Mensch *hat* also Würde. Gerade im Fall der Messies ist es allerdings von größter Bedeutung, **dass ein Mensch sich selbst als würdig wahrnehmen kann**. Wie wir gesehen haben, liegt genau in dem Fehlen dieser Wahrnehmung oft die Ursache der Erkrankung. In vielen Fällen sind Therapien nur dann nachhaltig wirksam, wenn sie den Klienten wieder an ihre Würde anbinden. Dann können sie sich auch wieder selbst zugestehen, dass sie es wert sind, sich wohlzufühlen. Kapitel 6 befasst sich näher mit diesem Thema. Es ist aber auch entscheidend, **dass andere Menschen den Betroffenen Würde zugestehen.** Je weniger Messies sich selbst als Träger von Würde erleben, desto wichtiger ist es, dass sie ihnen von ihren Mitmenschen zuerkannt wird.

Verschiedene Fähigkeiten ermöglichen professionellen Helfern einen wertschätzenden Umgang mit ihren Klienten, der die Würde der Messies wahrt:

- Die **Kenntnis der Messie-Syndrome und der Komorbiditäten** schützt davor, Situationen versehentlich falsch einzuschätzen. Zum Beispiel werden Menschen, die an pathologischem Horten erkrankt sind, oft ungerechtfertigterweise in Verbindung mit Vermüllung und unangenehmen Gerüchen gebracht. Dies ist für sie eine sehr demütigende Erfahrung.

- Durch **aufmerksames Hinschauen** werden Messies mit ihren individuellen Fähigkeiten und Bedürfnissen wahrgenommen und nicht auf die Symptomatik ihrer Erkrankung reduziert.
- Die **Hinwendung zum Menschen** gewährleistet, dass nicht etwa die Wiederherstellung geordneter Wohnverhältnisse im Zentrum der Bemühungen steht, sondern die Bedürfnisse der erkrankten Menschen und ihres sozialen Umfeldes.

Je nach Krankheits- oder auch Traumatisierungsgrad der Klienten können Fachkräfte sie darin unterstützen, sich (wieder) einen Begriff von ihrer eigenen Würde zu machen. Zumindest aber dürfen sie die Klienten in würdevolle Lebensumstände führen.

> In manchen Einrichtungen – vor allem bei der Arbeit mit Menschen mit Intelligenzminderung – ist es üblich, dass Betreuer ihre Klienten duzen. Sogar bei ambulanten Diensten kommt es vor, dass Klienten mit »Du« angesprochen werden. Diese Form des Umgangs kann etwas sehr Familiäres haben. Man darf aber auch darüber nachdenken, welchen Einfluss das Duzen auf die Beziehung zwischen Betreuer und Klienten hat.

4.1 Die Bedeutung der Würde im Heilungsprozess

Am Anfang eines Messie-Syndroms steht oft die Verletzung der Würde des Betroffenen. Vor allem bei Menschen, die pathologisch horten, gab es in ihrer Lebensgeschichte eine frühe Vernachlässigung. Sie wirkt sich auf direktem und auf indirektem Wege auf ihre Möglichkeiten aus, sich eine angenehme und menschenwürdige Wohnumgebung zu gestalten.

- Durch Missachtung, rauen Umgang und Beschimpfungen wird dem Kind gespiegelt, dass es wertlos ist. Später kann sich daraus der Glaubenssatz entwickeln, dass der Klient kein Recht darauf hat, dass seine Wohnung ihm ein angenehmes Umfeld bietet. »Es ist egal wie ich lebe, es interessiert sowieso niemanden.« Wird ein Kind dagegen in aller Ruhe angeleitet, seine Schuhe anzuziehen, seinen Kartoffelbrei zu essen oder erste Buchstaben auf Papier zu malen, wird ihm ein Gefühl für seine Würde vermittelt: »Ich habe Zeit für dich! Du bist mir jetzt am wichtigsten.«

- Neben dieser Entwürdigung des Kindes hat die fehlende Zuwendung auch eine ganz direkte Auswirkung auf sein künftiges Leben. Ohne geduldige Anleitung der Eltern lernt es nicht das rein funktionale Ordnunghalten und Saubermachen. Man kann einem kleinen Kind nicht sagen: »Jetzt räum auf!« Es braucht Zeit und Geduld, mit ihm das Aufräumen in vielen Schleifen einzuüben. Ohne diese Zuwendung lernt das Kind nur sehr unvollständig die notwendigen Fähigkeiten, sich ein angenehmes Wohnumfeld zu schaffen.

> »Ich habe zu Hause nie gelernt, wie man Schnürsenkel bindet oder eine Suppe rührt, es war ja nie Zeit. Wenn in meinem Kinderzimmer wieder so große Unordnung war, dass meine Mutter nicht saugen konnte, warf sie meine auf dem Boden liegenden Spielsachen unter Geschrei in irgendwelche Kisten. Ich kann mich auch nicht erinnern, dass ich jemals eine Jacke in Ruhe angezogen hätte, es war immer eine Hetzerei. Das ewige ›Jetzt komm endlich, trödle nicht herum, wir sind schon spät dran!‹ habe ich heute noch im Ohr. Und auch das Geschubse und Gezerre, wenn ich wieder mal zu langsam war, ist mir noch sehr präsent. Das Gefühl, nur eine Last zu sein, bin ich auch als Erwachsene nicht losgeworden.«

Ein ungünstiger Start ins Leben mit wenig Zuwendung muss nicht zwangsläufig eine Störung erzeugen. Kinder und auch Erwachsene können jederzeit positive Bindungserfahrungen machen, die bisherige Erfahrungen und Entwicklungen korrigieren, Lücken in der Persönlichkeitsbildung schließen und eine gesunde Selbstwahrnehmung ermöglichen. Es ist allerdings auch bekannt, dass Menschen, die negative Bindungserfahrungen machen mussten und in ihrer Würde verunsichert wurden – hier sind vor allem langanhaltende Vernachlässigung sowie Traumata durch Missbrauch zu nennen –, besonders anfällig sind für psychische Erkrankungen. Die fehlende Möglichkeit, sich selbst als Person mit eigener Würde und eigenem Willen wahrzunehmen, kann unter anderem in Depression, Erkrankungen aus dem schizophrenen Störungskreis, Zwangsstörungen und nicht zuletzt in das pathologische Horten münden.

Viele Messies haben aufgrund ihrer fehlenden positiven Bindungserfahrungen oder späterer Traumatisierungen den Bezug zu ihrer Integrität und Würde verloren. In der Rückanbindung an ihre Würde liegt der Schlüssel für eine mögliche Heilung.

Tatkräftige Menschen spüren schnell den »Man müsste hier doch nur …«-Impuls. Doch in der Arbeit mit Messies gibt der Klient Takt und Geschwindigkeit vor. Es kann nur das erreicht werden, was ihm hier und jetzt möglich ist.

- **Respekt vor den individuellen Grenzen des Klienten.** Der Fokus in der Arbeit mit Messies liegt ganz auf dem Gegenüber und auf dessen Möglichkeiten. Die Fachkraft formuliert den Handlungsbedarf und entwickelt gemeinsam mit dem Betroffenen ein Vorgehen, das an die individuellen Grenzen von Klient und Helfer angepasst ist. Der Prozess wird immer wieder mit dem Betroffenen abgestimmt und an die aktuellen Befindlichkeiten angepasst. Ein sehr wichtiger Punkt in der Arbeit mit Messies ist das Herausarbeiten von Ressourcen.
- **Respekt vor dem Eigentum des Klienten**. Alle Menschen haben ein Recht auf Eigentum, mögen die angesammelten Gegenstände einem Außenstehenden auch noch so wertlos erscheinen. Solange bei einem Klienten eine Willensbildung erkennbar ist und auch keine gesundheitliche Gefahr von den in seinem Besitz befindlichen Dingen ausgeht, dürfen diese ohne sein klares Einverständnis nicht aufgeräumt oder gar weggeworfen werden. Keinesfalls darf sich in die Beziehung ein Gefälle einschleichen, aus dem

ein Helfer unzulässigerweise die Ermächtigung zieht, sich seinem Klienten gegenüber bevormundend und übergriffig verhalten zu dürfen.

Dieser Respekt vor den individuellen Fähigkeiten und dem Eigentum des Klienten ist ein unverzichtbarer Baustein dafür, dass er wieder Zugang zu seiner Würde erfahren darf.

Wer als Fachkraft ungeduldig wird oder schnell die Flinte ins Korn wirft, weil die Fortschritte in seiner eigenen Zeitrechnung zu langsam erfolgen, wird keine Erfolge erzielen.

4.1.1 Der Zusammenhang von Würde und Entscheidungsfähigkeit

Ein Hauptmerkmal der Würde ist, dass Menschen freie Entscheidungen treffen und so ihrem Willen Ausdruck verleihen. Bei Messies ist diese Willens- und Entscheidungsfähigkeit aus verschiedenen Gründen geschwächt. Wenn Eltern ihrem Kind eine eigenständige Wahrnehmung, eigene Ausdrucksmöglichkeiten und einen eigenen Willen zugestehen, kann es ein inneres Bild von sich als Person mit all diesen Fähigkeiten entwickeln. Später als Erwachsener kann es einen eigenen Willen verspüren, ihm Ausdruck verleihen und situationsbedingt angemessene Entscheidungen treffen. Verlangen die Eltern dagegen, dass ihr Kind »funktioniert« und missachten so seine Willensäußerungen, behandeln sie es als Objekt. Das Kind lernt nicht, sich als Person mit eigenem Willen und Möglichkeiten zur Entscheidung wahrzunehmen.

Menschen, die an pathologischem Horten erkrankt sind, haben meist aufgrund negativer Bindungserfahrungen nie die Gewissheit ausbilden dürfen (oder haben sie als Erwachsene verloren), dass sie *für sich selbst* Entscheidungen treffen können. Während sie im Beruf oft sehr gut entscheidungsfähig sind, können sie diese Fähigkeit in ihrem privaten Leben, also dann, wenn es um *die eigenen* Wünsche und Vorstellungen geht, nicht nutzen.

Der Klientin, die an pathologischem Horten erkrankt ist, gelingt es nicht, am Hausbriefkasten ihre Post zu holen. Sie sagt: »Ich habe einen absoluten Horror vor Briefen, vor allem aber vor Briefkästen. Selbst wenn ich im Fernsehen einen sehe, kann ich kaum noch atmen.« Ihren Ursprung hatte diese Angst in einer kräftezehrenden Scheidung zu einer Zeit, in der die gemeinsame Tochter noch nicht geboren war. Ihr Ehemann setzte alle Hebel in Bewegung, um die Trennung zu verhindern. In einer späteren Phase wurde mit harten Bandagen um das Sorgerecht des Kindes gestritten. Die sich über fast zwei Jahre hinziehende Scheidung ging an die Substanz, die Angst, wieder einen Brief des gegnerischen Anwalts im Briefkasten vorzufinden, wurde übermächtig. Die Kapitulation vor dem Briefkasten ist geblieben. Wenn die inzwischen erwachsene Tochter zu Besuch kommt, leert sie den überquellenden Kasten, doch die Briefe landen alle ungeöffnet in einer Schublade – auch die blauen vom Gerichtsvollzieher. Die Klientin sagt: »Ich fühle mich ohnmächtig und hilflos, wie der letzte Mensch. In meinem Beruf bin ich angesehen, doch wenn ich mir hier oben in meiner Wohnung fest vornehme, unten an den Briefkasten zu gehen, kann ich das nicht durchführen – seit über zwanzig Jahren geht das so. Das ist absolut entwürdigend für mich. Wer bin ich denn, wenn ich noch nicht einmal so eine Kleinigkeit fertigbringe?«

Menschen, die in verwahrlosten oder vermüllten Wohnungen leben, können krankheitsbedingt nicht wahrnehmen, ob sie objektiv in einem würdevollen und angenehmen Wohnumfeld leben. Bei Wahnvorstellungen sind die Betroffenen in eine Parallelwelt abgeglitten, in der ihr Wille zum Beispiel darauf ausgerichtet ist, sich vor eingebildeten Verfolgungen zu schützen. Bei Süchten kreist das Denken um die Beschaffung des Suchtmittels. Auch diese Menschen verfügen nicht über die Möglichkeit, sich frei zu entscheiden.

Die alleinerziehende Mutter lebt mit ihrer zwölfjährigen Tochter in einer extrem verwahrlosten Wohnung. Sie selbst nimmt die Umgebung nicht als gesundheitsgefährdend wahr. Endlich vertraut sich die Tochter einem Lehrer an, sie ist traurig und wütend, weil sie noch nie eine Freundin mit nach Hause bringen durfte. Der sensible Lehrer erkennt aus der Beschreibung seiner Schülerin, dass er das Jugendamt informieren muss. Es stellt sich heraus, dass die Mutter – bisher unerkannt – an Autismus und einer Depression leidet. Sie sagt später: »Ich bin wie eine Analphabetin. Meine Tochter wollte etwas von mir, aber ich hatte keine Ahnung, was das war. Ich habe einfach nicht gewusst, dass eine Wohnung auch einladend und gemütlich sein kann. Deshalb konnte ich mich auch nicht dafür entscheiden, meiner Tochter ein schönes Heim zu bieten. Erst jetzt, mit der Unterstützung durch den sozialen Dienst, gelingt mir das.«

Die mangelnde Möglichkeit, sich selbst eine würdevolle Umgebung zu bieten, liegt bei Messies letzten Endes an ihrer eingeschränkten Fähigkeit, freie Entscheidungen in dem Bewusstsein zu treffen, ein Recht auf ein würdevolles Leben zu haben.

Immer wieder erlebe ich in den Gruppentherapien, dass die Teilnehmer ganz überrascht sind, wenn sie nach ihren Meinungen oder ihren Wünschen gefragt werden. Besonders erstaunt sind sie, wenn sie erfahren, dass sie auch Nein sagen können. Wenn ich sie frage: »Welche Übung wünschen Sie sich heute?«, reagieren sie anfangs sehr verunsichert.

Das Wählen-dürfen zeigt dem Klienten: »Es geht hier ja wirklich um mich!« Es kurbelt den eigenen Willen und damit den Zugang zur eigenen Würde wieder an. Diesen Prozess unterstützen schon ganz banale Dinge. Für meine Klienten stelle ich immer zwei Kannen auf den Tisch. In einer befindet sich ein erfrischender Aufguss aus Zitrone und Ingwer, die andere enthält heißes Wasser. In einem daneben stehenden kleinen Kästchen befinden sich verschiedene Teebeutelsorten. Sich ihr Getränk aussuchen zu können, wird von den Klienten mit Freude zelebriert. Besonderen Anklang finden die Teebeutel der Firma Alnatura, auf denen freundliche Sprüche stehen. Dann heißt es: »Oh, diesen Spruch habe *ich* mir ausgewählt!«

Es ist der erste Tag der neuen Therapiegruppe. Die erste Teilnehmerin trifft im Gruppenraum ein, unsicher schaut sie sich um, stellt sich in Türnähe mit dem Rücken zur Wand. Ich spreche sie freundlich an: »Wo möchten Sie gerne sitzen?« – »Wie meinen Sie das?«, fragt sie ganz zaghaft zurück. – »Schauen Sie sich in aller Ruhe im Raum um, lassen Sie sich Zeit. Ich möchte gerne, dass Sie sich hier wohlfühlen«, antworte ich. »Gefällt Ihnen der Blick aus dem Fenster? Oder möchten Sie vielleicht lieber nahe der Tür sitzen?«. Ich ermuntere sie, auf mehreren Stühlen auszuprobieren, wo sich das Sitzen für Sie gut anfühlt. Die junge Frau setzt sich hinten in eine Ecke, dann vorne in Pultnähe. Es dauert mehrere Minuten, bis sie sich für einen Platz in der Nähe der Tür entschieden hat.

Menschen, die sich ihrer Würde gewiss sind, denken kaum darüber nach, wo ihr Platz sein könnte. Sie wissen ja, dass ihnen einer zusteht und es ist ihnen längst zur Gewohnheit geworden, sich nach Belieben entweder weiter vorne, weiter hinten, am Fenster oder in Türnähe hinzusetzen. Viele Messies kennen diese Selbstverständlichkeit nicht und müssen die Fähigkeit, ihren Willen zu spüren, mühsam einüben.

Würde wird über den Willen ins Leben gebracht. Das gemeinsame Ziel aller professionellen Fachkräfte muss es also sein, ihre Klienten – soweit es ihre Krankheit zulässt – wieder in eine Entscheidungsfähigkeit und damit zurück zur Würde zu bringen.

4.1.2 Non-direktives und direktives Vorgehen in der Betreuung von Messies

Der Kern des **non-direktiven Vorgehens** ist, anstehende Entscheidungen dem Klienten zu überlassen und ihn bei deren Umsetzung zu unterstützen. Vor allem bei Menschen, die an pathologischem Horten leiden, gibt es diesen Gestaltungsspielraum. Entscheidungen über ihren Kopf hinweg zu treffen, greift ihre Würde und damit auch ihre Person an. Mit jeder Übergriffigkeit werden sie nur noch tiefer in ihre Problematik hineingestoßen.

Bei den Messie-Syndromen Vermüllung und Verwahrlosung kann die Schwere der Krankheit diese Form des Miteinanders einschränken. Wenn die Einsicht fehlt, dass das eigene Verhalten gesundheitsschädigend ist und einem Leben in Würde widerspricht, ist ein **direktives Vorgehen** angezeigt. Natürlich werden so weit wie möglich die Wünsche des Klienten gehört. Nur in besonders schweren Fällen kommt es dazu, dass sogar die existenzielle Entscheidung über eine stationäre Aufnahme allein von den Helfern getroffen werden muss. Meist aber finden sich Gelegenheiten, auch schwer erkrankte Klienten in die Entscheidungsfindung mit einzubeziehen und so ihre Würde zu respektieren.

Eine ältere Dame lebt mit ihren zwei Katzen in einer vermüllten Vier-Zimmer-Wohnung. Überall türmen sich Gegenstände. So will die Klientin verhindern, dass die vielen Abhöranlagen, die sie in den Zimmerwänden wähnt, Geheimnisse zu unbekannten Auftraggebern leiten. Das hervorstechende Problem sind aber die zahllosen, in der gesamten Wohnung verteilten Futternäpfe, in denen viele Wochen altes Katzenfutter vor sich hin fault. Es ist klar, dass diese Krankheits- und Geruchsherde so schnell wie möglich entsorgt werden müssen. Doch mit einem rein direktiven Vorgehen würde man nicht weit kommen. Von anderen Helfern habe ich erfahren, dass die Klientin überaus panisch reagiert, sobald jemand ein Schüsselchen auch nur anrührt. Ein großer Teil ihrer Wahnvorstellungen dreht sich um die Sorge, dass ihre Katzen verhungern könnten. Wie lässt sich ihr Widerstand in Einverständnis umwandeln?

Ich nehme die übergroße Sorge der Klientin um ihre Katzen ernst, schließlich bedeuten sie ihr alles und sind für sie lebenswichtig. Genau aus diesem Grund lässt sich die Klientin auch gerne auf ein Gespräch über ihre Katzen ein. Sie erzählt, dass sie die Tiere als sehr unruhig wahrnimmt und dass es sie stört, dass sie immer aus der Hand gefüttert werden wollen. »Die Katzen sind total verwöhnt und lassen alles stehen«, klagt sie. Ich zeige ihr ein Bild von meiner eigenen Katze und schildere ihr, dass auch dieser Kater anfangs sehr unruhig war, sich die Lage aber gebessert habe, als ich ihm feste Orte einrichtete, wo er fressen und auf die Katzentoilette gehen kann. Das Thema interessiert sie sehr, und wir fachsimpeln ausgiebig darüber, dass Katzen Feinschmecker sind und ihr Futter frisch haben möchten. Gemeinsam überlegen wir, wie wir die beiden Katzen besser versorgen können und wo ein guter Platz für eine Katzentoilette und zwei Futternäpfe sein könnte. Sie wünscht sich, dass das Futter in ihrem Schlafzimmer stehen soll. Das wäre zwar nicht meine bevorzugte Wahl gewesen, doch für die Klientin ist diese Entscheidung schlüssig. Ich rege an, dass sie auch zwei Tischsets auswählt, die unter die beiden Näpfe gelegt werden und so den Futterplatz markieren. Mit viel Überlegung wählt sie aus den über hundert Sets, die sie besitzt, ein hellgrünes und ein gelbes aus.

In den folgenden Wochen baut sich in ihr das Vertrauen auf, dass die Katzen die Überfütterung nicht brauchen, und ich darf nach und nach die anderen Schälchen entfernen. Immer wieder gehe ich bei meinen Besuchen darauf ein, wie gut ernährt die Katzen aussehen und dass ich den Eindruck habe, dass sie gut versorgt sind. Zügig bessert sich der Geruch in der Wohnung.

Es ist eine Frage der Haltung, dem Klienten die ihm mögliche Entscheidungsmacht zuzugestehen und damit seine Würde zu achten. Keinesfalls darf direktives Vorgehen missverstanden werden als Freibrief dafür, unangemessen übergriffig im Umgang mit einem Klienten zu sein. Leider begegne ich bei Angehörigen und Fachkräften oft der Einstellung, dass Klienten mit Vermüllungs- oder Verwahrlosungssyndrom sowieso nicht mitbekommen, was um sie herum passiert. Abgesehen davon, dass dies nur in seltenen Fällen stimmt, übersehen unfreundlich agierende Helfer, dass sie mit dieser Einstellung nicht nur die Würde ihrer Klienten verletzten, sondern auch ihre eigene.

Der Umgang mit Messies orientiert sich je nach Krankheitsgrad am direktiven oder auch am non-direktiven Ansatz. Immer steht der Mensch im Mittelpunkt. Als Lotsen führen professionelle Helfer ihn durch seinen Alltag und geben ihm die Hilfe, die er von ihnen braucht.

Auch wenn für die Klienten nicht immer ein Weg zurück zur Selbstwirksamkeit führt, dürfen wir doch stets dafür sorgen, dass sie sich nicht ohnmächtig und ausgeliefert fühlen. Dies gilt natürlich auch für die Angehörigen.

Ein Klient lebte in einer schwer vermüllten Wohnung, seine heute 15-jährige Tochter wurde in diesem sehr schmutzigen Umfeld groß. Die Mutter des Klienten hatte sich ungefragt einen Schlüssel nachmachen lassen und stand eines Tages in der Wohnung ihres Sohnes: »So geht das nicht weiter!« Dem Klienten war es aber unmöglich, die von ihr angebotene Unterstützung anzunehmen, denn gerade in der lebenslangen Übergriffigkeit der Mutter lag ja eine Ursache für sein Messie-Syndrom. Die Mutter informierte das Jugendamt. Dessen Mitarbeiter mussten selbstverständlich zuallererst die damals 12-jährige Tochter des Klienten schützen, sie wurde umgehend in eine betreute Wohngemeinschaft für Jugendliche gebracht. Die Tochter verfiel in Schweigen, die Betreuer kamen nicht an sie heran. Die unermüdlichen Versuche des Vaters, das Mädchen wieder nach Hause zu holen, erschwerten seine Therapie. Erst nach zwei Jahren war die Wohnraumarbeit mit ihm so weit fortgeschritten, dass das Mädchen auf Wunsch ihres Vaters wieder bei ihm einziehen konnte. Als ich die Familie kennenlerne, verharrt die Tochter weiterhin in ihrem Schweigen, auch mit ihrem Vater redet sie jetzt nicht mehr. Sie verweigert sich komplett und torpediert jede Vereinbarung, die der Wohnraummitarbeiter mit ihrem Vater getroffen hat. Die Mutter des Klienten besitzt immer noch den Schlüssel zur Wohnung ihres Sohnes und taucht immer wieder unangemeldet auf.

Vater und Tochter hätten zur Zeit der ersten Entscheidungen unbedingt in die Überlegungen mit einbezogen werden müssen. Dann hätten sie die Bemühungen der Helfer mitgetragen und nicht ständig gegen sie arbeiten müssen.

- Es hätte viel Gutes bewirkt, wenn der Beitrag des Vaters, der in vieles hineingeschlittert war und sein Bestes gegeben hatte, gewürdigt worden wäre.
- Auch wenn kein Zweifel daran bestehen konnte, dass die Tochter umgehend aus den katastrophalen Wohnverhältnissen herausgeholt werden musste, durfte dies nicht über den Kopf von Vater und Tochter Kopf hinweg in die Wege geleitet werden. Es wurde versäumt, beide zu fragen: »Was ist Ihr Anliegen? Was ist Ihr Bedürfnis?«
- Ruhig und geduldig hätte man erklären müssen, warum es keine Alternative dazu gibt, die kleine Familie auseinanderzureißen. Es fehlten auch Gespräche darüber, wie die Zeit der Trennung möglichst kurz gehalten werden kann.
- Die Rolle der Mutter des Klienten hätte Beachtung finden müssen. Auch sie gehört zu dem Beziehungsgeflecht, das eine systemische Herangehensweise erfordert.

Dass all dies nicht geschah, war wie ein Webfehler, der sich negativ auf alle folgenden Entwicklungen auswirkte.

Auch eine stark direktive Herangehensweise muss den Willen des Klienten und aller weiteren Beteiligten achten. Helfer und Betroffene überlegen, soweit irgend möglich, gemeinsam, wie die jeweiligen Bedürfnisse in die Lösung integriert werden können. So wird die Würde aller bewahrt.

4.2 Vertrauen – Dreh- und Angelpunkt der Fallarbeit

Vertrauen in einen anderen Menschen ist eine Kompetenz, von der das Messie-Klientel oft gar nicht weiß, wie das überhaupt geht. Es kann sein, dass Ihr Klient im Umgang mit Ihnen zum ersten Mal in seinem Leben …

- … uneingeschränkte Zuwendung erfährt.
- … sich als Person angenommen fühlt und Wertschätzung begegnet.

- … erlebt, dass seine behutsamen Versuche, Vertrauen zu schenken, nicht enttäuscht werden.

Er muss sich an diese Fähigkeit langsam herantasten und das Vertrauen in vielen Zyklen einüben. Bis sich im Gehirn neue Bahnen gebildet haben, die ihm ein grundsätzliches Vertrauen möglich macht, vergeht mehr Zeit, als bisher in der Fallarbeit zur Verfügung stand. Ein möglichst sensibler, geduldiger und respektvoller Umgang mit dem Klienten ist ein wichtiger Baustein dafür, dass er genügend Raum und auch die Zeit bekommt, das für die weiteren Schritte notwendige Vertrauen zum Helferteam und zu sich selbst aufzubauen.

Menschen, die an pathologischem Horten erkrankt sind: Ihnen wurde oft schon als Kind die Zuwendung verwehrt, die für die Vertrauensbildung so wichtig ist. Die Fähigkeit, einem Menschen zu vertrauen, muss ganz neu gelernt werden. Es kann auch sein, dass ihnen eine traumatische Verlusterfahrung oder ein anderer Schicksalsschlag die Zuversicht ins Leben geraubt hat. Sie haben eine Sehnsucht danach, vertrauen zu dürfen. Sie möchten gerne Beziehungen leben und erleben, haben aber aufgrund schlechter Erfahrungen auch große Angst davor.

Menschen mit Vermüllungs- und Verwahrlosungssyndrom: Bei ihnen liegt der Grund für ihre nur eingeschränkt vorhandene Fähigkeit, Vertrauen zu schenken, nicht ausschließlich in ihrer Biografie, sondern auch in ihrer psychischen Erkrankung. Deren Folgen – zum Beispiel bestimmte Wahnvorstellungen – können es ihnen sehr schwer machen, anderen Menschen zu vertrauen.

Je mehr Vertrauen Ihr Klient zu Ihnen hat, desto leichter fällt es ihm, aus seiner Vergangenheit zu erzählen – und Sie auf eine gute Spur zu bringen, wie Sie ihn am besten fachlich unterstützen können.

4.2.1 Sprache als Schlüssel für Vertrauen

Vertrauen wird über Wertschätzung aufgebaut. Und Wertschätzung äußert sich ganz besonders über die Kommunikation. Sie kann auf verschiedenen Ebenen sehr trennend oder auch verbindend sein:

- **Wortwahl** – Sie vermeiden Begriffe wie Gerümpel, Müll, Gestank, dreckig, unerträglich usw. Ihre Klienten spüren oft sehr gut die Verletzungen, die Worte anrichten können.

> Wenn Sie in die Wohnung eines Klienten kommen, in der es unangenehm riecht, werden sie natürlich nicht gleich ausrufen, dass es stinkt. Aber auch die Verwendung scheinbar neutraler Begriffe wie »Geruch«, »hier riecht es« und »jetzt machen wir aber mal ein Fenster auf!« führt Sie aus verschiedenen Gründen nicht zum Ziel. (1) Menschen, die pathologisch horten, reagieren sehr sensibel auf jede Art der Bewertung; in diesem Fall können Sie zum Beispiel sagen: »Mir ist heute sehr warm. Könnte ich vielleicht eines der Fenster öffnen?« (2) Klienten mit Vermüllungs- oder Verwahrlosungssyndrom sind nicht in der Lage zu erkennen, dass ihre Lebensumstände für andere Menschen belastend sind. In dieser Situation sagen Sie zum Beispiel: »Ihre Nachbarn nehmen Gerüche wahr. Wollen wir einmal schauen, wo diese herkommen könnten? Bestimmt finden wir die Stelle und können so den Nachbarn helfen.« So können Sie nach und nach die Wohnung von Geruchsherden befreien.

Ich habe die Erfahrung gemacht, dass Konsonanten starke Trigger sein können. Insbesondere unter den Menschen, die an pathologischem Horten leiden, sind viele, die in ihrer Kindheit oft hören mussten: »Hau ab! Ab mit dir! Geh weg! Pass doch auf!« Das sind alles sehr harte Worte – auch von ihren Lauten her. Werden die Klienten mit ähnlich »harten« Worten konfrontiert, kann es schnell zu negativen Reaktionen kommen. Deshalb vermeide ich zum Beispiel den Ausdruck »Abmachung«, sondern nutze das Wort »Vereinbarung«.

- **Stimmung** – Auch Menschen, die sich scheinbar in sich selbst verschlossen haben, nehmen Ihre Emotionen wahr und die Atmosphäre, die Sie schaffen. Als professionelle Messie-Fachkraft vermeiden Sie es, auf Ihre Klienten müde, ungeduldig oder gehetzt zu wirken. Wenn Ihr Klient Sie als in sich ruhend und kompetent wahrnimmt, werden Sie in Ihrer Arbeit gut vorankommen.
- **Haltung** – Wenn Sie Ihren Klienten besuchen, warten Sie im Hausflur auf seine Einladung, in seine Wohnung einzutreten. So zeigen Sie, dass Sie als Gast kommen; aus dieser Haltung spricht Wertschätzung.
- **Körpersprache** – Über Ihre Mimik und Gestik drückt sich aus, ob Sie sich Ihrem Gegenüber wirklich zuwenden möchten oder ob Sie lieber ganz woanders wären. Zur Körpersprache zähle ich auch hinzu, wie sich ein Mensch im Raum bewegt. Helfer, die ungefragt mit großen Schritten den gesamten Raum durchschreiten, unverfroren in jede Ecke schauen und ungefragt Kommentare abgeben, verhalten sich wie Eindringlinge, die keinerlei Vertrauen erwarten dürfen.

Oft werden Sie feststellen, dass es Ihrem Klienten nicht möglich war, eine mit ihm getroffene Vereinbarung zu erfüllen. Wenn Sie zum Beispiel miteinander verabredet haben, dass er bis zu Ihrem nächsten Besuch einmal am Tag kurz das Fenster öffnet, kann es sein, dass diese Absprache seine Möglichkeiten überstieg. Ihr Klient ist dann beschämt, vielleicht hat er sogar schlaflose Nächte verbracht, bis Sie ihn das nächste Mal wieder besuchen. Schon bei der Begrüßung werden Sie sehen, dass seine Körpersprache gebückt und verängstigt ist, denn er ist ja überzeugt davon, dass er »versagt« habe. Wenn Ihr Klient sich (noch) nicht an Verabredungen halten kann, bleiben Sie freundlich und zugewandt. So mindern Sie seine Ängste. Sie sagen zum Beispiel:

- »Wie geht es Ihnen *heute*? Wie fühlen Sie sich *heute*?«
- »Vielleicht war unsere Vorhaben zu groß. Lassen Sie es uns mit einem kleineren Schritt versuchen.«

- »Ich kann das alles sehr gut hören und verstehen, das war bestimmt eine schwere Situation für Sie. Wie sieht es denn jetzt aus?«
- »Ich sehe, dass Sie ein Stück der Fensterbank freigeräumt haben. Das ist ein wunderbarer Erfolg!«

Es ist ganz normal, wenn Ihr Klient viele Schleifen benötigt, bis ihm ein kleiner Schritt gelingt. Ganz entspannt gehen Sie auf das ein, was gerade nicht gelingt, und Sie überlegen, wie Sie ihn unterstützen können, das umzusetzen, was Sie sich gemeinsam vorgenommen haben. Wenn Ihr Klient merkt, dass es gar kein Donnerwetter gibt – denn das hat er mit großer Wahrscheinlichkeit aufgrund seiner bisherigen Lebenserfahrungen erwartet – werden Sie ein erleichtertes Aufatmen hören. Der Mensch wird entlastet, richtet sich wieder auf und kommt aus seiner Scham heraus.

Wenn es Ihrem Klienten nicht möglich war, eine Vereinbarung einzuhalten, sollten Sie dies nicht als Versagen seiner- oder Ihrerseits aufnehmen. Agieren Sie nicht fehlerorientiert, sondern ressourcenorientiert. Die Auflösung der besonderen Blockaden von Messies braucht von beiden Seiten viel Geduld. Bringen Sie Ihren Klienten sanft aus den Erfahrungen der Vergangenheit in das Heute und führen Sie ihn dahin, dass er spürt: Diese Woche ist es etwas anders als letzte Woche, eine Entwicklung ist möglich. So findet er heraus aus den Ängsten, die ihren Ursprung in seiner Biografie haben.

Dies ist die grundlegende Erkenntnis: Es geht nicht darum, eine To-do-Liste abzuhaken und einen Menschen wieder zum äußeren »Funktionieren« zu führen. Die Heilung liegt darin, dass er wieder Vertrauen zu sich und seiner Umwelt fassen darf. Mit Ihrer Hilfe kann in seiner Bindungserfahrung ein Nachreifungsprozess stattfinden und ein Zugang zur eigenen Würde und zur Selbstwirksamkeit gelegt werden.

Ihre Aufgabe ist es, Ihre Kommunikation so zu gestalten, dass Ihr Gegenüber sich nicht bewertet, kritisiert oder gar verurteilt fühlt. Ihre Beziehung darf

kein Oben und Unten kennen, Sie kommunizieren respektvoll und möglichst auf Augenhöhe.

4.2.2 Wertschätzende Kommunikation

Der Wandlungs- und Heilungsprozess entwickelt sich im wertschätzenden, lebendigen Kontakt. Über Vertrauen und Wertschätzung findet Ihr Klient wieder zurück zu seiner Würde. Leider ist die Kunst der wertschätzenden Kommunikation in den letzten Jahren zu einem Gemeinplatz geworden. Kaum jemand würde von sich sagen, er würde sich nicht wertschätzend anderen gegenüber verhalten. Doch nur selten ist diese Wertschätzung tatsächlich Teil einer inneren Haltung. So kommt es, dass Helfer unbedachte Äußerungen fallen lassen können wie: »Mein Gott, wie sollen wir das nur schaffen?« Oder: »Oje, na, da haben wir ja viel Arbeit vor uns!« Solche Sätze sind gerade für die Messie-Klientel, die ja oft an einem geringen Selbstwertgefühl leidet, eine Zumutung.

Zu Vertrauensbildung und Unterstützung der Würde Ihres Klienten gehört auch, die von ihm gewünschte Distanz zu respektieren. Ich erinnere mich noch gut an die Situation, in der ich gemeinsam mit einer Sozialarbeiterin eine Klientin in ihrer Wohnung aufsuchte. Diese hatte sich sowohl sozial als auch mental so sehr abgekapselt, dass sie den regelmäßigen Kontakt mit anderen Menschen erst wieder einüben musste. Nun hatte sie für unseren Besuch eine kleine Schachtel Pralinen besorgt – was für eine wunderschöne Idee! Doch sie schaffte es nicht gleich, die komplizierte Verpackung zu öffnen. Die im Umgang mit Messies noch recht unerfahrene Sozialarbeiterin ging sofort zu ihr hin, nahm der Frau ungefragt die Schachtel aus der Hand, streichelte ihren Arm und öffnete die Packung. Sie selbst hat ihre Gesten als mitfühlend und unterstützend eingeordnet. Doch unsere Klientin war noch tagelang völlig durcheinander. Seit Jahren hatte niemand sie berührt und sie hat die Situation als sehr übergriffig erlebt. Später sagte sie zu mir: »Sie kam mir so nah, ich bin ganz starr geworden. Seit Tagen kann ich gar nicht mehr richtig schlafen.«

In allen Helferberufen ist die Würde der Klienten ein zentrales Thema. In der Altenpflege, im Krankenhaus, in der Jugendbetreuung – immer geht es auch darum, die Würde derjenigen zu achten und zu schützen, denen geholfen werden soll. Im Krankenhaus zum Beispiel *unterstützt* eine würdevolle Behandlung das eigentliche Ziel, dass der Patient wieder gesund werden soll. Messies dagegen kommen in ihrem Leben in Konflikte, *weil* ihre Würde angegriffen wurde. Ihre Widerstände und Blockaden lassen sich am Ende immer auf das Thema der verletzten Würde zurückführen. Erst wenn Ihr Klient den Weg zu einem positiven Selbstbild gefunden hat, ist ihm auch ein menschenwürdiges Wohnen möglich – ohne dass sein Verhalten seine Umgebung über Gebühr herausfordert.

Für Ihre Klienten ist immer das Thema Würde ausschlaggebend. Ihre Würde unterstützen Sie, indem Sie wertschätzend mit ihnen kommunizieren und sie so spüren lassen, dass ihre Person und ihre Bedürfnisse Raum bekommen.

4.3 Die Bedeutung des sozialen Umfeldes

Ohne Anbindung an ein soziales Umfeld ist ein menschenwürdiges Leben nicht denkbar. Gleichzeitig wird genau dieses Umfeld durch das Verhalten der Messies sehr strapaziert. Professionelle Helfer berücksichtigen diese Doppelrolle, indem sie einerseits die Konflikte entschärfen und andererseits die positiven Bindungen zwischen Messie und seinem sozialen Umfeld unterstützen.

4.3.1 Konfliktpotenziale zwischen Messies und ihrem sozialen Umfeld

Lebenspartner und Familienmitglieder, eventuell auch Nachbarn und Arbeitskollegen, ertragen die Herausforderungen, die Messies an ihr Umfeld stellen, oft über viele Jahre. Dies ist nur möglich, weil sich psychische Krankheiten wie zum Beispiel Schizophrenie oder pathologisches Horten schleichend entwickeln. Während die Messies immer weiter in die Symptomatik ihrer Krankheit abgleiten, rutschen Menschen aus ihrem Umfeld anfangs oft unmerklich, dann immer mehr in eine Rolle des Unterstützens oder Duldens hinein. Irgendwann finden diese sich in einem Leben wieder, in dem …

- … sie im Kampf gegen die Symptomatik der Erkrankten auf verlorenem Posten stehen,
- … ihre eigenen Bedürfnisse keine Rolle mehr spielen,
- … sie sich bei dem Versuch aufreiben, nach außen hin das heile Bild einer funktionierenden Familie oder Partnerschaft zu bewahren.

Nicht selten führt das dazu, dass sie selbst krank werden.

Die junge Studentin hat zwei ältere Brüder. Der eine ist seit frühester Kindheit Autist, der andere hat ein Vermüllungssyndrom entwickelt. Beide leben noch im Haus der Eltern. Die Mutter ist seit Jahren depressiv, der Vater nur nach langen, zeitraubenden Diskussionen, die Tag für Tag aufs Neue geführt werden müssen, zu Hilfeleistungen im Haushalt bereit. Allein die Tochter, die in der 20 Kilometer entfernten Universitätsstadt wohnt, hält das Familiensystem am Laufen. Von frühester Jugend an hat sie sich um ihre Geschwister und ihre Mutter gekümmert, ist mit ihnen zum Arzt gegangen, hat eingekauft und gekocht. Besonders anstrengend empfindet sie den ständigen Kampf gegen die von ihrem Bruder überall im Haus versteckten Lebensmittelreste. Aus dem Wissen, dass sie gebraucht wird, zieht sie viel Kraft, doch die Symptome ihrer Familienmitglieder verschärfen sich weiter und der Vater bleibt eher eine Belastung als eine Hilfe.
»Es funktioniert doch«, hat die junge Frau immer gedacht. Nun ist ihre Mutter gestürzt und braucht besondere Pflege. Dies ist der Moment, in dem das fragile Miteinander zusammenbricht. Ein Besuch beim Facharzt bestätigt meine Vermutung: Die Studentin hat eine Depression entwickelt, die mit starken Medikamenten behandelt werden muss. Sie ist anfangs schockiert – »Ich nehme doch keine Antidepressiva!« – aber sie lässt sich überzeugen, die ärztliche Therapie durchzuführen. Dazu bekommt sie Unterstüt-

zung von der Nachbarschaftshilfe. Die Last liegt nun nicht mehr allein auf ihren Schultern. In der Therapie erkennt sie, wie sehr jedes Familienmitglied in eine feste Rolle gerutscht ist. Sie sagt: »Ich war für alle nur noch der Lastesel. Ich hatte gar nicht gemerkt, dass ich schon Ewigkeiten nicht mehr gelacht habe. Weil es nun externe Hilfe gibt, kann ich wieder besser schlafen, ich gebe mehr acht auf meine Ernährung und habe auch wieder Lust auf soziale Kontakte.« Nach einigen Monaten hat sie schon Fortschritte gemacht, bei ihrer Familie Grenzen zu setzen, um sich zu schützen.

Die Menschen aus dem Umfeld von Messies verpassen oft den Zeitpunkt, ab dem es für alle besser wäre, externe Hilfe in Anspruch zu nehmen. Bald stecken sie so sehr in ihrer Funktion fest, dass sie sich gar nicht mehr vorstellen können, dass es auch anders sein könnte.

In der Praxis spielen vor allem die Konflikte innerhalb von Partnerschaften, Familie und in Hausgemeinschaften eine große Rolle. Der tägliche Umgang und die Nähe machen es möglich, dass sich Menschen in diesen Bereichen wirkungsvoll verletzen und sich gegenseitig die Würde absprechen können.

Konflikte in Partnerschaft und Familie

Wenn Familienmitglieder oder Lebenspartner den Weg eines Messies aus Familiensinn, Liebe oder Konfliktscheu mitgehen, handelt es sich oft um eine typische Co-Abhängigkeit.

- Viele Messies leben in einer **Partnerschaft**. Selten sind beide Partner vom Messie-Syndrom betroffen, meist handelt es sich um einen Messie und einen Partner, der ihn oder sie stützt und schützt – und darüber sein eigenes Leben vernachlässigt.
- Auch **Geschwister, Eltern und erwachsene Kinder** von Messies können sich an deren Krankheit abarbeiten. Nicht selten leben mehrere Generationen unter einem Dach: Jüngere Messies leben noch bei ihren Eltern oder Kinder haben nie gewagt, ihre Messie-Eltern zu verlassen.

In unausgesprochenem Einverständnis wird das erkrankte Familienmitglied unterstützt und es wird geduldet, dass immer weniger Besuch kommen darf und der eigene Lebensraum in der Wohnung zusammenschrumpft. Nach außen hin wird unter größten Anstrengungen so getan, als sei alles in Ordnung, doch innerhalb der vier Wände wird das gemeinsame Leben oft von gegenseitigen Herabwürdigungen bestimmt.

Je höher der Druck, desto fester wird die Bindung, Messie und Unterstützer können wie aneinander geschmiedet sein. Nagende Ängste, Selbstzweifel und Schuldgefühle des unterstützenden Partners oder Familienmitgliedes stehen dem sehr gesunden Impuls im Weg, sich aus den Verstrickungen des Beziehungssystems zu lösen. Auch der Gedanke: »Ich habe nun schon so viel investiert, ich kann jetzt nicht aufgeben!«, sorgt dafür, dass eigentlich untragbare Lebensumstände aufrechterhalten werden. Typische Autonomie-Abhängigkeits-Konflikte erzeugen einen ständigen Zwiespalt zwischen dem Wunsch, die Bindung zum Messie zu erhalten, und dem, wieder selbstbestimmter leben zu dürfen. Auch hier kommt der Entscheidungsfähigkeit eine besondere Rolle zu: Unterstützer von Messies *könnten* sich für ein anderes Leben entscheiden, sie tun es aber aus eigener Kraft nur sehr selten. Die gefühlte Ohnmacht so groß, dass sich meist erst sehr spät etwas in ihnen aufbäumt.

Kinder und Jugendliche sind dagegen tatsächlich ohnmächtig. Oft werden sie in eine Beschützerrolle gedrängt. Wenn die Eltern keine Partnerbeziehung mehr leben, werden sie häufig als Partnerersatz in die Erwachsenenwelt gezogen – alle Probleme werden mit ihnen besprochen. Die Kinder versuchen dann, die Familie zu »retten« und Lösungen für alle möglichen Probleme zu finden. In dieser Überforderung können sie weder sorglos spielen noch unbelastet in die Schule gehen. Professionelle Helfer müssen Kinder vor diesem Missbrauch schützen, aber oft auch die Eltern vor der Scham und der Wut ihrer Kinder.

Das Messie-Syndrom hat seine Ursache oft in tiefem Leid und es verursacht auch tiefes Leid. Sowohl die Erkrankten als auch die Menschen aus ihrem Umfeld werden in einen Strudel größter Belastungen hineingerissen.

Die Arbeit professioneller Helfer besteht darin, möglichst **im gesamten Beziehungssystem** Schritt für Schritt kleinste Entwicklungen in die Umsetzung zu bringen. Partner und Familienmitglieder des Klienten – natürlich mit Ausnahme der Kinder – haben in vielen Fällen als Teil des Beziehungssystems die Ausprägung der Erkrankung zumindest mitgetragen, wenn nicht gar hervorgerufen.

> Die Ehefrau eines Klienten ruft mich an. Vor gerade einmal vier Wochen hatten sie und ihr Mann bei mir ein Erstgespräch. In der Zwischenzeit haben wir in mehreren weiteren Beratungsstunden das weitere Vorgehen besprochen. Am wichtigsten ist, dass die durchfeuchtete Wäsche, die der Klient in dem gemeinsamen Haus anhäuft, entfernt wird. Nach langem Zögern hat der Mann zugestimmt, dass ein Fachmann für Schimmelbefall und ein auf Räumungen spezialisiertes Unternehmen beauftragt werden. Parallel dazu haben wir besprochen, wie ein Team aussehen könnte, das sich der psychischen Erkrankung des Mannes annimmt. Auch der schwere Alkoholismus, den seine Frau in den vergangenen Jahren ausgebildet hat, bedarf einer Behandlung.
> Der Klient hat verstanden, dass er sich am besten für einige Wochen in stationäre Behandlung begibt, doch dieses Zugeständnis hat er vor ein paar Tagen widerrufen. Auch das Räumungsunternehmen hat er im letzten Augenblick wieder abbestellt. Mit solchen Rückschlägen muss man rechnen, doch seine Frau ist am Telefon ganz verzweifelt: »Es hat sich ja gar nichts geändert!« Ich frage sie: »Sind Sie denn mit Ihrer eigenen Aufgabe weitergekommen?« Wir hatten vereinbart, dass sie sich in einer Entzugsklinik anmeldet. Es stellt sich heraus, dass sie keine weiteren Schritte unternommen hat. Auch zu einer Paartherapie ist sie nicht bereit. Sie will von mir hören, dass ihr Mann an allem schuld ist und nur er sich ändern muss. Mit dieser Herabsetzung verletzt sie die Würde ihres Mannes und gefährdet eine positive Entwicklung.

Nicht immer hat die Abgrenzungsarbeit innerhalb der Ursprungsfamilie oder der Partnerschaft Erfolg. Manchmal ist die familiäre Situation so verfahren, dass eine Trennung die beste Lösung ist. Vor diesem Ergebnis sollte man keine Scheu haben. Es ist ganz normal, dass sich Menschen eine Wahlfamilie suchen, wenn die Ursprungsfamilie ein würdevolles Leben mit genügend Entfaltungsmöglichkeiten nicht zulässt. Klienten dürfen durchaus zu der Frage: »Wer passt wirklich in mein Leben?« ermuntert werden.

Messie-Syndrome müssen häufig systemisch angegangen werden. Das heißt: Nicht nur der Messie muss sich ändern, auch Partner und Familienmitglieder, die sein Verhalten oft in einer Co-Abhängigkeit mit unterstützt haben, dürfen sich dieser Herausforderung stellen.

Konflikte in Hausgemeinschaften

Es ist sehr verständlich, wenn sich Nachbarn über Gerüche aus der Wohnung eines Messies mit Vermüllungssyndrom gestört fühlen oder Vermieter sich um ihr Eigentum und den Frieden der Hausgemeinschaft sorgen, wenn ein Mieter beginnt, die von ihm gehorteten Gegenstände auch auf dem Hausflur abzustellen. Doch eines muss klar sein: Eine Abwertung eines Menschen, der sich wegen seiner Krankheit nicht an die gesellschaftlich gültigen Regeln halten kann, ist nicht akzeptabel. Dies sieht auch der Gesetzgeber so: Psychisch Kranke genießen einen besonderen rechtlichen Schutz. Auch wenn es für Vermieter und Nachbarn manchmal schwer nachzuvollziehen ist: Die Belästigung durch Lärm oder Gerüche sowie die Gefährdung der Bausubstanz, zum Beispiel durch feuchte Wände oder faulende Böden, werden als nachrangige Probleme gesehen. Zuallererst kommt immer der erkrankte Mensch. Keinesfalls darf der Vermieter seine Rechte überschreiten und sich zum Beispiel Zugang zur Wohnung verschaffen oder gar eine Zwangsräumung einleiten, die rechtlich nicht abgedeckt ist.

- In Fällen von **pathologischem Horten** besteht keine direkte Gefahr für Mitbewohner und Nachbarn. Werden gehortete Gegenstände auf Hausfluren, in Treppenhäusern, in Kellerräumen usw. gelagert, kann der Vermieter eine Frist zu deren Beseitigung setzen. Eine Kündigung durch den Vermieter ist nur selten rechtswirksam.

- Bei **Vermüllung und Verwahrlosung** besteht eine Gesundheitsgefährdung, die weder Nachbarn noch Vermieter dulden müssen. Doch auch wenn eine Räumungsklage Erfolg hat, kann es sehr lange dauern, bis der Mieter auch wirklich ausgezogen ist.

Der bessere und meist auch schnellere Weg zu einer befriedeten Hausgemeinschaft ist es, den Messie auf seinem Weg in ein strukturierteres Leben zu unterstützen. Wird er durch professionelle Helfer gut betreut, ist eine deutliche Verbesserung der Messie-Symptomatik zu erwarten. Alle Beteiligten profitieren: Der Klient darf sich angenommen fühlen, die Nachbarn werden nicht mehr durch Lärm oder Gerüche gestört und der Vermieter kann die Bausubstanz nachhaltig wieder in Ordnung bringen lassen.

Ein alkoholkranker Messie mit Verwahrlosungssyndrom musste aufgrund eines Notfalles stationär aufgenommen werden. Nach seinem Krankenhausaufenthalt ließ er sich auf eigenen Wunsch in einer spezialisierten Einrichtung therapieren. In der Zwischenzeit ließ er seine Eigentumswohnung auf seine Kosten wieder instand setzen. Nach einigen Monaten machten es seine guten Fortschritte möglich, dass er in seine Wohnung zurückkehrte. Seine Nachbarn hatten mit allen Mitteln verhindern wollen, dass er wieder einzieht. Die rechtliche Lage war allerdings klar: Der Messie durfte seine Wohnung wieder beziehen. Obwohl sich die Lage durch den intensiven Einsatz eines ambulanten Helferteams deutlich gebessert hatte und es objektiv zu keinen Störungen mehr kam, wurde der Klient von den Nachbarn gemobbt. Ihr Ziel, ihn aus dem Haus zu bekommen, erreichten sie damit allerdings nicht. Ganz im Gegenteil: Der Klient erlitt einen Rückfall und es gab wieder nächtliche Ruhestörungen.

Psychisch erkrankte Menschen werden vom Gesetz besonders geschützt, nur bei einer massiven Gefährdung der Nachbarn sind Sofortmaßnahmen vorgesehen. Für alle Beteiligten lohnt es sich, wenn Maßnahmen *mit* dem Messie geschehen, nicht *gegen* ihn.

Messies können gnadenlos von Hausgemeinschaften gemobbt werden. Oft erlebe ich aber auch die Unterstützung durch sehr mitfühlende Nachbarn und Vermieter, welche die Situation zu einer guten Lösung bringen wollen. Statt zu sagen: »Der Messie muss weg!« fragen sie: »Was können wir denn jetzt machen?«

Ein 40-Jähriger lebt seit zwanzig Jahren in einer vermüllten Wohnung. Er arbeitet als Techniker in einer Firma, die seine Expertise dringend benötigt. Weil der von seiner Kleidung ausströmende Geruch nur schwer erträglich ist, bekam er schon vor vielen Jahren ein eigenes Büro. Auch die Nachbarn seiner Wohnung leiden unter dem Geruch, wollen ihm aber nicht zu nahetreten. All dies hat der Klient nie wahrgenommen. Aus dieser großen Unbewusstheit wird er herausgerissen, als an den Balkonen seines Wohnhauses bauliche Veränderungen vorgenommen werden sollen. Sein Vermieter hat deshalb schriftlich angekündigt, dass er demnächst mit einem Mitarbeiter der Baufirma die Wohnung betreten müsse. Erst in diesem Moment wird dem Klienten klar, wie sehr sein Leben in Schieflage geraten ist. Es fällt ihm auch wie Schuppen von den Augen, warum ihn nie jemand besucht hat und warum er so lange nicht mehr den Mut gefunden hat, sich eine Partnerin zu suchen. Es scheint unglaublich, aber er hatte sich vollständig in seinem Messie-Leben eingerichtet. Erst das Schreiben des Vermieters bringt Bewegung in sein Leben, denn er verspürt sofort große Angst und Verzweiflung: »Wenn mein Vermieter den Zustand der Wohnung sieht, fliege ich raus.«
In seiner Not ruft er mich an: »Frau Schröter, mein Vermieter ist Anwalt. Da habe ich keine Chance!« Innerhalb von zwei Wochen lässt sich seine Situation natürlich nicht aus der Welt schaffen. Es bleibt nur, mit offenen Karten zu spielen. Der Klient verfasst einen Brief an den Vermieter, in dem er beschreibt, dass er an einem Vermüllungssyndrom erkrankt ist, nun eine Therapie begonnen hat und dass eine auf vermüllte und verwahrloste Wohnungen spezialisierte Räumungsfirma glücklicherweise in vier Wochen noch einen Termin frei hat. Zur großen Erleichte-

rung des Klienten schreibt der Vermieter zurück, dass er es sehr gut findet, dass sein Mieter nun seine Krankheit in Angriff nimmt. Es ist fast wie im Märchen: Statt auf Vorwürfe und Aggression trifft der Klient auf Verständnis. Wie kommt das? Ich habe den Vermieter kennengelernt, er sagte: »Ich muss in meinem Beruf als Anwalt so oft Menschen erleben, die es nicht schaffen, sich zu bewegen und aktiv etwas an ihrer Situation zu ändern. Wenn ich dann mal Zeuge sein darf, dass sich jemand positiv entwickelt, ist das für mich eine große Freude.«
Die Geschichte hatte ein Nachspiel. Nur wenige Tage nach der Entrümplung gab es im Haus einen Wasserrohrbruch, alle Keller wurden überschwemmt. Die ganze Hausgemeinschaft half Schulter an Schulter, den Schaden zu beheben. Zum Dank veranstaltete der Vermieter einen Umtrunk. Dieses Beisammensein war für den Klienten ein Highlight. Er fragte den Vermieter, ob er sich nicht alle halbe Jahre mit ihm in seiner Wohnung zum Kaffee treffen wolle – nicht um deren Zustand zu kontrollieren, sondern einfach, um den Kontakt zu halten. Zuerst wollte der Anwalt absagen, aber als er merkte, wie wichtig es dem Klienten war, stimmte er zur großen Freude des Klienten doch zu.

Konflikte am Arbeitsplatz

Messies, die einen Arbeitsplatz in der freien Wirtschaft haben, gehören fast ausschließlich zu denjenigen, die pathologisch horten. Nur selten greift das Horten auf die Räumlichkeiten am Arbeitsplatz über. Und doch kann es zu Konflikten kommen, denn für die Betroffenen bedeutet es eine große Anstrengung, ihr Geheimnis zu wahren. Scham und Ängste stehen dem Wunsch im Wege, über ihre Krankheit sprechen, die für sie doch so lebensbestimmend ist. Da etwas unausgesprochen bleibt, ist die Beziehung zu Mitarbeitern, Chefs und Arbeitskollegen reserviert. Warum das so ist, können sich diese gar nicht so recht erklären. Meiner Erfahrung nach sind die Ängste der Messies oft unbegründet. In den mir bekannten Fällen, in denen sich ein Klient seinen Kollegen öffnete, traf er auf Verständnis und Zuspruch.

In der Kaffeeküche eines Unternehmens kommt das Thema auf Messies. Man schüttelt die Köpfe, macht ein paar Witze. Einer aus der Runde sagt leise: »Hier sitzt einer.« Fast wäre das überhört worden. Aber sein Nebenmann hakt nach: »Was meinst du damit?« – »Ich bin ein Messie.« Seine Kollegen sind völlig überrumpelt, das müssen sie erst mal verdauen! Dann erhebt sich ein Stimmengewirr: »Warum hast du nie was gesagt?« – »Ach, deshalb lädst du uns nie zu dir ein!«– »Erzähl mal, wie ist das denn?«

4.3.2 Die Kooperation des sozialen Umfeldes sichern

Die Unterstützung des Messies kann nur gelingen, wenn die Maßnahmen von dessen sozialem Umfeld mitgetragen werden. Mit einer dreiteiligen Strategie sichern professionelle Helfer das Verständnis, das Vertrauen und die Kooperation des sozialen Umfelds:

1. Angehörige, Partner, Nachbarn und Vermieter entlasten
2. Über die Krankheit aufklären und für Verständnis werben
3. Über die nächsten Schritte informieren

Die Beteiligten entlasten

Menschen aus dem Umfeld von Messies haben oft einen jahrelangen Leidensweg hinter sich. Sie haben sich lange Zeit aufgerieben und auf diesem Weg kaum oder keine Hilfe erhalten. Wenn sie von den endlich hinzugerufenen Fachkräften Unterstützung erfahren, ist das für sie eine große Erleichterung. Zum ersten Mal seit langer Zeit können sie ein wenig aufatmen. Doch gleichzeitig ruft die Veränderung auch Ängste hervor. Die Fachkräfte stehen also vor der Aufgabe, sowohl die Entspannung zu unterstützen als auch die aufkommenden Bedenken zu entkräften.

- **»Es war eine gute Entscheidung, Hilfe anzufordern.«** So wird noch einmal deutlich gemacht, dass die Situation tatsächlich professionelle Hilfe erfordert. Nicht der Angehörige war zu schwach, sondern die Herausforderung zu groß. Niemand kann allein auf sich gestellt einen Messie »retten«.

- **»Sie haben Großartiges geleistet!«** Indem die bisherige Rolle derjenigen gewürdigt wird, die bisher die Last getragen haben, erfahren sie Anerkennung und Wertschätzung.
  »Hut ab! Sie haben sich in den letzten fünf Jahren wunderbar um Ihren Vater gekümmert. Das hat Sie bestimmt viel Kraft gekostet.«
  »Es ist für Sie als Vermieter bestimmt nicht leicht, die große Verantwortung für Ihre Mieter und auch für Ihr Haus zu tragen.«
- **»Es wird nun besser werden.«** Diese Verheißung nimmt viel Druck aus der Situation, emotionale Verletzungen und Kränkungen werden abgebaut. Wenn die professionellen Helfer von den Erfolgen bei ähnlichen Einsätzen berichten, wächst das Vertrauen.
- **»Sie werden gehört!«** Die Fachkräfte klären unparteiisch und wertschätzend, wer welche Bedürfnisse und Motivationen hat. So wird von Anfang an klar, dass sie nicht als »Feinde« kommen, sondern die Wünsche und Bedürfnisse aller berücksichtigen werden.

> Der Vermieter wird gefragt: »Unter welchen Bedingungen würden Sie den Mieter gerne weiter in Ihrem Haus wohnen lassen?« Seine Vorstellungen werden besprochen und als Ergänzung zum Mietvertrag schriftlich niedergelegt. Dieses Schriftstück hilft als Zielvorgabe auch dem Mieter, sich zu verändern.

- **»Sie dürfen jetzt auch mal eine Pause machen.«** Durch die Unterstützung der professionellen Helfer können die Betroffenen sich wieder auf die Beziehung zum Messie statt auf dessen Symptome fokussieren. Auch eigene Aktivitäten sind nun wieder möglich.
  »Ich bin schon seit Jahren nicht mehr im Kino gewesen. Da freue ich mich richtig drauf!«
  »Meinen Sie, ich könnte mal ein paar Tage vereisen? Das habe ich mir schon so lange gewünscht!«

Über die Krankheit aufklären

Vermieter und Nachbarn müssen natürlich keine Details über die Erkrankung eines Messies erfahren. Es genügt, wenn sie wissen, dass es sich bei den verschiedenen Messie-Syndromen um Krankheiten handelt. So wird ihnen klar, dass Messies weder faul noch dumm sind, und dass ihr Verhalten auf ihre Erkrankung zurückzuführen ist.

Anders ist es bei Familienangehörigen und Partnern. Je besser sie über die Erkrankung Bescheid wissen, umso besser können sie einschätzen, welche Fähigkeiten sie erwarten dürfen und welche nicht. In der Praxis muss ich leider oft feststellen, dass Angehörige und Partner schon seit vielen Jahren einen Messie begleiten, ohne überhaupt zu wissen, dass dieser psychisch erkrankt ist. Sogar dann, wenn der Klient ärztlich betreut wird, sind sie oft sehr unzureichend informiert und meinen, der Messie »müsse sich nur endlich zusammenreißen«. In Folge kommt es zu Übergriffigkeiten und gegenseitigen Verletzungen.

Ein Ehepaar kommt zu mir in die Beratung. Der Mann macht einen abwesenden Eindruck und kann sich kaum am Gespräch beteiligen. Es stellt sich heraus, dass er berufstätig ist, aber nur deshalb im Leben zurechtkommt, weil er von seiner Frau gut begleitet wird. Sie schultert alle Herausforderungen des Alltags und hält ihrem Mann den Rücken frei. Doch nun ist sie am Ende ihrer Kräfte. Sie beschreibt, wie ihr Mann das gemeinsame Haus seit vielen Jahren mehr und mehr zubaut. »Wenn ich mit ihm reden will, dringe ich gar nicht zu ihm durch«, sagt sie unter Tränen. Die Klientin ist heillos überfordert, die drei Kinder sind zwar schon aus dem Haus, doch obwohl sie alle schon Mitte Zwanzig sind, stehen sie noch nicht auf eigenen Füßen und sind auf die Unterstützung ihrer Mutter angewiesen. Nächtelang liegt sie wach und sorgt sich um die Zukunft ihrer Kinder und wie es mit ihrem Mann weitergehen soll.

»Steht Ihr Mann unter Medikation?«, frage ich. Die Klientin bestätigt, dass er seit 15 Jahren Medikamente bekommt, die seine Erkrankung abdämpfen. Die Dosierung der Wirkstoffe wird regelmäßig in der Klinik neu eingestellt. Der Name des Medikamentes weist darauf hin, dass ihr Mann unter einer schweren bipolaren Störung leidet. Ich frage die Klientin: »Wissen Sie, was eine manische Depression ist?« – »Nein.« – »Gehe ich richtig in der Annahme, dass weder der Psychiater Ihres Mannes noch die

Ärzte in der Klinik jemals mit Ihnen ein Gespräch geführt haben?« – »Das stimmt, wenn ich mal bei einem Arzt nachfrage, heißt es immer nur: Das ist nicht meine Aufgabe, dafür habe ich keine Zeit.«

Dies ist eine Beobachtung, die ich häufig mache: In ambulanten und stationären Einrichtungen werden die erkrankten Menschen bestmöglich betreut, doch die Angehörigen werden zur Seite geschoben – auch wenn sie die Hauptlast der Betreuung tragen. In den streng getakteten Arbeitsabläufen in Arztpraxen und Krankenhäusern sind umfassende Beratungen für Partner und Angehörige selten vorgesehen. Manchmal nehmen Ärzte die Angehörigen ihrer Patienten sogar als geradezu lästig wahr. Hier gibt es noch viel Nachholbedarf.

So lange Messies von ihren Mitmenschen Unverständnis und Abwertung entgegengebracht wird, ist eine Wende zur Heilung kaum möglich. Werden die Ursachen des Messie-Syndroms erklärt, wächst das Verständnis und aus Ablehnung kann Empathie werden.

Die Beteiligten über die kommenden Schritte informieren

Wenn Menschen wissen, was an konkreten Maßnahmen auf sie zukommt, können sie Vertrauen fassen.

- Was ist das Ziel?
- Wer macht was?
- Wie sieht der Zeitplan aus?
- Was wird von mir erwartet?
- Wen kann ich ansprechen?

Es hilft, wenn Fakten und Absprachen schriftlich festgehalten werden. Zum Beispiel wirkt ein Aushang, der in der Woche vor dem Entrümpeln einer Messie-Wohnung an der Innentür des Wohnhauses aufgehängt wird, wahre Wunder:

> Sehr geehrte Nachbarn,
>
> wir möchten uns gut um ihre Anliegen und Nöte kümmern.
> Am --((Datum))-- wird die Firma XX sich der Wohnung von Herrn/ Frau YY annehmen. Sie ist darauf spezialisiert, die bisherigen Unannehmlichkeiten zu beseitigen. Sie dürfen also davon ausgehen, dass die Flure und Treppen bald wieder frei zugänglich sind.
> Sollten Sie Fragen haben, wenden Sie sich bitte vertrauensvoll an: –((Dienstelle mit Name und Telefon))–
>
> Stempel, Name

So werden die Nachbarn umfassend informiert und fühlen sich ernst genommen. Der Vermieter bekommt etwa alle vier bis sechs Wochen einen schriftlichen Bescheid über den Stand der durchgeführten Maßnahme. Auch er erhält die Kontaktdaten des Helferteams mit der Bitte, sich jederzeit telefonisch oder schriftlich zu melden, falls er Fragen hat.

Da Angehörige und Partner besonders eng mit dem Klienten verbunden und meist in den Prozess stark einbezogen sind, ist auch die Zusammenarbeit mit dem Helferteam enger. Entsprechend dichter muss der Informationsfluss sein. Auch frustrierte Familienmitglieder, die schon aufgegeben hatten, lassen sich so für eine Unterstützung der Maßnahmen gewinnen.

Fachkräfte nehmen sich die Zeit, alle Beteiligten über das weitere Vorgehen aufzuklären. Klare Informationen, die weder beschönigen noch dramatisieren, bieten Orientierung und Sicherheit.

4.4 Fazit

Für Messies und all jene, die Teil seines Lebens sind, hat das Thema Würde eine besondere Bedeutung. Die Würde des Klienten und seines sozialen Umfeldes wird auf vielerlei Weisen gewahrt:

- Das Ziel ist nicht, eine Wohnung oder ein Zimmer bewohnbar zu machen, sondern dass ein Mensch wieder in würdevoller Umgebung wohnen kann.
- Freundliches und einladendes Interesse sowie wertschätzende Kommunikation lassen alle Beteiligten spüren, dass ihre Person und ihre Bedürfnisse Raum bekommen.
- Abhängig davon, wie weit Klienten einsichtig und in der Lage sind, Entscheidungen für das eigene Leben zu übernehmen, treffen Fachkräfte entweder Entscheidungen für den Klienten (direktiver Ansatz) oder sie stehen ihm bei der Umsetzung seiner Wünsche unterstützend zur Seite stehen (non-direktiver Ansatz). Der Klient wird soweit möglich in die anstehenden Entscheidungen mit einbezogen. Durch die Berücksichtigung seines Willens wird seine Würde lebendig.
- Wenn es Klienten zum Beispiel aufgrund schwerer Verwahrlosungs- oder Vermüllungssyndrome nicht möglich ist, ihre Lebensumstände realistisch wahrzunehmen und sie würdevoll zu gestalten, kann die Lösung darin liegen, sie in einem menschenwürdigen Umfeld mit liebevoller Betreuung unterzubringen
- Bevor dem Klienten etwas genommen wird, sollte versucht werden, die Ausprägungen seiner Erkrankung sozial verträglich in sein Leben zu integrieren (siehe auch Kapitel 6).
- Selbstverständlich findet das Miteinander mit größtmöglicher Achtung statt, sodass es von Freude und Lebendigkeit geprägt ist.

Den Entschluss zu einem menschenwürdigen Umgang mit den Klienten trifft jeder Mensch für sich. Es entscheidet immer der einzelne Moment darüber, ob die Würde des Menschen gewahrt wird oder nicht.

KAPITEL 5

Möglichkeiten und Grenzen der Fachkräfte

Mitarbeiterinnen der sozialen Berufe haben einen Lebensweg gewählt, der die Arbeit mit Menschen in den Mittelpunkt stellt. Ihr Berufsalltag zeichnet sich durch komplexe und herausfordernde Situationen aus, in denen sie eine hohe Verantwortung tragen. Dabei dürfen sie nur mit relativ wenig gesellschaftlicher Anerkennung und Einkommen rechnen. Einsatzbereitschaft und Idealismus allein genügen nicht, um dieses Missverhältnis zu überbrücken. Eine selbstbewusste und resiliente Persönlichkeit hilft ihnen, physisch und psychisch gesund zu bleiben.

Resilienz: Die Fähigkeit eines Menschen, auch unter Belastung eine gute Balance zwischen Widerstands- und Anpassungsfähigkeit zu finden. Sie schützt seine körperliche und seelische Gesundheit und lässt ihn Krisen überstehen.

Natürlich ist die Arbeit mit Messies nicht nur als Belastung zu sehen. Aus eigener Erfahrung kann ich sagen, dass sie das Leben bereichert und tiefe Freude bereitet. Oft handelt es sich bei den Klienten um spannende Persönlichkeiten mit überdurchschnittlichem Ideenreichtum. Wenn erste Fortschritte sichtbar werden und ein Klient dank der gemeinsamen Anstrengungen wieder in würdevoller Umgebung leben darf, schenkt das Sinn und eine hohe Befriedigung. Aber auch wenn ein Klient sehr schwer psychisch erkrankt ist und für ihn kein Weg mehr in die Selbstbestimmung führt, hält das Miteinander wunderbare Momente bereit.

> Seit über zwanzig Jahren arbeite ich mit Fachkräften aus vielen verschiedenen Berufsgruppen zusammen. Es ist mir aufgefallen, dass diejenigen, die Menschen mit starken kognitiven Einschränkungen betreuen, besonders zufrieden und ausgeglichen sind. Man könnte meinen, dass gerade diese Klientel, die ein Leben lang auf umfangreiche Unterstützung angewiesen ist, die Helfer stark fordert und in Sinnkrisen stürzen kann. Doch genau das Gegenteil ist der Fall. Die Aussage eines Sozialbetreuers in der Behindertenpflege bringt es auf den Punkt: »Die Beziehung zu den Menschen, die ich betreue, ist sehr emotional. Sie sind unverstellt und direkt, deshalb weiß ich immer genau, wo ich dran bin. Es sind einfach wunderbare Menschen, die mir unglaublich viel zurückgeben.«

Das gemeinsame Ziel aller ist es, das Leiden der Klienten zu vermindern, Symptome zu lindern und – wo möglich – Heilung zu unterstützen. Durch eine adäquate Unterstützung nimmt die psychische Belastung der Klienten spürbar ab, sie schaffen es immer besser, sich ein geordnetes Umfeld zu schaffen, und die Rückfallquote sinkt. Wo es noch an einem grundlegenden Verständnis für Messies fehlt, wird eine Zusatzqualifikation die Fachkräfte befähigen, auch die Messie-Klientel mit Erfolg zu unterstützen und zu behandeln.

Wer mit Messies arbeitet, braucht einen guten Stand im Leben und gleichzeitig eine hohe Flexibilität in unvorhergesehenen Situationen. Mit Resilienz geraten sie nicht in Überforderungssituationen, sondern spüren dauerhaft Sinnhaftigkeit und Erfüllung in ihrem Beruf.

5.1 Wertvolle Kompetenzen im Umgang mit Messies

Abwehrgefühle und innere Urteile, die das Chaos, in dem Messies leben, in Fachkräften auslösen kann, sind verständlich und legitim. Auch ein Aufräum-Impuls der Helfer ist nachvollziehbar. Eine echte Veränderung und damit nachhaltiger Erfolg ist allerdings nur möglich, wenn die Klienten durch eine wohlwollende Haltung, die frei von Verurteilungen und Übergriffen ist, für eine Zusammenarbeit gewonnen werden. Mit Messies zu arbeiten, verlangt von ihnen, dass Sie auf den Menschen eingehen und sich selbst zurücknehmen. Ihre Aufmerksamkeit gilt auch dem Ziel, den Klienten in seiner Psyche aufzufangen und ihn – soweit eine Bindungsstörung an seiner Erkrankung beteiligt ist – mit seiner Biografie zu versöhnen.

Empathie und Sensibilität sind Kernkompetenzen professioneller Helfer mit Messie-Klientel. Für manche professionelle Helfer ist es eine große Umstellung, dass meist nicht zupackende Betriebsamkeit gefragt ist, sondern ein aufnehmender, einfühlsamer Umgang mit dem Klienten.

Neben dem besonderen Einfühlungsvermögen auf menschlicher Ebene gibt es weitere Kompetenzen, welche Menschen, die erfolgreich mit Messies arbeiten wollen, aufweisen müssen.

- **Zuverlässigkeit.** Professionelle Helfer haben einen Beziehungsauftrag. Je weniger sicher der Klient sein Leben wahrnimmt, desto wichtiger ist für ihn die Zuverlässigkeit seiner neuen Bindungspartner. Die Kontakte zu ihm sind regelmäßig und finden in einem für ihn nachvollziehbaren Rhythmus und Rahmen statt.
- **Überparteilichkeit.** Fachkräfte bewahren ihren Klienten gegenüber eine professionelle Haltung. Sich mit ihnen zu solidarisieren wäre der falsche Ansatz. Niemand ist der Feind – weder die Familie, die Nachbarn, die Vermieter, die Arbeitskollegen oder andere Menschen, die sich um Ihren Klienten Sorgen machen oder sich durch ihn gestört fühlen. Ob Hausgemeinschaft oder Familiensystem – alle sind daran interessiert, die Situation in eine gute Bahn zu lenken. Würde sich ein Helfer von einem Klienten manipulieren lassen, könnte er kein Vertrauen fassen.

Ich habe oft erlebt, dass ein Klient mir sagte: »Jetzt hat sich der böse Vermieter wieder gemeldet und macht Druck!« Hinter solchen Aussagen kann der Wunsch stehen, Sie als Mitstreiter zu vereinnahmen. Als Messie-Fachkraft werden Sie aber immer das gesamte System im Auge behalten. Vermieter dürfen sich Sorgen um ihre Wohnungen machen, und es ist das gute Recht von Nachbarn, die sich durch Geruchsbelästigungen gestört fühlen, auf eine Verbesserung zu drängen. Vermeiden Sie unbedingt Parteienbildung, denn verhärtete Fronten stehen guten Lösungen im Wege.

- **Teamfähigkeit.** Wie in Kapitel 9 ausführlich dargelegt, sind fast immer mehrere Berufsgruppen daran beteiligt, einem Klienten zu mehr Lebensqualität zu verhelfen. Streitigkeiten im Team würden wertvolle Kräfte binden.
- **Selbstfürsorge.** Eine gute körperliche und geistige Gesundheit macht Sie belastbar und befähigt Sie, Frustrationen gut auszuhalten. In Abschnitt 5.3 erfahren Sie mehr darüber, wie Sie Ihre Ressourcen nähren und ausschöpfen.
- **Eine gute Einschätzung der eigenen Fähigkeiten.** Nicht nur die Unerfahrenen tappen hin und wieder in Fallen hinein. Es kann jeder Fachkraft passieren, dass sie falsche Schlüsse zieht oder unbeabsichtigt ihren Klienten verärgert, bewertet, überfordert oder gar überrollt. Allzu selbstsichere Menschen neigen dazu, sich zu überschätzen, und können zu der Meinung kommen, dass sie in ihrem Fach nicht auf Feedback hören müssen. Deshalb ist die verbindliche Supervision so außerordentlich wichtig (siehe auch Abschnitt 5.3.4).
- **Umfangreiches fachliches Wissen**. Gerade die Vielfalt der Komorbiditäten fordert von Fachkräften eine tiefe Faktenkenntnis zu den verschiedensten Krankheitsbildern. Dass einige Institutionen und Fachdienste immer noch unerfahrene, unausgebildete Menschen mit Messies konfrontieren, ist sowohl für die professionellen Helfer als auch für die Klienten eine Zumutung. Schnell kommen die Beteiligten an ihre Grenzen und in eine Überforderungssituation.

Ein Teil meiner Arbeit mit Menschen, die pathologisch horten, kann darin bestehen, sie wieder ins Spüren zu bringen. In solchen Fällen kann die Selbsterforschung ein guter Weg sein. Es handelt sich um ein wunderbares Instrumentarium, das auf den Traumatherapeuten Peter Levin zurückgeht. Eigentlich hört es sich ganz einfach an: Die Fachkraft zeigt ihrem Klienten, wie er seinen Körper nach und nach abklopft. Er schaut zum Beispiel seinen rechten Oberarm an, klopft auf ihn und sagt: »Du bist mein rechter Oberarm. Du bist ein Teil von mir. Du gehörst zu mir.« Dann folgt eine kurze Phase des Nachspürens, dann geht es mit dem rechten Unterarm weiter. »Du bist mein rechter Unterarm. Du bist ein Teil von mir. Du gehörst zu mir.« Ohne Eile erforscht der Klient seine verschiedenen Körperteile nacheinander auf diese Weise: anschauen – klopfen – sprechen – nachspüren. Diese Übung lieben viele meiner Klienten sehr. Im Nachspüren nehmen sie auf einmal die eigene Körperwärme wahr, die in ihnen strömt. Es kann sein, dass sie zum ersten Mal nach langer Zeit spüren: »Das bin ja ich! Ich bin da!« Und das nach vielen Jahren ihrer buchstäblichen Abwesenheit – oft sind sie ja in ihre Verfassung geraten, weil sie ein Leben lang nicht wahrgenommen wurden, und sich deshalb auch selbst nicht wahrnehmen konnten.

Diese Übung scheint sehr einfach zu sein und ist zudem überaus erfolgversprechend. Wenn aber ein Laie meint, er könne dies ohne Erfahrung und fachlichen Hintergrund an einem Messie ausprobieren, wird das fatale Folgen haben. Denn die Reaktion des Klienten kann überaus emotional sein! Was machen Sie, wenn Ihr Gegenüber in Tränen ausbricht? Was antworten Sie auf seine Fragen? So eine Übung erfordert auch weitere Hilfestellungen im Nachreifungsprozess. Das müssen Sie als Fachkraft begleiten können.

Mit Messies zu arbeiten ist kein Kinderspiel. »Mal was ausprobieren«, ohne über die notwendigen Fachkenntnisse zu verfügen, verletzt die Würde Ihres Gegenübers. Ich will es noch einmal betonen: Diese Menschen sind meist ein Leben lang herumgestoßen worden. Ihre Wünsche und Bedürfnisse wurden nicht gehört. Eine Messie-Fachkraft darf diesen zerstörerischen Umgang keinesfalls fortführen.

Es bringt Sie und Ihren Klienten nicht weit, wenn er zu Ihnen allein als Menschen Vertrauen fasst. Er muss auch darauf vertrauen dürfen, dass Sie mit ihm gemeinsam die fachlich richtigen Schritte gehen werden.

- **Praktische Handlungsfähigkeit**. Ein großer Teil der Arbeit mit Messies besteht in der Bewältigung ganz praktischer und organisatorischer Aufgaben. Fachkräfte veranlassen zum Beispiel, dass eventuell bestehende Komorbiditäten durch einen Arzt abgeklärt werden, oder sorgen dafür, dass das in einer Wohnung vorhandene Gefährdungspotenzial entfernt wird. Sie werden auch Glühbirnen wechseln oder ein Regal aufbauen, vielleicht sogar mit wenigen Handgriffen kleinere Reparaturen ausführen.

In dem Haus eines Klienten bemerkte ich, dass sich einer der Vorhänge aus seiner Halterung gelöst hatte und zur Hälfte herunterhing. Ich fragte ihn, ob wir uns der Sache annehmen sollten, und half ihm, den Vorhang wieder in der Schiene zu befestigen. An der Schiene selbst mussten auch zwei Schrauben angezogen werden, damit sie wieder gut hielt. Überall im Raum waren Stapel verteilt, und doch änderte sich sofort der Eindruck. Ohne in das ausgeklügelte System seiner Stapel einzugreifen, hatten wir nicht nur ein Stück Ordnung geschaffen, sondern auch Wohlbefinden.

Die Messie-Klientel ist sehr herausfordernd und die von Ihnen erwarteten Kompetenzen sind vielfältig. Menschliche Qualitäten, fachliche Qualifikation und praktische Handlungsfähigkeit schenken Ihrem Klienten das Vertrauen: Ich habe es mit einer erfahrenen Fachkraft zu tun.

5.2 Besondere Herausforderungen der Fachkräfte

Die Arbeit mit Messies ist außerordentlich facettenreich. Zu dieser Vielfalt an Aufgaben und Eindrücken gehört, dass die eigenen Gefühle manchmal Achterbahn fahren. In dem einen Moment überkommt einen eine große Freude über einen unerwarteten Fortschritt, gleich danach macht eine plötzliche Panikattacke des Klienten scheinbar die Arbeit vieler Wochen zunichte. Auch die Symptome der Komorbiditäten der Klienten können an den Kräften der professionellen Helfer zehren: Sie müssen zum Beispiel einen Zugang zu Menschen mit gestörtem Sozialverhalten finden oder auch zu Klienten, denen es schwerfällt, sich zu fokussieren. Es ist auch nicht immer einfach, gute Beziehungen zu sehr zurückhaltenden Menschen und auch zu jenen mit nicht enden wollendem Redefluss zu schaffen. Eine Herausforderung können ebenfalls die bestehenden Bindungsmuster der Klienten sein, mit denen die Helfer konfrontiert sind.

Auch wenn die Hochs und Tiefs bei Messie-Fachkräften besonders prägnant ausfallen, gilt doch im Prinzip das, was für alle Lebenslagen gilt:

- In **Situationen, die sich nicht steuern lassen**, helfen Geduld und positive Einstellung. Hier sind unter anderem die nicht heilbaren Komorbiditäten der Klienten zu nennen. Der wertschätzende Blick auf die ihm zur Verfügung stehenden Möglichkeiten unterstützt seine optimale Beteiligung und Entwicklung.
- **Veränderbare Situationen** kann die Fachkraft mit Mut und Selbstvertrauen konstruktiv angehen. Wenn zum Beispiel der Dienstplan einer Institution die anfallenden Arbeiten ungerecht auf die zur Verfügung stehenden Schultern verteilt, kann sie das in der großen Runde freundlich, aber bestimmt ansprechen.

Die positive Haltung gelassener Fachkräfte strahlt auf ihre Klienten aus. Fortschritte in der Persönlichkeitsentwicklung und der Wohnraumarbeit gelingen in entspannter Atmosphäre besonders gut.

> Wenn ich merke, dass der Klient bei meinem Besuch in großer Spannung ist, bringe ich erst einmal Ruhe in das Miteinander. Wir setzen uns gegenüber, dann sage ich: »Jetzt werden wir erst einmal durchatmen, sodass wir merken, dass wir überhaupt da sind.« Oder: »Die Erde ist da, Ihr Sessel ist da. Ich bin als Gegenüber da …« So kommen nicht nur die Klienten zur Ruhe, auch ich

selbst merke, wie Druck von mir abfällt und der Weg frei wird für eine konstruktive Zusammenarbeit.

Messies sind oft sehr fordernd. Nicht immer bringt der Arbeitseinsatz den erwarteten Erfolg und es müssen Rückschläge verkraftet werden. Mit Gelassenheit und einer annehmenden, positiven Haltung lassen sich auch die steilsten Klippen umschiffen.

5.2.1 Der Umgang mit Frustrationen

Nicht abgebaute Frustrationen können eine Negativ-Spirale in Gang setzen. Wenn zum Beispiel ein Klient nicht die erwarteten Fortschritte zeigt und die Frage »Warum ist das so?« nicht gestellt wird, sinkt die Lust auf die Besuche bei ihm – mit dem Effekt, dass Erfolge nur noch unwahrscheinlicher werden. Nur der bewusste Umgang mit Frustrationen bewirkt, dass die Helfer nicht auslaugen und die Klienten bestmöglich versorgt werden.

Ein häufiger Grund für Frustrationen ist eine **mangelnde Compliance der Klienten.** Es kann sehr energieraubend sein, wenn die Arbeit der Fachkraft durch eine zögerliche oder gar fehlende Mitarbeit des Klienten erschwert und verlangsamt wird.

Compliance: Die Bereitschaft des Patienten beziehungsweise Klienten, mit dem Arzt, dem Therapeuten oder der Fachkraft konstruktiv zusammenzuarbeiten.

Ein erstes Hindernis kann sein, dass der Klient das Betreten seiner Wohnung nicht erlaubt. In der Praxis kommt es auch immer wieder vor, dass Klienten einen Arztbesuch oder die vom Arzt verschriebene Medikation verweigern. Die zu leistende Überzeugungsarbeit wird zur Geduldsprobe und fordert viel Energie.

Menschen in sozialen Berufen sind meist besonders empathiefähig und deshalb sensibel für die Wut und Enttäuschung von Klienten. In der Empathie der Helfer liegt aber auch die Lösung des Problems:

- Sie machen sich bewusst, dass ihre Klienten schon viel an Ablehnung und Kränkungen erfahren mussten und entsprechende Widerstände ausgebildet haben.
- Die Gründe für die Abweisung können auch in der Pathologie des Klienten, etwa in Wahnvorstellungen oder anderen Psychosen liegen.
- Für Menschen, die pathologisch horten, gilt: Je höher die Stapel, desto größer ihre Not. Wenn Helfer das Sammelverhalten als Hilfeschrei einer verletzten Seele begreifen, können sie die Menschen mit ihren Bedürfnissen annehmen und anerkennen.

Ablehnung sollte nicht persönlich genommen werden. Behutsame Gespräche, die sich an den Bedürfnissen und Fähigkeiten des Klienten orientieren, überwinden Widerstände und gewinnen die Klienten für eine Zusammenarbeit.

Eine der großen Quellen für Frustrationen sind fehlende Compliance und Ablehnung durch den Klienten. Fast ausnahmslos lässt sich durch eine wohlwollende Haltung eine vertrauensvolle Zusammenarbeit erreichen.

5.2.2 Der Umgang mit zu hohen Erwartungen

Enttäuschungen treten meist dann auf, wenn die Ziele zu hoch angesetzt wurden. Zwei Gründe hierfür:

- **Die Pathologie der Klienten wird nicht genügend berücksichtigt.** Je mehr Erfahrung eine Fachkraft besitzt und je besser sie geschult ist, desto seltener kommt es zu Fehleinschätzungen der Möglichkeiten der Klienten.
- **Die Fachkraft stellt zu hohe Anforderungen an sich selbst.** Ursache sind oft ein übersteigertes Selbstbild und ein Wunsch nach Perfektion. Es gilt zu akzeptieren, dass Erfolg immer nur der Erfolg der Klienten sein kann. Der Versuch, einen Erfolg zu erzwingen, verstärkt meist nur die Symptome des Klienten.

Die Klientin ist niedergeschlagen. Wir hatten vereinbart, dass sie bis zu meinem nächsten Besuch die Fensterbank freiräumt, aber das ist ihr nicht möglich gewesen. Sie ist ganz verzweifelt: »Ich möchte so gerne vorankommen und ich schaffe es einfach nicht.« Meine Reaktion beruhigt sie ein wenig. »Das ist doch ganz verständlich, dass nicht alles auf Anhieb klappt! Auf der großen Reise, die vor Ihnen liegt, dürfen Sie die Ihnen angemessene Reisegeschwindigkeit finden.« Auch beim nächsten Besuch ist die Fensterbank noch vollgestellt, doch in der übernächsten Woche ist sie so weit von Stapeln befreit, dass wir die zwei Tassen Tee darauf abstellen können, mit denen wir den Erfolg ausgiebig feiern.

Drei Überlegungen helfen den Fachkräften, Überforderungen auf beiden Seiten zu vermeiden:

- **»Was ist mir in diesem Moment möglich?«** Die eigene Leistungsfähigkeit ist nicht zuletzt von der Tagesform abhängig.
- **»Was ist dem Klienten in diesem Moment möglich?«** Mit dieser Frage wird der Fokus weg von den eigenen Erwartungen hin zum Menschen gelegt. Gut ausgebildete Fachkräfte wissen, was sich hinter der Symptomatik ihrer Klienten verbirgt und schätzen realistisch ein, was sie von ihnen erwarten dürfen und was nicht. Sie akzeptieren die durch die Krankheit bedingten Begrenzungen und rennen nicht mehr gegen Wände.
- **»Ist das, was ich gerne hätte, wirklich wichtig?«** Nicht selten hängt man sich an Kleinigkeiten auf, deren Bedeutung in keinem Verhältnis zum eigenen Arbeitsaufwand oder der Herausforderung für den Klienten stehen.

Realistische Ansprüche der Fachkraft an sich selbst und die Klienten vermeiden Enttäuschungen und Gefühle der Ohnmacht. So viel Geduld und Einfühlungsvermögen und so wenig Drang und Zwang wie möglich – diese Formel führt zum Erfolg.

5.2.3 Der Umgang mit Konflikten

Klienten sowie deren Angehörige und Partner können andere Vorstellungen haben als die Fachkräfte. Bei sozialen Diensten, die ambulant arbeiten, kommen Nachbarn und Vermieter als weitere Interessensträger noch hinzu. Es gehört zu den Aufgaben der professionellen Helfer, die Motivationen und Bedürfnisse aller Beteiligten möglichst gut auszutarieren. Hierbei stehen die Interessen des Klienten immer im Vordergrund. Wenn Angehörige oder Partner Druck machen, sich nicht an Vereinbarungen halten oder bisher erreichte Erfolge durch ihr Verhalten gefährden, hilft es, …

- … aus der Reaktion in die Aktion zu kommen,
- … gewaltfrei zu kommunizieren,
- … ruhig und bestimmt Fakten zu vermitteln.

Eine 23-jährige Frau mit leichter geistiger Behinderung wohnt in einer eigenen Wohnung, in der sie dreimal die Woche ambulant betreut wird. In dem Großmarkt, in dem sie arbeitet, kauft sie mit dem Mitarbeiter-Rabatt viele Lebensmittel ein und füllt mit ihnen ihren Kühlschrank. Vorne drückt sie Packungen hinein, hinten sammeln sich die Waren mit längst überschrittenem Haltbarkeitsdatum. Auch um den Kühlschrank herum stapelt die junge Frau Lebensmittel. Ihre Mutter lebt nicht mehr, ihrem Vater ist es nicht möglich, gut mit der Behinderung seiner Tochter umzugehen. Er ist genervt, weil sie sich an ihn klammert und häufiger Kontakt mit ihm haben möchte. Alle paar Wochen verschafft er sich Zugang zu der Wohnung, räumt den Kühlschrank aus und wirft die Lebensmittel mit abgelaufenem Mindesthaltbarkeitsdatum weg. Mit den Mitarbeitern des Sozialdienstes, die seine Tochter betreuen, liegt er im Streit. Lautstark stellt er Forderungen und schimpft: »Was machen Sie eigentlich die ganze Zeit? Würden Sie Ihren Job machen, sähe es in der Küche meiner Tochter nicht so aus!« Die Begegnungen eskalieren oft und die Mitarbeiter sind heilfroh, wenn sie ihre Besuche machen können, ohne dass der Vater dazwischenfunkt.

Das Team bittet mich um Supervision. Der Konflikt, in dem die

Tochter sich befindet, ist offensichtlich: Sie möchte ihren Vater bei sich haben, aber sie will auch ihren Kühlschrank gefüllt haben; ein nur halbvoller Kühlschrank ängstigt sie. Ich spreche mit dem Vater und mache ihm klar, dass jeder sein Bestes gibt und seine Tochter vom ambulanten Dienst sehr gut begleitet wird. Sie nimmt an Gruppenveranstaltungen teil und fühlt sich gut aufgehoben. Damit entlaste ich ihn, denn seine Motivation liegt ja darin, dass er selbst es nicht gut schafft, sich um seine Tochter zu kümmern, und als Ersatz seine Aufgabe darin sieht, besonders scharf auf die Arbeit des ambulanten Dienstes zu achten. Ich erkläre ihm auch, warum der ambulante Dienst nicht den Kühlschrank ausräumt: Da von den versiegelten Packungen keine direkte Gefährdung ausgeht, wäre dies ein Eingriff in die Rechte seiner Tochter. Sie darf mit ihrem Geld machen, was sie möchte. Der Vater zeigt sich einsichtig. Die Therapie der Tochter bringt schnell spürbare Verbesserungen.

Konflikte treten auch im Team auf, zwischen Angestellten und Mitarbeitern, im Privatleben usw. Zu einem konstruktiven Umgang mit ihnen gehört, den eigenen Anteil an der Situation zu beleuchten und für eine Lösung möglichst offen zu sein.

- »Wo stoße ich an meine Grenzen?«
- »Welches sind meine persönlichen, häufig wiederkehrenden Konfliktthemen? Welchen ›Knopf‹ müssen andere drücken, damit ich außer Fassung gerate?«
- »Wie sieht mein typisches Konfliktverhalten aus? Werde ich aggressiv und wütend? Ziehe ich mich zurück? Fühle ich mich ohnmächtig?«
- »Wie kann ich einen Konflikt, der mich beschäftigt, auf gute Weise ansprechen?«
- »Wie lässt sich der Konflikt auf eine für alle Beteiligten annehmbare Weise lösen? Was wären unkonventionelle, kreative Konfliktlösungen?«
- »Gibt es Vorbilder für einen konstruktiven Umgang mit der aktuellen Konfliktsituation?«

- »Welche Verhaltensweisen haben sich bisher als lösend für mich erwiesen?«

Konflikte sollten nicht als Hindernisse und Blockaden, sondern als Möglichkeit zum Wachstum erlebt werden. Diese Wahrnehmung setzt eine spirituelle Dimension voraus, die von Helfern erwartet werden darf, nicht immer aber von den Klienten.

Konflikte, die nicht zur Sprache gebracht werden, lähmen den Helfer und auch die Arbeit mit den Klienten. Durch eine aktive Beschäftigung mit ihnen werden sie zu einer Chance, etwas in Bewegung zu bringen und zum Besseren zu wenden.

5.2.4 Der Umgang mit knappen Ressourcen

Im sozialen Bereich ist die finanzielle und personelle Decke notorisch dünn, die in diesem Bereich Beschäftigten arbeiten fast immer am Limit. Diese Ressourcenknappheit wird meist durch die Strukturen des Gesundheitssystems und der Institutionen vorgegeben. Solche Systeme lassen sich nicht über Nacht ändern – schon gar nicht durch einen einzelnen Mitarbeiter. Und doch kann jeder für sich entscheiden, ob er sich als ohnmächtiges Opfer der Umstände sieht oder ob er aktiv nach Möglichkeiten sucht, sich an die Gegebenheiten anzupassen oder sie innerhalb des möglichen Rahmens zu beeinflussen.

Je weniger äußere Ressourcen (Zeit, Arbeitsmaterial, Unterstützung durch Kollegen etc.) zur Verfügung stehen, desto mehr werden die inneren Ressourcen der Fachkräfte belastet. In vielen Berufen ist es möglich, bei akuter Überforderung auch mal trotz eines vollen Schreibtischs oder anderer unerledigter Dinge nach Hause zu gehen und sich zu erholen. Doch die Betreuung eines Menschen kann nicht ohne Weiteres auf den nächsten Tag verschoben werden. Umso wichtiger ist es für die Fachkräfte, sich zu schützen, indem sie die eigenen Handlungsspielräume bewusst ausschöpfen und die eigenen Bedürfnisse nicht automatisch und bei jeder Gelegenheit hintan stellen.

Zu den knappen Ressourcen gehört neben Arbeitsmitteln und Personal auch die Zeit. Zweifellos sind die Dienst- und Arbeitspläne eng getaktet. Sehr oft mache ich die Erfahrung, dass der gefühlte Zeitdruck eigentlich ein Erfolgsdruck ist: Die Leitungsebene will zu viel auf einmal, auch wenn es die Ressourcen gar nicht hergeben. Das folgende Beispiel zeigt, dass es eine totale Ressourcenverschwendung sein kann, wenn ein Plan ohne Rücksicht auf Verluste durchgedrückt werden soll und noch dazu das eigentliche Ziel aus den Augen gerät.

Ein Klient, der unter einer leichteren Form der Vermüllung leidet, möchte gerne umziehen. Eine Entrümpelungsfirma, die schon viel Erfahrung mit der Messie-Klientel hat und sehr wertschätzend im Umgang mit diesen besonderen Kunden ist, wird den Auftrag übernehmen. Der Klient wünscht, dass die Mitarbeiter der Firma die von ihm gesammelten Bilder und Skulpturen einpacken, damit er sie in seine neue Wohnung mitnehmen kann. Die überall in dem Haus verteilten Abfälle sollen entsorgt werden. Der Leiter des Unternehmens besichtigt die Zimmer und plant für vier Mitarbeiter mit einem Arbeitsaufwand von drei Tagen – angesichts des Zustands des Hauses eine sehr knappe Planung. Dann kommt noch Pech hinzu: Zum Umzugstermin sind zwei Mitarbeiter krank, die beiden anderen brauchen trotz ihres hohen Arbeitseinsatzes fünf Tage, um die Wohnung zu leeren. Als der Klient sein altes Haus nach der Räumaktion noch ein letztes Mal betritt, triff ihn fast der Schlag: Ausnahmslos alles wurde in einen Container vor dem Haus geschmissen, keine einzige Umzugskiste war gefüllt worden – dazu hatte die Zeit nicht gereicht. Der Klient besteht darauf, dass der Container wieder ausgeräumt und die Sortierung nachgeholt wird. Denn nicht die Räumung der Wohnung war das Ziel, sondern den Klienten bei seinem Umzug zu unterstützen. Die Entrümpelungsfirma kostet dies drei weitere Tage, die nicht eingeplant waren.

Auch in der Kommunikation soll Zeitdruck vermieden werden. Schon die ersten Sätze, die mit einem neuen Klienten gewechselt werden, stellen die Weichen für alles Folgende. Nimmt sich eine Fachkraft nicht genügend Zeit, um gegenseitiges Vertrauen aufzubauen, weil schnell Fortschritte sichtbar werden sollen, erreicht sie genau das Gegenteil: Misstrauen und Widerstände.

Zeitdruck entpuppt sich bei näherem Hinsehen oft als Erfolgsdruck: Zu viel wird in zu wenig Zeit erwartet. Zu hoher Druck minimiert die Erfolgsaussichten und kann sogar dazu führen, dass statt des erwünschten Fortschritts ein Rückschritt stattfindet.

5.2.5 Der Umgang mit unangenehmen Gerüchen

Mit Frustrationen, Konflikten und knappen Ressourcen müssen sich die meisten Menschen – beruflich und privat – auseinandersetzen. Der Umgang mit unangenehmen Gerüchen ist dagegen eine Herausforderung, der professionelle Helfer von Messies in ganz besonderem Maße gegenüberstehen. Vor allem bei Vermüllung setzen sich starke Gerüche in Vorhängen, Möbeln und Wänden fest. Meiner Erfahrung nach gibt es keinen Gewöhnungseffekt. Vor allem in den heißen Sommermonaten und wenn es nicht möglich ist, in der Wohnung ein Fenster zu öffnen, weil alles zugestellt ist, verlangt die Arbeit viel Anpassungsfähigkeit von den Helfern. Einige praktische Hilfsmittel und Techniken helfen, sich auch in diesem Umfeld dem Menschen zuzuwenden.

- Die Besuche dauern nicht länger als eine Dreiviertelstunde.
- Unter die Nase wird etwas Salbe mit ätherischen Ölen gerieben. Ein kleiner Salbentiegel wird mitgeführt, um bei Bedarf nachzulegen.
- Mit der Empathie kommt auch die Erinnerung daran, dass es sich um einen erkrankten Menschen handelt.
- Sofort nach dem Besuch werden Arbeits- beziehungsweise Schutzkleidung gewechselt. Die benutzte Kleidung wird im Auto in einer großen Plastiktüte oder einem luftdicht schließenden Koffer verstaut. Wenn mit dem Waschen nicht zu lange gewartet wird, lassen sich auch die unangenehmsten Gerüche aus der Arbeitskleidung entfernen.

Wenn möglich wird die Schutz- und Arbeitskleidung professionell in einer Wäscherei gereinigt. So gelangen die Gerüche erst gar nicht ins private Umfeld. Bei Fachdiensten sollte Arbeitskleidung, die zentral gesammelt und gewaschen wird, selbstverständlich sein.

Menschen verfügen über individuelle Möglichkeiten, in einem Umfeld mit starker Geruchsbildung zu arbeiten. Manche vertragen die Gerüche nicht und müssen sich übergeben, andere sind weniger empfindlich. Die Unterschiede sind keine Frage der Gewöhnung oder des Willens, sondern es handelt sich um eine Veranlagung, die der Einzelne nicht beeinflussen kann.

Bei Fachdiensten muss deshalb in den Teams abgesprochen werden, wer in vermüllten Wohnungen eingesetzt werden kann und wer nicht. Damit es keinen Unfrieden im Team gibt, stärkt die Leitungsebene den Teammitgliedern, denen die Mitarbeit bei Vermüllungssyndrom nicht möglich ist, den Rücken. Mit guten Argumenten sorgen die Vorgesetzten dafür, dass das Team es gut aufnimmt, wenn ein Mitarbeiter starke Gerüche nicht verträgt und deshalb für die Arbeit mit bestimmten Klienten ausfällt.

Ein auf die Wahrnehmung starker Gerüche folgender Brechreiz ist eine individuelle körperliche Reaktion und lässt sich nicht unterdrücken. Erfahrene Vorgesetzte wissen sehr gut, was sie ihren Mitarbeitern zumuten können und was nicht.

Selbstständig tätige Fachkräfte wissen, welche Aufträge sie überfordern würden und entscheiden frei darüber, welche sie annehmen können. Für Messie-Fachkräfte bietet sich dieser Ausweg nicht an. Ich habe schon einige Mitarbeiter der sozialen Berufe getroffen, die sich gerne auf die Arbeit mit Messies spezialisieren wollen, sich aber den Umgang mit Menschen, die an einem Vermüllungs- oder Verwahrlosungssyndrom leiden, ersparen möchten. Sie haben die Idee, allein mit Menschen, die pathologisch horten, zu arbeiten. Das ist nachvollziehbar, denn bei dieser Klientel handelt es sich ja oft um gebildete Menschen mit guten Umgangsformen, die Wert auf ihr äußeres Erscheinungsbild legen. Doch weil es so viele Mischformen zwischen den Messie-Ausprägungen pathologisches Horten, Vermüllung und Verwahrlosung gibt, kann es so eine Spezialisierung in der Praxis nicht geben.

> Im telefonischen Erstgespräch bittet die ältere Dame um Hilfe, sie möchte gerne ihre Enkel häufiger zu Besuch haben und den Versuch wagen, sich von den tausenden Plüschtieren zu lösen, die sie über Jahrzehnte in ihrem Haus angesammelt hat. Sie macht einen sehr klaren und bewussten Eindruck, deshalb kann ich sie offen heraus fragen, wie sie ihre Wohnung wahrnimmt. Die Klientin beschreibt die einzelnen Zimmer ihres Hauses – ein typischer Fall von pathologischem Horten, so scheint es. Weil ihr Sohn sich schon häufiger abfällig über sie geäußert hat, kommt sie meiner nächsten Frage ganz von allein zuvor: »Ich bin nicht jemand, der den Müll nicht wegbringen kann. Mir ist es sehr, sehr wichtig, dass es bei mir alles ganz sauber ist.«
> Als ich sie einige Zeit später zum ersten Mal in ihrem Haus besuche, wird schon im Eingangsbereich klar, dass sich zumindest in einem der Zimmer Gegenstände befinden, die Gerüche durch das gesamte Haus verströmen. Es handelt sich also keinesfalls um eine reine Form des pathologischen Hortens, es liegt mindestens eine weitere Komorbidität vor. In meiner Wahrnehmung ist dies ein sehr spannender Aspekt an meinem Beruf: Ich werde mit allen möglichen Zusammenstellungen von Symptomen konfrontiert und weiß bei einem neuen Klienten nie, was auf mich zukommt.

Sich nur auf eines der drei Messie-Syndrome spezialisieren zu wollen, wäre so, als würde ein Allgemeinarzt sagen: Ich weigere mich, die Füße meiner Patienten anzuschauen. Angenommen, ein Patient käme zu ihm, weil er Schmerzen beim Laufen hat. Der Arzt könnte dann zum Beispiel untersuchen, ob das Knie entzündet ist. Doch eine Verstauchung am Zeh könnte er nicht behandeln. Auch dann, wenn es sich tatsächlich um ein entzündetes Knie handelt, könnte er sich nicht sicher sein, ob er etwas übersieht. Er müsste seine Praxis schließen.

Messie-Fachkräfte stehen für Klienten aus allen drei Formenkreisen zur Verfügung; eine Spezialisierung ist nicht möglich. Zu häufig sind die Überschneidungen zwischen zwei oder gar allen drei Syndromen bei ein und demselben Klienten.

5.3 Selbstschutz durch Psychohygiene

Eine Kernkompetenz von Messie-Fachkräften besteht darin, die Bedürfnisse ihrer Klienten wahrzunehmen und sie darin zu unterstützen, dass sie sich in ihrer Umgebung wohlfühlen können. Genau diese Fähigkeit müssen sie auch bei sich selbst anwenden: »Was sind meine eigenen Bedürfnisse und was muss ich tun, damit ich mich in mir wohlfühle?«

Es ist bekannt, dass Mitarbeiter der sozialen Berufe durch ihren täglichen Umgang mit schwersten Schicksalen und Erkrankungen besonders gefährdet sind, eine Depression zu entwickeln oder auszubrennen. Die Tendenz zur Ausprägung dieser Störungen ist steigend. Umso wichtiger ist die Selbstfürsorge. Sie ist ein kontinuierlicher Prozess und sollte nicht erst dann begonnen werden, wenn Belastungen bereits zu Stresssymptomen wie Schlafstörungen, Verspannungen von Rücken- und Nackenmuskulatur, ständig erhöhtem Blutdruck und einem angegriffenen Immunsystem geführt haben. Auch wenn es im Beruf gut zu laufen scheint, ist es wichtig, die eigenen Bedürfnisse zu erspüren und ernst zu nehmen.

> **Psychohygiene:** Zum liebevollen Umgang mit sich selbst zählen alle Maßnahmen und Strategien, die uns helfen, mit den täglichen Belastungen umzugehen und so unsere seelische Gesundheit erhalten.

Ist eine Fachkraft bei einer Institution angestellt, ist natürlich auch die **Leitungsebene** aufgefordert, das Wohlbefinden und die Arbeitskraft der Mitarbeiter zu erhalten und zu fördern.

- Sie achtet auf geregelte Arbeitszeiten, eine klare Urlaubsregelung und darauf, dass nicht zu viele Überstunden anfallen. Sie hat den

Überblick über das, was leistbar ist, bietet einen abwechslungsreichen Dienstplan und vermeidet Überlastungen der Mitarbeiter.

Eine Sozialarbeiterin ist ganz verzweifelt, weil sie mehrere Monate lang jeden Mittwoch drei Klienten mit Vermüllungssyndrom hintereinander auf dem Dienstplan hat. »Bis ich mich von diesem Tag erholt habe, ist schon wieder Wochenende«, sagt sie.

- Sie schafft ein angenehmes Arbeitsumfeld mit hellen und freundlichen Büroräumen, gut funktionierender Infrastruktur und einer ausreichenden Ausstattung mit Arbeitsmaterialien wie zum Beispiel Arbeitskleidung und Dienstfahrzeugen.
- Sie fördert nach Möglichkeit innerhalb des Teams das Arbeiten in Tandems, die aus jeweils zwei Fachkräften derselben Berufsrichtung bestehen. So können sich die beiden Mitarbeiter jederzeit austauschen. Es gibt auch keine Brüche im Prozess, wenn einer von ihnen krank wird oder im Urlaub ist. Gerade bei der stark personenbezogenen Arbeit mit Messies ist dies ein großer Vorteil.
- Der Umgang mit den unterschiedlichsten Krankheitsbildern erfordert es, dass die Fachkräfte gut geschult und begleitet sind. Deshalb sorgt die Leitungsebene für Weiterbildungen und alle vier bis sechs Wochen für die Supervision seiner Mitarbeiter (mehr zum Thema Supervision in Abschnitt 5.3.4).

Während der Arbeit an diesem Buch habe ich in einer Fachklinik für Naturheilverfahren eine Woche mit Heilfasten verbracht. Schon gleich am ersten Tag fiel mir die entspannte Atmosphäre im Haus auf, alle Mitarbeiter waren ausgeglichen und den Gästen überaus freundlich zugewandt. Sofort fühlte ich mich getragen und gut aufgehoben. Bei den Anwendungen der folgenden Tage spiegelte ich den Mitarbeitern meine Eindrücke und fragte sie, woran es denn liegen würde, dass das Arbeitsklima offensichtlich so gut sei. Hier ein paar der Antworten: »Wir arbeiten hier auf Augenhöhe und werden in Entscheidungen mit einbezogen.« – »Wir arbeiten lösungsorientiert im Team.« – »Unser Chef achtet darauf, dass die Belastungen gerecht verteilt sind.« – »Wir haben genug freie Tage zum Durchatmen.« – »Wenn wir wegen akuter Probleme Gesprächsbedarf haben, müssen wir nicht lange auf einen Termin warten.« – »Als ich schwanger wurde, standen mir adäquate Möglichkeiten offen, den Dienstplan an meine Bedürfnisse anzupassen.« Besonders gut gefallen hat mir die Tradition, dass alle Mitarbeiter, die neu in der von Dr. Weckbecker gegründeten und heute den Maltesern angegliederten Klinik anfangen, eine Woche Fasten in dieser Institution geschenkt bekommen. So starten sie nicht nur erholt in die neue Arbeit, sie haben auch die Abläufe »vom anderen Ende her« kennengelernt.

So wichtig die Fürsorge der Institutionen für ihre Mitarbeiter auch ist – auch unter den besten äußeren Bedingungen kann das Wohlbefinden der Mitarbeiter nicht gedeihen, wenn diese ihre Verantwortung für sich selbst nicht wahrnehmen und ihre **Selbstfürsorge** vernachlässigen. Solo-Selbstständige können nicht auf institutionelle Unterstützungen zählen und müssen umso konsequenter auf ihre Bedürfnisse und ihr Wohlergehen achten. Die folgenden Punkte werden auf den kommenden Seiten näher untersucht.

- Sich selbst wahrnehmen
- Sich vom Klienten abgrenzen
- Unterstützung suchen und annehmen
- Sich regelmäßig supervidieren lassen.

Psychohygiene ist eine Lebenskunst: Indem wir gezielt und achtsam unsere Bedürfnisse wahrnehmen und befriedigen sowie den Ballast aus Frustrationen, Selbstzweifeln und Konflikten kontinuierlich entsorgen, erhalten wir unsere Gesundheit und unser seelisches Gleichgewicht.

5.3.1 Selbstwahrnehmung

Es hat einen guten Grund, dass der Begriff der Achtsamkeit in den letzten Jahren eine starke Verbreitung gefunden hat. Die aufmerksame Wahrnehmung, wie es in uns Menschen aussieht, ist ein zentraler Baustein der Psychohygiene. Sinnvollerweise gönnt man sich gleich am Morgen ein paar Minuten, in denen man sich selbst widmet. Das kann Bewegung sein, zum Beispiel Fahrradfahren oder Yoga. Auch verschiedene Meditationsformen helfen uns, nicht ohne Ausrichtung in den Tag hineinzufallen. All dies macht den Weg frei, um mit sich in Kontakt zu kommen. Für manche Menschen eignet sich eine bestimmte Abfolge von Körperhaltungen wie etwa der Sonnengruß. Mein persönliches Morgenritual sieht so aus: Ich stehe am offenen Fenster, klopfe mit meiner rechten Hand auf den oberen Teil meines Brustbeins und sage mehrmals hintereinander:

Ich lebe,
Ich glaube,
Ich vertraue,
Ich bin dankbar,
Ich bin mutig.

Eine Alternative sind die Worte:

Ich bin angekommen,
ich bin zu Hause,
ich bin im Hier,
ich bin im Jetzt.

Das Ziel von Morgenritualen ist es, dass wir uns uns selbst zuwenden, bevor wir uns der Welt zuwenden. Ein Helfer, der sich morgens Zeit für sich selbst nimmt, mobilisiert so seine inneren Kräfte und ist gut auf den Tag vorbereitet.

In bestimmten Zeitabständen ist es auch sinnvoll, sich zu fragen, wie man aktuell im Leben steht:

- »Was nährt mich? Was zehrt an mir?« Diese Fragen beziehen sich auf die drei Ebenen Körper, Geist und Seele. Ganz allgemein gilt für die meisten Menschen, dass ihrem Körper Bewegung und frische Luft guttut, ihr Geist sich über Anregungen und Inspiration freut und ihre Seele im Austausch mit anderen Menschen aufblüht. Darüber hinaus hat jeder Mensch ganz individuelle Antworten auf diese Fragen.

> Jeder Mensch trägt gewisse Verletzungen mit sich herum. Die Frage ist, welchen Raum sie im Leben einnehmen. Die besten Helfer sind oft diejenigen, denen Verletzungen der Seele nicht fremd sind. Vielleicht sind sie schon einmal über sich hinausgewachsen und haben ein Schicksal gemeistert. Wenn sie allerdings hoffen, durch die Arbeit mit Messies »gerettet« zu werden, werden sie enttäuscht werden. Professionelle Helfer können ihre Klienten nur so weit begleiten, wie sie in ihrem eigenen Leben »aufgeräumt« haben. Damit ist gemeint, dass die eigenen Bindungserfahrungen und Prägungen sehr gut geklärt sein müssen, bevor der Umgang mit psychisch kranken und oft schwer traumatisierten Menschen gelingen kann. Andernfalls bestünde zum Beispiel die Gefahr, dass die Beschäftigung mit der Messie-Klientel Trigger auslösen, die die Helfer selbst aus dem Gleichgewicht bringen.

- »Welche Begabungen und Talente sind in mir? Was möchte ich in die Gesellschaft hineintragen?«
- »Wofür nehme ich mir Zeit? Wofür *sollte* ich mir Zeit nehmen?«
- »Wie sieht meine energetische Bilanz aus? Gibt es täglich einen Überschuss oder muss ich mich regelmäßig mit einem Defizit ins Wochenende retten?«
- »Was schenkt mir Energie?« Weil die Klienten viel Aufmerksamkeit brauchen, ist der Energieeinsatz der Fachkräfte sehr hoch und die Energiespeicher leeren sich schnell. Deshalb ist es besonders wichtig zu wissen, wie sie wieder aufgefüllt werden können. Neben den Beziehungen zu anderen Menschen kann auch die Beschäftigung mit Literatur und Kunst dazu führen, dass sich jemand sicher und geborgen fühlt.
- »Wie ernähre ich mich?« Auch diese Frage gehört zum Energiethema. Manche Nahrungsmittel wecken die Lebensgeister, andere machen müde und missgestimmt.
- »Was brauche ich, um mich wohlzufühlen?« Es gibt viele Antwor-

ten auf diese Frage: Freundschaften, Farben, Bewegung, ein Rückzugsort …

- »Wie sieht mein Biorhythmus aus?« Nur selten kann man frei zwischen Früh- oder Spätschicht wählen. Doch wenn man weiß, dass man zum Beispiel am späten Nachmittag nicht mehr so leistungsfähig ist wie am Morgen, hilft das bei der Einteilung der Kräfte.
- »Wie gehe ich mit Macht- und Ohnmachtsgefühlen um?« Gefühlsstau kann anstrengend und schmerzhaft sein. Um nicht in Erschöpfungsräume abzugleiten, nehmen wir die eigenen Gefühle regelmäßig wahr, sprechen sie aus und akzeptieren sie.
- »Wer bin ich nach der Arbeit?« Der Beruf ist nicht alles im Leben. Damit wir ihn auf Dauer mit Freude ausüben können, brauchen wir genügend Freizeit und ein Privatleben, in dem wir Zufriedenheit und Geborgenheit erfahren,

> Wenn professionelle Helfer ihr gesamtes Leben auf ihren Beruf ausrichten, liegt die Vermutung nahe, dass sie ihre Klienten (miss)brauchen, um sich gut zu fühlen. Der Grat zwischen bewunderungswürdigem Einsatz und der Instrumentalisierung von Klienten, um dem eigenen Leben eine Bedeutung zu geben, kann sehr schmal sein.

- »Wie bin ich sozial aufgestellt? Schenkt meine Familie mir Energie oder verbraucht sie sie?« Ein gut funktionierendes soziales Netz kann Belastungsspitzen auffangen, sie aber auch erzeugen. Viele professionelle Helfer kümmern sich parallel zum Beruf um Familienmitglieder, die allein nicht mehr zurechtkommen. Wie lange lässt sich so eine Doppelbelastung durchhalten, und welche Aufgaben könnten im privaten Bereich delegiert werden?
- »Was sind meine Störfaktoren und was sind die Fallen, in die ich immer wieder hineintappe?«
- »Nutze ich meine Möglichkeiten zur Weiterentwicklung? In welche Richtung möchte ich meinen Horizont erweitern?« Gemeint ist die Entfaltung im privaten und beruflichen Bereich.

Wenn wir ein Bewusstsein für uns selbst entwickeln und in Kontakt mit uns bleiben, ist das nur die eine Seite der Medaille. Wir müssen auch – wo es möglich und sinnvoll ist – in die Handlung kommen und Konsequenzen ziehen. Die Alternative wäre ein früher oder später auftretendes Erschöpfungssyndrom, unter Umständen sogar eine Depression.

Wir müssen aufmerksam sein, wenn sich Körper, Geist und Seele Gehör verschaffen wollen. Diese Bewusstheit verhindert, dass sich stete Erschöpfung und ein Gefühl des Ausgeliefertseins einstellen.

5.3.2 Abgrenzung vom Klienten

Die Arbeit mit Messies ist durch intensive Beziehungsarbeit und ein starkes Vertrauensverhältnis geprägt. Dies kann unerfahrene Helfer dazu verleiten, die notwendige Distanz zu verlassen und sich zum Beispiel in innerfamiliäre Konflikte der Klienten hineinziehen zu lassen. Vor allem dann, wenn sich Helfer und Klient besonders sympathisch sind, kann es zu einer Verwischung der Grenzen kommen. Freundschaften sind etwas Wunderbares, doch sie verhindern einen professionellen Umgang mit dem Klienten.

Ein Pfleger berichtete mir einmal ganz begeistert: »Die Arbeit mit Herrn Müller läuft fantastisch! Wir haben einen richtig guten Draht zueinander. Das ist schon eine richtige Freundschaft geworden.« Meine Skepsis konnte er nicht teilen. Ganz im Gegenteil, er war stolz darauf, so einen so guten Zugang zu seinem Klienten gefunden zu haben. Einige Wochen später hatte sich das Blatt gewendet. Nach anfänglichen Erfolgen gab es nun große Probleme. Der Klient rief Tag und Nacht auf der Privatnummer des Pflegers an. Als der zu erklären versuchte, dass er auch mal Feierabend haben müsse und nicht mehr angerufen werden möchte, fühlte sich der Klient getäuscht und verhielt sich daraufhin gezielt unkooperativ. Der Pfleger musste aus dem Helfer-Team abgezogen werden, seine Nachfolgerin hatte es schwer, einen Zugang zum Klienten zu finden.

Die Abgrenzung dient dem Schutz des Klienten, der eigenen Person und des gesamten Teams. Selbstverständlich bleibt das Prinzip der Augenhöhe mit dem Klienten gewahrt.

Professionalität braucht neben Erfahrung und Expertenwissen auch die nötige Distanz zum Klienten. Sie erlaubt es, den Überblick zu bewahren und den Klienten bestmöglich zu beraten und zu versorgen.

5.3.3 Unterstützung suchen und annehmen

Leider fällt es gerade denjenigen, die anderen Menschen helfen, oft schwer, selbst Rat und Unterstützung anzunehmen. Dabei nimmt allein schon der Austausch mit Menschen, die ähnliche Herausforderungen bewältigen, eine große Last von den eigenen Schultern. Vor allem Solo-Selbstständige müssen dafür sorgen, dass sie Netzwerke aufbauen und bei Bedarf bestimmte Arbeiten delegieren beziehungsweise in Auftrag geben. Auch Institutionen und Teams, die mit Messies arbeiten, sollten unbedingt offen sein für den Austausch mit anderen Einrichtungen. So wird zum Beispiel der Blick dafür geschärft, ob die eigenen Handlungsoptionen ausreichen und ob der Klient nicht mit einer anderen Art der Hilfestellung oder Therapie besser unterstützt werden würde.

- Einzelpersonen oder Teams schrauben sich immer weiter in einen Fall hinein. Statt über die Arbeitsabläufe nachzudenken, wird das gewohnte Procedere beibehalten und versucht, den Erfolg durch einen immer höheren Arbeitsaufwand zu erzwingen.
- Einen Klienten an eine andere Institution zu überweisen kann ein schambesetztes Thema sein. Dass das Team dem Klienten nicht mit den zur Verfügung stehenden Mitteln helfen konnte, wird fälschlicherweise als Versagen gewertet.

Weil der Austausch unter ausgebildeten Messie-Fachkräften so wichtig ist, ist ein an das Messie-Kompetenz-Zentrum in Stuttgart angegliederter Verein im Aufbau. Er soll als Austauschplattform eine hilfreiche Dynamik in Gang setzen und der Komplexität der Messie-Syndrome endlich die notwendige Aufmerksamkeit verschaffen.

- In manchen Institutionen ist die Option, einen Klienten an eine geeignetere Institution weiter zu vermitteln, gar nicht vorgesehen.

Es ist kein Misserfolg, wenn eine Fachkraft, ein Team oder eine Institution sich an andere Dienstleister wendet, wenn ein Klient mit eigenen Mitteln nicht bestmöglich versorgt werden kann. Ganz im Gegenteil: Eine solche Haltung stellt das Wohl der Klienten in den Mittelpunkt.

5.3.4 Supervision

Supervision kommt aus dem Lateinischen und bedeutet »Überblick«. Mit Hilfe eines Supervisors, also eines objektiven und fachlich versierten Beraters, reflektieren professionelle Helfer ihre Arbeit systematisch, wertschätzten Gelungenes, bearbeiten Konflikte und entwickeln Lösungen. So werden die Ressourcen gestärkt, die Kooperation im Team verbessert und bei Bedarf effektivere und wirksamere Strukturen und Konzepte entwickelt.

Supervision im Team: Hier stehen die gruppendynamischen Prozesse und die Ergebnisse der Zusammenarbeit einer Arbeits- oder Projektgruppe im Fokus. Die Mitarbeiter arbeiten gemeinsam daran,

- ihr eigenes Verhalten zu reflektieren,
- sich selbst und andere in den beruflichen und sozialen Rollen im Team zu verstehen,
- Konfliktfälle und eingefahrene Situationen zu besprechen,
- Entscheidungen und Arbeitsabläufe zu überprüfen,
- Handlungsstrategien zu entwickeln,
- sich persönlich und als Team weiterzuentwickeln.

Auch in der **Einzel-Supervision** ist ein systemisches Vorgehen wichtig. Im Vordergrund stehen die persönlichen Ressourcen, Ziele und Wünsche der einzelnen Helfer.

- Feedback zur laufenden Arbeit mit Klienten
- Behandlung von Konflikten, Belastungen und Verunsicherungen
- Klärung individueller Veränderungsprozesse und Umbrüche
- Entwicklung neuer Perspektiven.

Für professionelle Helfer, die sich als Messie-Fachkraft selbstständig gemacht haben, kann die Supervision die wichtigste Gelegenheit zum professionellen Austausch sein. Das folgende Geschehen ist stark verkürzt wiedergegeben, ganz so einfach ist es in der Praxis nicht. Aber es zeigt, wie der Austausch mit einem erfahrenen Gegenüber zu einem erlösenden Aha-Erlebnis führen kann.

Dem 27-jährigen Familientherapeuten macht der von ihm begleitete Fall einer jungen Frau zu schaffen. Diese hat viele Pläne, ihr Leben zu verändern, sie möchte zum Beispiel ihren Führerschein machen und neue Möbel anschaffen. Aber trotz der nachdrücklichen Ermutigungen ihres Therapeuten hat sie nichts von diesen Wünschen umsetzen können. Er ist frustriert und fühlt sich ohnmächtig. Woran liegt der Misserfolg? Ich schlage vor, die Beziehung zwischen ihm und seiner Klientin unter die Lupe zu nehmen. Bei der Aufstellungsarbeit wird über gewählte Symbole sichtbar, wie der Therapeut sich selbst und seine Klientin sieht. Als Stellvertreterin für seine Klientin wählt er eine Babypuppe. Sich selbst sieht er als handtellergroße, schalenförmige Muschel – für ihn ist das ein Bild für seine Offenheit. Aber könnte die Kalkschale so einer Muschel nicht auch darauf hindeuten, dass er seiner Klientin gegenüber zu hart und fordernd auftritt? Diese Interpretation bringt den Therapeuten ins Nachdenken, es wird etwas weich in ihm. Er erkennt, dass er von seiner Klientin kognitive Leistung abverlangt hat, die diese gar nicht leisten kann. Sie muss auf einer ganz anderen Ebene abgeholt werden. Denn wenn es um ihre Wohnwelt geht, braucht die Klientin von ihm wie ein kleines Kind eine emotionale Ansprache. In dem großen Durcheinander des Zimmers seiner Klientin möchte er nun einen Ort etablieren, der dem »inneren Kind« seiner Klientin Geborgenheit, Ruhe und Trost schenkt.

Alle Fachkräfte, die mit Messies arbeiten, finden in der Supervision eine wichtige Unterstützung. Sie ist nicht nur ein wichtiger Baustein zur Qualifizierung beruflicher Arbeit, sondern auch für die Psychohygiene.

Die Regelungen zur Supervision sind unübersichtlich und je nach Beruf und Bundesland unterschiedlich. So kommt es, dass ich bei den Weiterbildungen, die ich überall in Deutschland gebe, leider immer noch häufig höre, dass die Teilnehmer nur unregelmäßig oder sogar noch nie supervidiert wurden. Die wenigen, die schon einmal von einer Supervision profitieren durften, berichten meist, dass diese nur in die Wege geleitet wurde, weil es im Team brannte. Viel zu selten gehört dieser Austausch zu den normalen, in der Organisationsstruktur verankerten Abläufen.

> Mehrere Jahrzehnte lang befragten Psychotherapeuten im Auftrag der Society for Therapy Research ihre Berufskollegen nach deren beruflichen und persönlichen Erfahrungen. Die Interviews mit mehreren tausend Therapeuten, Analytikern und Beratern aus 24 Ländern ergaben, dass die Supervision den größten positiven Einfluss auf ihre berufliche Entwicklung hatte. Sowohl Berufsanfänger als auch erfahrene Psychotherapeuten profitierten von dem Austausch und zeigten sich resilienter gegen Erschöpfung, Ängste und dem Gefühl, nicht kompetent genug zu sein. Sie erlebten berufliches Wachstum, Begeisterung und Motivation, sodass sie auch bei Belastungen ihre Patienten erfolgreich behandeln konnten.

Der unstrittige Erfolg der Supervision für alle sozialen Berufe hat ein Umdenken hervorgerufen. Auf dem Markt für die Betreuung und Behandlung von Messies ist viel in Bewegung.

- Eine wachsende Anzahl an Institutionen hat verstanden, dass Supervision dann sinnvoll ist, wenn sie regelmäßig durchgeführt wird, und übernehmen die Kosten. Diese Investition zahlt sich für sie zweifellos aus.
- Solo-Selbstständige erkennen den Wert des regelmäßigen Aus-

tauschs, um nicht im Umgang mit schweren Krankheitsbildern in eine Überforderung zu rutschen.

- In absehbarer Zeit wird es Supervisoren geben, die auf Messie-Fachkräfte spezialisiert sind.

Supervision motiviert, verbessert das Arbeitsklima und kann zu einer Optimierung der Arbeitsleistung beitragen. Damit ist sie eine wertvolle Maßnahme zur Qualitätssicherung und eine unverzichtbare Burnout-Prophylaxe zugleich.

KAPITEL 6

Die Identitätsbildende Integrative Messie-Therapie® nach Veronika Schröter

Messies brauchen eine sensible und wertschätzende Annäherung. So wie für alle professionellen Helfer gilt das selbstverständlich auch für Psychiater, Psychologen und Psychotherapeuten. Doch es gelingt ihnen nicht immer, ein einfühlsames Verhältnis zum Klienten aufzubauen. Erstaunlich oft höre ich von unangemessenen Gesprächen und Maßnahmen, denn leider können die Ausprägungen des Messie-Sydroms auch die kompetentesten und ansonsten einfühlsamsten Menschen zu einem übergriffigen Umgang mit dieser Klientel verleiten.

Ein neuer Klient, ein gestandener, 58-jähriger Mann, sitzt vor mir und weint aus tiefstem Herzen. Einige Wochen zuvor hatte er seine Scham überwunden und seinen Therapeuten gebeten, ihn in seiner Wohnung aufzusuchen. Von diesem Besuch erhoffte er sich mehr Verständnis. Er sagt: »Ich hatte so viele Jahre niemanden in meine Wohnung hineingelassen, und dann wurde mein Vertrauen so enttäuscht!« Was war geschehen? Der Therapeut hatte sich in der Wohnung fassungslos umgesehen, auf die Zeitungsstapel gedeutet und seinem Klienten nahegelegt, dass er diese doch wegschmeißen solle. Dann sei schon mal ein Anfang gemacht. Zufälligerweise kenne ich den Therapeuten, er hat einen hervorragenden Ruf, zweifellos versteht er viel von seinem Fach. Doch ihm war offensichtlich nicht bewusst, wie niederschmetternd seine Reaktion für den Klienten war. Indem die gehorteten

Gegenstände in Frage gestellt wurden, wurde auch der Klient selbst in Frage gestellt. Solche Demütigungen ziehen sich wie ein roter Faden durch sein Leben. Seine über 80 Jahre alten Eltern beschimpfen ihn noch heute bei jedem seiner Besuche aufs Übelste, so, wie sie es auch schon gemacht hatten, als er noch ein Kind war.

Messies brauchen eine ganz besonders wertschätzende, einfühlsame Therapie, mit deren Hilfe sie neue Bindungserfahrungen machen, ihre Identität festigen und so aus eigenem Antrieb in eine würdevolle Umgebung finden. In einer idealen Welt sollte es nicht notwendig sein, professionellen Helfern diesen Umstand ans Herz zu legen. Sie alle sind außerordentlich empathisch und haben ihren Beruf gewählt, um Menschen zu helfen. Und doch muss ich mich in meinem Berufsalltag immer wieder mit Klienten befassen, die in ihrer Not bei ihrem Therapeuten nicht die Hilfe gefunden haben, die sie sich erhofft haben.

Therapie: Wie so viele Wörter aus der Heilkunde stammt auch dieser Begriff aus dem Griechischen. Das entsprechende Verb bedeutet »dienen« und »sich kümmern«. In Medizin, Psychiatrie und Psychologie besteht allerdings die Gefahr, dass der Erfahrungs- und Wissensvorsprung der Fachleute dazu führt, dass diese unwillkürlich nicht mehr »dienen«, sondern »herrschen«.

In über zwanzig Jahren der Betreuung und Behandlung von Messies habe ich ein Therapiekonzept entwickelt, das die speziellen Bedürfnisse der Betroffenen beantwortet: die **Identitätsbildende Integrative Messie-Therapie**®.

Identitätsbildend: Das Ziel dieser Therapieform ist es, der Psyche des Klienten eine tragende Struktur in Form einer ausgeprägten Identität zu vermitteln. Es ist eine Therapie, die von innen nach außen arbeitet. Ein Vorgehen, das im Außen beginnt – zum Beispiel das reine Aufräumen – hat keinen positiven Effekt im Innenleben des Klienten zur Folge und ist deshalb in der Regel nicht nachhaltig. Der identitätsbildende Teil der Therapie ermöglich es dem Klienten zu sagen: »Ich bin da, ich nehme wahr, was ich brauche, und verschaffe meinen Bedürfnissen Raum.«

Integrativ: Dieses Adjektiv hat gleich auf mehreren Ebenen Bedeutung:

- Der Wohnraum ist der Dreh- und Angelpunkt dessen, was sich im Leben des Klienten an Übergriffigkeiten niedergeschlagen hat. Er wird ins Bewusstsein des Klienten gerückt. Behutsame Veränderungen im Wohnraum machen es dem Klienten möglich, soziale Beziehungen wieder aufzunehmen und sich in ein soziales Netz zu integrieren.
- Die vom Klienten angesammelten Gegenstände sind für ihn bedeutsam. Sie haben ihn bisher die Krisen seines Lebens überstehen lassen. Die Therapie wertschätzt sie als Teil der Geschichte des Klienten. Sie legt den Fokus nicht darauf, was weg muss, sondern wie das Gesammelte ins Leben des Klienten so integriert werden kann, dass für ihn selbst Raum bleibt und soziale Kontakte möglich sind.
- Viele Erlebnisse wurden verdrängt und verhindern einen bewussten Umgang mit dem, was dem Klienten zustieß. Das Kennenlernen der eigenen Biografie integriert die Geschichte des Klienten in sein Leben und macht den Weg frei, schädliche Glaubenssätze loszuwerden, und ermöglicht einen Ausblick auf das, wie es in Zukunft sein könnte.

Die Identitätsbildende Integrative Messie-Therapie® unterstützt die Willensbildung der Klienten und stärkt so ihre Identität. Ihr Leben, das auseinandergefallen war, wird wieder ganz. Sie machen die Erfahrung: »Ich kann wieder aufrecht stehen! Ich kann wieder aufrecht gehen!«

Die Messie-Therapie lebt vom achtsamen und sanften Umgang mit dem Klienten. Wenn sie zum Therapeuten kommen, sind sie meist sehr geschwächt und auch ängstlich. Jeder weitere Druck hätte zur Folge, dass der Klient in den Widerstand geht.

- Von dieser Therapie profitieren vor allem Menschen, die pathologisch horten. Auch Messies mit Vermüllungs- oder Verwahrlosungssyndrom, denen **eine Selbstreflexion möglich** ist, wird durch die Therapie Unbewusstes bewusst gemacht, sodass sich ihrem Leben neue Möglichkeiten erschließen.
- Viele Klienten mit Vermüllungs- oder Verwahrlosungssyndrom sind allerdings aufgrund ihrer schweren psychiatrischen Erkrankungen **nicht zur Selbstreflexion in der Lage**. Bei ihnen steht nicht immer eine Therapierung im Vordergrund, sondern der Aufbau verlässlicher äußerer Strukturen, die ihre Menschenwürde unterstützen (siehe Kapitel 4). Die Identitätsbildende Integrative Messie-Therapie® begleitet diesen Prozess, denn auch bei dieser Klientel greifen Teile der Therapie – vor allem der Punkt »Freude und Lebendigkeit im Leben des Klienten integrieren« ist hier zu nennen.
- An dieser Stelle möchte ich eine weitere Personengruppe benennen: **Menschen mit Intelligenzminderung**, die pathologisch horten oder auch unter dem Vermüllungs- und/oder Verwahrlosungssyndrom leiden. Ich begegne oft der Einstellung, dass sich die therapeutische Arbeit mit diesen Menschen »kaum lohne«. Meiner Erfahrung nach werden sie fast durchgehend unterschätzt. Mit mittelgradig behinderten Menschen kann der Therapeut sehr gut ihr Leben betrachten und gemeinsam mit ihnen und den Bezugspersonen neue Regelungen vereinbaren. Die Frage lautet: Was sind ihre Möglichkeiten? Man darf davon ausgehen, dass es *immer* Möglichkeiten gibt.

> Die Eltern der 45-jährigen, geistig behinderten Klientin gehören einer Freikirche an, deren zentrales Thema es ist, dass die Welt bald untergehen wird. Sie schicken ihrer Tochter mehrmals im Monat große Esspakete, die sie gar nicht bewältigen kann, und bombardieren sie geradezu mit ihren Fantasien. Die Tochter möchte das alles nicht, sie wird aber nicht gehört. Ihre Eltern behandeln sie wie ein Kleinkind. Mit Hilfe des Therapeuten schreibt sie ihren Eltern einen Brief: »Hallo Mutter, hallo Vater, es ist schön, dass Ihr Euch immer wieder bei mir meldet. Bitte hört

auf, mir Briefe über Weltuntergangsgedanken zu schreiben. Ich sehe, dass es gut gemeint ist. Doch ich möchte das nicht mehr hören. Ich kümmere mich gut um mich.« Mit diesem Brief bezieht sie eine klare Position, stärkt ihre Identität und setzt ihren Eltern Grenzen. Tatsächlich akzeptieren die Eltern den Wunsch ihrer Tochter, seitdem hat sie Ruhe.

Dieses Buch kann nur einige Grundzüge der Therapie vorstellen. Sie sollen dem interessierten Therapeuten, aber auch allen andern professionellen Fachpersonen einen ersten Eindruck davon geben, wie eine erfolgreiche Messie-Therapie gestaltet werden kann. Als erfolgreich werte ich eine Therapie, wenn der Klient …

- … sich als Person mit eigenständiger Identität entdeckt,
- … sich nicht mehr über die gehorteten Gegenstände definieren muss,
- … einen eigenen Willen entwickelt, eigene Bedürfnisse verspürt und entsprechende Entscheidungen trifft,
- … das, was die Gegenstände repräsentieren, in sein reales Leben integriert,
- … aufgrund der Fortschritte in seiner Persönlichkeitsbildung zumindest Teile seiner Wohnung freiräumt, sodass er wieder Platz zum Leben und Durchatmen hat,
- … wieder Freude und Selbstwirksamkeit in seinem Leben verspürt.

Bei ca. 70 Prozent meiner therapiefähigen Klienten erzielt die Identitätsbildende Integrative Messie-Therapie® diese Erfolge. Auch bei den Menschen mit Verwahrlosungs- und Vermüllungssyndrom, deren psychische Erkrankung so schwer sind, dass sie nicht zur Hinwendung zur eigenen Geschichte, zum Kern und Ursprung ihres Selbst fähig sind, stellen sich Erfolge ein. Sie entspannen sich und zeigen mehr Lebensfreude. Sie kommen aus ihrem Widerstand heraus und halten sich besser als zuvor an die Regeln ihrer betreuenden Einrichtung.

Eine positive Veränderung findet von innen nach außen statt. Nur wenn die Psyche des Klienten therapeutisch unterstützt wird, vielleicht sogar gesundet, wird er aus eigener Kraft beginnen können, Ordnung im Außen zu schaffen.

6.1 Die Ebenen der Identitätsbildenden Integrativen Messie-Therapie®

Welche Person verbirgt sich hinter den Überlebensstrategien und Schutzmechanismen und wie kann sie angeregt werden, im Innen wie im Außen ein lebenswertes Leben zu gestalten? Um diese Fragen zu beantworten, ist die Identitätsbildende Integrative Messie-Therapie® auf mehreren Ebenen gleichzeitig aktiv:

1. Neue Bindungserfahrungen ermöglichen
2. Die Messie-Symptome als positive Absicht erkennen und würdigen
3. Die Bedeutung hinter den Dingen entschlüsseln
4. Den Auslöser beziehungsweise das Symptom in das Leben des Klienten integrieren
5. Die Willenskraft des Klienten stärken
6. Freude und Lebendigkeit im Leben des Klienten integrieren.

All diese Aufgaben gehen Hand in Hand, der Therapeut fühlt sich zu Beginn jeder Therapiesitzung von Neuem in seinen Klienten ein, nimmt wahr, was diesem an diesem Tag möglich ist. Die Aussagen und das Verhalten des Klienten sowie die eigenen Beobachtungen stehen in steter Resonanz miteinander und bestimmen das weitere Vorgehen.

6.1.1 Neue Bindungserfahrungen ermöglichen

Ein Hauptgrund dafür, dass Messies in eine Therapie kommen, ist ihr Wunsch nach Beziehungen. Sie möchten gerne wieder Kontakte aufleben lassen und jemanden zu sich nach Hause einladen. Fehlende

Bindungen sind der Auslöser des Messie-Verhaltens, und der Wunsch nach Bindungen kann aus der Krankheit wieder herausführen. Deshalb wird die Identitätsbildende Integrative Messie-Therapie® von der Bindungsarbeit bestimmt. Über die Bedeutung von wertschätzender Kommunikation und Vertrauen (siehe Kapitel 4.2) sowie die erforderlichen menschlichen Qualitäten der professionellen Fachkräfte (siehe Kapitel 5.1) wurde bereits ausführlich aufgeklärt.

Eine Therapie zu beginnen, ist ein großer Schritt im Leben eines Messies. Die Begegnung mit ihm geschieht außerordentlich behutsam und geduldig. So wird der Weg zu einer wertschätzenden und vertrauensvollen Beziehung zwischen Therapeut und Messie geebnet.

6.1.2 Die Messie-Symptome als positive Absicht erkennen und würdigen

Die Sammeltätigkeit – zum Beispiel das Horten von Kleidungsstücken oder Lebensmitteln – hat bisher das Überleben des Klienten ermöglicht.

- Die Welt der Gegenstände hat ihm Sicherheit, Identität und Heimat geschenkt, auf andere Weise hatte er bisher keinen Zugang zu diesen lebenswichtigen Ressourcen.
- Die besondere Wohnraumsitation der Messies dient auch dazu, sich der Rolle zu verweigern, die ihnen zugeschrieben wurde, und den Bezugspersonen eine Grenze aufzuzeigen.
- Die Gegenstände sind Zeugen dessen, was in der Kindheit gefehlt hat und was Sie nicht entwickeln durften, weil es nicht zu den Vorstellungen der Bezugspersonen gepasst hat.

Der Therapeut erkennt und würdigt die positive Absicht hinter diesen Strategien und geht in Beziehung zu dem, was für den Klienten von Bedeutung ist. So zeigt er ihm: Auch für mich sind die gesammelten Gegenstände kein Müll, ich interessiere mich für sie – und damit für den Menschen, der sie gesammelt hat. Einige Beispiele aus meiner Praxis:

- In der Wohnung der Klientin stapeln sich zwanzig, dreißig große Stofftiere auf dem Sofa. Ich lasse mir erklären, was das für Tiere sind, ob sie Namen haben, wie sie zur Klientin gefunden haben. Die Klientin erzählt begeistert von ihren Tieren, nennt jedes bei seinem Namen, weist mich auf ihre Eigenschaften hin.
- Der Klient sammelt Kleidung. Stück für Stück hält er hoch, zeigt mir die Einzelheiten ihres Schnitts. »Da habe ich mal hineingepasst«, sagt er, »damals war ich 35 Kilo leichter.« Es ergibt sich ein Gespräch, in dem der Klient ganz von allein auf die Aussage zusteuert, dass seine erhebliche Gewichtszunahme und der Verlust seiner Frau zeitlich zusammenhängen.
- Der geistig behinderte Klient sammelt Sportzeitschriften und Bilder von Fußballhelden. Dass seine Betreuerin in der stationären Einrichtung die Hefte entsorgen will, beunruhigt ihn zutiefst. Ich frage ihn: »Welcher Spieler ist Ihnen der liebste?« Und: »Spielen Sie selbst Fußball?« Der Klient ist ganz aufgeregt, dass er sich endlich einmal austauschen kann.
- Die Wände der Wohnung des Klienten sind bis zur Decke mit Stapeln von Reisekatalogen zugestellt. Ich äußere mich anerkennend: »Oh, Sie interessieren sich für Reisen? Waren Sie schon mal in Italien?«
- Das Zimmer der stationär aufgenommenen Klientin vermüllt immer wieder von Neuem; die Betreuer kommen kaum hinterher, die verdorbenen Lebensmittel in ihren Verstecken aufzuspüren und zu entsorgen. Meinen wertschätzenden Umgang mit den Geruchsherden verfolgt sie interessiert aus den Augenwinkeln. »Oh, hier ist ja ein Stück alte Leberwurst. Wie schön, die hat sicher sehr gut geschmeckt. Leider ist sie nicht mehr gut, wer davon essen würde, würde bestimmt krank werden. Darf ich sie zu den anderen Dingen legen, die wir nicht mehr verwenden können? Ich bin sicher, unten im Speisesaal gibt es noch frische Wurst.«

Die geduldige, zugewandte Kommunikation ist nicht immer einfach. Menschen, die zum ersten Mal seit langem, vielleicht zum ersten Mal überhaupt, positiv wahrgenommen und akzeptiert werden, können sehr fordernd und anstrengend sein. In den Räumlichkeiten riecht es auch nicht unbedingt frisch. Doch der Einsatz lohnt sich. Weil die Gegenstände wertschätzend wahrgenommen werden, fühlt sich auch der der Klient wertgeschätzt. Er geht nicht in den Widerstand und es wird ihm vieles möglich, woran zuvor nicht zu denken war.

Der Therapeut vermittelt seinem Klienten, dass er ihn so annimmt, wie er ist, und sich unvoreingenommen für ihn interessiert. Auf diese positive Reaktion zu stoßen, ist für Messies fast immer eine völlig neue Erfahrung und öffnet in ihm Türen für weitere Therapieschritte.

6.1.3 Die Bedeutung hinter den Dingen entschlüsseln

Das Sammeln und Horten ist ein Ausdruck für die Sehnsucht nach Leben. Aus dieser Anerkennung ergibt sich das Verstehen: Auf welche Erlebnisse und Erfahrungen verweist die Wahl der Gegenstände, mit denen sich der Klient umgibt? Was genau liegt da brach?

- **Menschen, die pathologisch horten**, sammeln fast nie wahllos, sondern hoch selektiv. Hinter ihrer sorgfältig zusammengestellten Welt der Gegenstände verbirgt sich eine tiefere Bedeutung, die dem Betroffenen meist nicht bewusst ist, ihm aber eine Identität verleiht.
- Auch bei Menschen, die unter einem **Vermüllungs- oder Verwahrlosungssyndrom** leiden, kann es eine tiefere Bedeutung hinter den angesammelten Gegenständen geben. Wenn zum Beispiel ihre Komorbidität eine Angststörung ist, können angehäufte Lebensmittel ihnen Sicherheit vermitteln. Oft ist allerdings in dieser Klientengruppe das angehäufte Material nur ein Nebeneffekt ihrer Komorbidität ohne tiefere Bedeutung. Bei schweren Depressionen kann zum Beispiel der Antrieb fehlen, Müll aus der Wohnung zu bringen.

Messies deuten ihre Geschichte **im Gespräch** meist nur sehr verklausuliert an; der Therapeut muss sehr genau hinhören, um die Hinweise zu entdecken. Auch **die Wohnung** des Klienten liefert wichtige Anhaltspunkte, denn hier ist das Leben des Klienten abgebildet. Der kleinste Papierstapel kann unendlich viele Geschichten enthalten. Herauszuschälen, was die Berge an gesammeltem Material bedeuten und welche Überzeugungen der Klient ins Erwachsenenleben mit hineingenommen hat, ist für den Therapeuten wahre Detektivarbeit. Weil Beziehungsmuster und Lebensläufe komplex und einzigartig sind, muss für jeden Klienten aufs Neue seine in vielen Schichten übereinanderliegende Geschichte individuell entschlüsselt werden. Sogar dann, wenn zwei Klienten dasselbe sammeln, bedeutet das nicht, dass sie dies aus denselben Gründen tun.

Die Interessensmuster von Messies, die selektiv sammeln, geben wertvolle Hinweise auf die tiefere Absicht hinter dem Symptom. Wenn diese spezielle Absicht erkannt, offengelegt und gewürdigt wird, sind Veränderungen möglich.

6.1.4 Den Auslöser beziehungsweise das Symptom in das Leben des Klienten integrieren

Wenn Therapeut und Klient die eigentliche Quelle für das Leid des Menschen herausgefunden haben, ist die hohe Kunst des Therapeuten gefragt, diese in das Leben des Klienten so zu integrieren, dass Klient und soziales Umfeld wieder aufatmen können.

Für die Desorganisation eines Klienten sind viele mögliche Ursachen zutage getreten: Die besorgten Eltern verhalten sich bis heute entmündigend; seine Frau hat sich scheiden lassen und verwehrt ihm das Besuchsrecht bei seinen beiden Kindern; mit drei Jahren war er für ein halbes Jahr im Krankenhaus, wo er nur selten Besuch bekam. Während wir noch daran arbeiten, diese verschiedenen Schichten von Traumata einzuordnen. kommt ganz nebenbei heraus, dass es einen Zwillingsbruder gab, der noch vor der Geburt verstarb. Erst als wir über diesen verlorenen Bruder sprechen, wird dem Klienten bewusst: »Seit ich denken kann, habe ich das Gefühl, dass mir etwas fehlt.« Die Reaktionen des Klienten zeigen mir, dass hier die Urwunde seines Lebens liegt. Viele Jahrzehnte lang hat der ungeborene Zwillingsbruder aus

aus dem Unbewussten heraus das Leben des Klienten bestimmt. Nun arbeiten wir daran, ihm einen guten Platz zu geben, ihn in das Leben des überlebenden Bruders zu integrieren. Der Klient malt ein Bild dieses Bruders, mit ihm kann er in einen inneren Dialog treten. So wird aus der Fehlstelle ein stärkendes Element.

Nicht immer ist es einem Klienten möglich, seine Denkweise zu verändern. In manchen Fällen macht es Sinn, ein Symptom bestehen zu lassen, dafür aber die Umstände, unter denen es zutage tritt, sozial verträglicher zu gestalten.

Die 73-jährige Klientin hat einen klassischen Liebeswahn entwickelt. Sie ist fest davon überzeugt, dass der Pfarrer ihrer Gemeinde nur Augen für sie hat. »Er schaut mich immer so liebevoll an«, sagt sie. Ihre psychische Krankheit erlaubt es ihr nicht, eine andere, realitätsnähere Wahrnehmung zu entwickeln. Also lautet die Frage: Wie lässt sich ihr Wahn sozialverträglich in ihr Leben integrieren? Im Gespräch mit ihr erlebe ich, welche Kraft und Energie sie aus der eingebildeten Liebe des Pfarrers zieht. Ich sage: »Ihre Liebe ist wie ein Lebenselixier, nicht wahr?« Sie jubelt geradezu: »Ja, Frau Schröter! Genauso ist es!« Zum ersten Mal ist da jemand, der ihr die Beziehung zum Pfarrer nicht ausreden will, sondern ihre Wahrnehmung annimmt. In diesem Moment entspannt sich etwas in ihr. Ich höre aus ihren Ausführungen heraus, dass ihre Gefühle für den Pfarrer nicht selbstsüchtig sind, sondern sie uneigennützig nur das Beste für ihn wünscht. Wir überlegen gemeinsam: Es ist für den Pfarrer eine Belastung, wenn sie ihn dauernd mit ihrer Liebe konfrontiert, wegen des Zölibats ist es ihm ja unmöglich, eine Beziehung zu ihr einzugehen. Ich ziehe eine Parallele zu ihrem Bruder, der ihr ständig in den Ohren liegt, dass sie endlich in ihrem Haus aufräumen soll: »Sie wollen doch für ihn keine Plage sein, so wie ihr Bruder für Sie eine Plage ist!« Die Klientin sieht das ein. Sie ist bereit, den Pfarrer nicht mehr zu kontaktieren, dafür darf sie weiter von ihrer Liebe träumen, die ihrem Leben Farbe schenkt. Eine Selbst- und Fremdgefährdung geht von ihr nicht aus. Bei unseren nächsten Treffen ist sie entspannt und lacht viel. Ihr »nobler Verzicht« erhöht ihr Gefühl nur noch. Die Therapie versuchte nicht, ihre Liebe »plattzuwalzen«, sondern half ihr, sie auf andere Art auszudrücken.

Wenn der Therapeut die Wünsche und Bedürfnisse Ihres Klienten erkennt, findet er auch einen Weg, sie so in seinen Alltag zu integrieren, dass Verständnis, Akzeptanz und Frieden in sein Leben Einzug halten.

6.1.5 Die Willenskraft des Klienten stärken

Aufgrund der vielen leidvollen übergriffigen Lebenssituationen haben die Betroffenen wenig Zugang zu ihren eigenen Bedürfnissen und Wünschen entwickeln können (der Zusammenhang von Würde und Entscheidungsfähigkeit wurde bereits in Kapitel 4.1.1 gezeigt). Indem der Therapeut seinem Klienten einen Erfahrungsraum vom Sollen zum Wollen und vom Wollen zum Sein erschließt, kommt er aus seiner Ohnmacht heraus und entdeckt: Was will ich? Was ist mir wichtig?

Die junge Frau wohnt in einer Wohnung, die ihre Großmutter ihr zur Verfügung gestellt hat. Möbliert ist sie mit ausrangierten Einrichtungsgegenständen der verstorbenen Eltern, für die die Großmutter keinen anderen Platz gefunden hat. Die Klientin wohnt also in einer Umgebung, die sie nicht nach eigenen Vorstellungen gestalten kann. Ihre Seele hat einen Ausweg gefunden: Unter den von der Klientin gesammelten Gegenständen sind die ungeliebten Möbel kaum noch sichtbar. Ich ermutige die Klientin, sich vorzustellen, wie ein Leben in einer Wohnung aussehen könnte, über die sie allein bestimmen kann. In den letzten Wochen und Monaten der Therapie ist schon viel in der Klientin in Bewegung gekommen. Nun steht sie energetisiert auf, geht zum Flipchart und malt eine Mindmap auf. In die Mitte des Blattes schriebt sie groß: »WOHNUNG«, darum herum stehen Begriffe wie »mich auf daheim freuen«, »Wohlfühloase«, »Ordnung«, »Entspannung«. All dies tut die Klientin aus eigenem Antrieb, die Visualisierung dessen, was sein könnte, beflügelt sie.

Ihr Wunsch nach einem Ort, an dem sie sich daheim fühlen kann, wird sichtbare Gestalt. Sie spürt ihre Willenskraft. Über ihre Handlung tritt ihr Wunsch sichtbar ins Leben. Beim nächsten Gesprächstermin sagt mir die Klientin, dass sie auf einem Immobilienportal einen Suchauftrag nach einer Zwei-Zimmer-Wohnung aufgegeben habe.

Klienten mit gestärktem Willen sind nicht mehr abhängig von dem »Ja« der Mutter oder des Vaters zu ihnen. Sie lernen, für sich selbst nährend und pflegend da zu sein.

Um die Selbstwirksamkeit der Klienten zu stärken, bieten professionelle Helfer sinnvolle und angemessene Versorgung und gleichzeitig eine gut überlegte Anbahnung von der Situation angemessener Partizipation.

6.1.6 Freude und Lebendigkeit im Leben des Klienten integrieren

Menschen mit Messie-Symptomatik fühlen sich zu Hause oft niedergedrückt und sind sich ihrer Ohnmacht nur allzu bewusst. Ihr Leben erscheint ihnen grau, schwer und sinnlos. Viele werden auf Dauer depressiv. Und doch ist da etwas in ihnen, das sich entfalten und das Leben genießen will. Sogar diejenigen, für die das Leben scheinbar nicht mehr viel bereithält – zum Beispiel, wenn sie in einer Einrichtung vollkommen auf die Hilfe anderer angewiesen sind – haben etwas in sich, was ihnen Freude macht und sie am Leben hält. Auch Menschen mit Verwahrlosungssymptomen, die sich von jeder Konvention verabschiedet haben, stehen aus ihren Betten auf, um am Leben auf ihre Weise teilzunehmen. Diesen glimmenden Docht gilt es zu entdecken und anzufachen. Es kann eine Liebe zu einem Tier sein, die Welt der Literatur, die Freude an der Natur oder an der Bewegung und vieles mehr, das ihnen noch etwas bedeutet. Schon ein kleines Blumensträußchen im Zimmer des Klienten kann viel bewirken.

Ein 45-jähriger Mann lebt auf der Straße und tageweise in einer Einrichtung für Obdachlose. Er rezitiert gerne Gedichte, also ermuntere ich ihn zu seiner großen Freude, mir bei jeder Begegnung mit ihm ein Gedicht aufzusagen. Weil er bei dieser Tätigkeit so aufblüht, rege ich bei der Leitung der Einrichtung an, einen Literatur- und Lesezirkel einzurichten. Tatsächlich finden sich drei, vier Menschen, die Interesse an dieser Möglichkeit zeigen. Doch mein Klient ist nicht dabei. Er mag seine Fähigkeit nicht vor größerem Publikum zeigen. Aber er freut sich, wenn er nun von einzelnen Mitarbeitern der Institution auf seine Gedichte angesprochen wird und gebeten wird, eines zu Gehör zu bringen.

Auf die eigenen Gefühle zu achten, ist eine Fähigkeit, die bei den meisten Messies brachliegt. Jeder kleine Lernschritt, der dem Klienten seine Gefühlswelt wieder zugänglicher macht, ist bedeutsam. Die Therapie unterstützt ihn, sodass er wieder sagen kann: Ich atme! Ich kann spüren! Ich bin hier!

Auch wenn die Gefühlswelt eines Klienten wie zu einer Wüste wurde, gibt es in ihr immer noch grüne Oasen. Mit den Gefühlen kann auch die Freude wieder Einzug in ihr Leben halten.

6.2 Grundbausteine der Identitätsbildenden Integrativen Messie-Therapie®

Therapeuten steht eine Fülle an unterschiedlichen Schulen, Techniken und Methoden zur Auswahl. In der Arbeit mit Messies haben sich die folgenden Ansätze als besonders erfolgreich bewährt:

- Gestalttherapie, tiefenpsychologisch fundiert
- Systemische Therapie
- Hypnotherapie
- Körpertherapie
- Gruppentherapie

Im Rahmen der Identitätsbildenden Integrativen Messie-Therapie® wird aus diesem »Werkzeugkasten« kreativ und individuell eine auf den Klienten und seine ganz persönlichen Bedürfnisse abgestimmte Behandlung zusammengestellt.

6.2.1 Gestalttherapie

Diesem Therapieverfahren liegt ein humanistisches Menschenbild zugrunde: Jeder Mensch steht selbstbestimmt im Leben und kann sich weiterentwickeln. Die Therapie zielt darauf ab, diese Selbstbestimmung und damit auch die Selbstwirksamkeitskräfte des Klienten zu fördern. So wird das Leben der Menschen, in dem Entscheidungsprobleme und Starre zu Desorganisation geführt haben, wieder in Bewegung gebracht.

Die **Verhaltenstherapie** verfolgt einen ganz anderen Ansatz. Das ihr zugrundeliegende Menschenbild geht davon aus, dass ein Mensch so lebt, wie er es **gelernt** hat. Wenn ihm durch das Gelernte Leid widerfährt, unterstützt ihn die Verhaltenstherapie dabei, »umzulernen«. Dieser Therapieansatz greift zum Beispiel bei Menschen mit Suchtverhalten sehr gut. Die Erfahrung, dass eine bestimmte Substanz ihnen »hilft«, wird mit Hilfe des Therapeuten mit anderen Erfahrungen überschrieben. Für Messies ist diese Therapieform weniger geeignet.

Die **Gestalttherapie** hat ihre Wurzeln in der Psychoanalyse. Entwickelt wurde sie von den Psychoanalytikern Fritz (1893–1970) und Lore Perls (1905–1990). Dem Ehepaar Perls war der Ansatz Sigmund Freuds, das Leiden der Klienten stets auf frühkindliche, unbewusste Konflikte und Triebe zurückführen, zu begrenzt. Sie lehnten es ab, so wie in der Psychoanalyse üblich, buchstäblich jahrelang die Beziehungen der Klienten zu Vater und Mutter zu durchleuchten. So wichtig es auch ist, mit einem Klienten seine Vergangenheit zu deuten und in ihm Unbewusstes bewusst werden zu lassen, wollten sie den Fokus auf die Gegenwart legen: Wird dem Menschen seine momentane Situation bewusst, ermöglicht ihm das die Veränderung.

Die Gestalttherapie nach Perls passt sehr gut zu der Messie-Klientel, da meiner Erfahrung nach gerade für diese Menschen es wichtig ist, **im Hier und Jetzt** in die Selbstwirksamkeit zu kommen und etwas Neues entstehen zu lassen. Dazu sind natürlich auch die Geschehnisse der Vergangenheit einbeziehen, doch das Hauptziel ist es, dass der Klient ein Bewusstsein für seine aktuelle Situation entwickelt.

Durch die **Gestalttherapie** bekommt das, was sich als Konflikt im Innen befindet, eine sichtbare Gestalt im Außen. Unter anderem geschieht das durch die **Gestaltungstherapie**: Was der Klient im kreativen Prozess entstehen lässt, wird psychotherapeutisch gedeutet.

Eine bewährte Technik der Gestalttherapie sind verschiedene Elemente der Kunsttherapie. Mit ihrer Hilfe wird die Weltsicht des Klienten, die ihm Kummer und Not macht, hinterfragt und seine Selbstwahrnehmung gefördert. In meiner Arbeit erlebe ich tagtäglich, wie kreative Methoden in den Betroffenen Verschüttetes freilegen, ihnen neue Erfahrungen ermöglichen und ihnen zu Einsichten über ihr Leben verhelfen.

Die Gestalttherapie legt den Fokus auf die Gegenwart und die Möglichkeiten der Veränderung, ohne das Vergangene zu verleugnen.

6.2.2 Systemische Therapie

Da der Ursprung der Messie-Symptomatik oft in erschwerten oder unvollständigen Bindungserfahrungen liegt, braucht der therapeutische Umgang mit Messies, wenn irgend möglich, ein systemisches Vorgehen. Es gilt, gemeinsam mit allen Betroffenen des Beziehungssystems in dem Gewirr von Verletzungen, Demütigungen und besten Absichten den Kern herauszuschälen: Wer braucht was? Und wie können die Bedürfnisse aller Beteiligten so gut wie möglich berücksichtigt werden? Wenn die gesamte Familie in Therapie ist, stellen sich die Erfolge der Identitätsbildenden Integrativen Messie-Therapie® besonders zügig und umfassend ein.

Die **Psychoanalyse** fokussiert sich auf den einzelnen, aufgrund unverarbeiteter Konflikte in seinen Trieben gehemmten Menschen. Die **systemische Therapie** dagegen betrachtet den Menschen immer als Teil eines (Familien-)Systems. Um ihn zu verstehen, müssen die Wechselwirkungen und Störungen des gesamten sozialen Umfelds berücksichtigt werden. Es ist wie bei einem Tischtuch: Zieht man an einer Ecke, bewegt sich der gesamte Stoff.

In der systemischen Therapie werden Abhängigkeiten aufgeschlüsselt und Glaubenssätze hinterfragt. Jede beteiligte Person muss der Therapeut dort abholen, wo sie gerade steht. Denn Unterstützung braucht meist nicht nur der Messie, auch andere Familienmitglieder sind im Ungleichgewicht. Oft treffe ich auf Konstellationen, in denen Familienmitglieder oder Partner ihr Leben dem Messie gewidmet haben, obwohl ihr eigenes Leben leerblutet. Eine weitere häufige Situation ist, dass der Messie schon als Kind aus dem Rahmen fiel, während seine Geschwister sich wie gewünscht entwickelten.

Messies werden sehr geplagt von Angehörigen, die Erwartungen an sie haben, die sie nicht erfüllen können, Die systemische Arbeit mit Messies und ihren Angehörigen wirkt sich integrativ aus.

Da der systemische Ansatz fest zum Konzept der Identitätsbildenden Integrativen Messie-Therapie® dazugehört, werden Klienten nicht nur in der Einzel-Therapie behandelt, sondern möglichst auch in der Paar- und/oder Familientherapie. Oft sind es ja gerade die systemischen familiären Verstrickungen und Verletzungen, die zum pathologischen Horten oder zu anderen psychischen Krankheiten geführt haben. In der Therapie werden die bisher unausgesprochenen Wünsche und Frustrationen öffentlich. Wesentliches kommt nun auf den Tisch:

- Was ist die Grundhaltung der Beteiligten?
- Sind sie bereit, sich auf den Prozess einzulassen?
- Welche Bedürfnisse sind unbeantwortet?
- Was braucht es, damit erste kleine Bewegungen möglich sind?
- Wie lassen sich neue Gewohnheiten etablieren?

Im Haushalt der Familie herrscht große Unordnung. Die Eltern schieben den Zustand der Wohnung auf ihre drei Kinder im Alter von acht bis dreizehn Jahren: »Sie helfen nicht mit, die machen das Chaos!« Doch Kinder brauchen Anleitung, und die können die Eltern ihnen nicht geben. Die Mutter arbeitet halbtags, hat aber nie gelernt, einen Haushalt zu führen. Sie ist mit dieser Aufgabe überfordert und in eine Kaufsucht gerutscht. Sie sagt: »Niemand hilft mir, ich bin wie gelähmt.« Der Vater ist seiner Meinung nach nur für das Geldverdienen zuständig. Wenn er nach Hause kommt, erwartet er eine aufgeräumte Wohnung. Die Kinder sind traurig und wütend, auch für sie sind die Verhältnisse kaum erträglich.

Die Frage lautet nun: Wer kann was übernehmen? Für den Vater ist es schwer zu akzeptieren, dass auch seine Mithilfe im Haushalt gefragt ist. Das liegt vor allem daran, dass er 13 bis 14 Stunden am Tag arbeitet. Doch warum sammelt er so viele Überstunden an? Ist es wirklich das, was er möchte? Oder fehlt ihm womöglich ein Zuhause, in dem er sich wohlfühlen kann? Auch die Kinder sind Teil der Familie und dürfen ihren Platz finden. Was wünschen sie sich? Sie hätten gerne, dass es gemeinsame Mahlzeiten gibt, doch dazu braucht es einen freien Tisch. Wir üben gemeinsam, wie man den Tisch abräumt, Geschirr in die Küche trägt und die Spülmaschine einräumt. Jeder übernimmt kleine Aufgaben. Nun erst kommt die Mutter, die besondere therapeutische Aufmerksamkeit braucht, aus ihrer Ohnmacht und Erstarrung. Weil in dem System etwas in Bewegung gekommen ist, kann auch sie sich nun bewegen und sich auf eine therapeutisch begleitete Reise in ihre Gefühlswelt begeben. In kleinen Schritten findet die gesamte Familie eine Heimat.

In Familie und Partnerschaft darf es nicht heißen: Der Klient muss sich ändern, sondern jeder im Familiensystem bekommt Raum, um ausführlich gehört zu werden, damit sich die Situation zum Guten wenden kann. Der Schlüssel liegt im Verständnis füreinander und in Vereinbarungen, die getroffen werden.

6.2.3 Hypnotherapie

Eine weitere Säule der Identitätsbildenden Integrativen Messie-Therapie® ist die Hypnotherapie. Sie arbeitet mit Hilfe von Suggestion und einem tranceähnlichen Bewusstseinszustand des Klienten. Diese »Trance« führt den Klienten in einen entspannten Zustand, in dem es ihm möglich ist, neue innere Bilder zu erschaffen. Entwickelt wurde die Hypnotherapie vom amerikanischen Psychotherapeuten und Psychiater Milton Erickson (1901–1980). In Deutschland wurde die Methode unter anderem durch den Facharzt für psychosomatische Medizin und Psychotherapeuten Gunter Schmidt verbreitet, der 1986 in Heidelberg das Milton-Erickson-Institut gründete und der den Ansatz zur Hypnosystemischen Therapie weiterentwickelte.

Die Methoden der Hypnotherapie unterstützen die Messie-Therapie, indem sie …

- … Blockaden löst und das Unbewusste der Klienten sie an ihre Lebenswunde heranführt,
- … eingefahrene Denkmuster auflöst,
- … individuelle Ressourcen aktiviert, sodass die Klienten ihre Lebenserfahrungen und Erinnerungen nutzen können, um ihrem Leben die gewünschte Wendung zu geben.

Viele Messies sind so abgespalten von sich und ihren Erlebnissen, dass sie sich an bestimmte Ereignisse nicht erinnern können. Damit wir an den Schmerz und Kummer herankommen, versetze ich meine Klienten in einen Zustand der Entspannung, ihre Augen sind geschlossen. Nun frage ich sehr sanft: »Wo in Ihrem Körper hat sich Ihre Wunde manifestiert?« Meist werden Brust, Bauchraum oder Hals als Sitz der Lebenswunde benannt. Ich frage weiter: »Welche Farbe hat sie?« In der Wahrnehmung der Klienten ist sie oft rot oder schwarz, aber auch andere Farben werden genannt. Ich frage nach der Form und nach ihrem Gewicht. Wie fühlt sie sich an? Durch all diese Fragen wird die Wunde visualisiert, sie bekommt eine Präsenz und eine Verortung. So kann es geschehen, dass die Geschehnisse wieder fassbar werden.

Die hypnotherapeutische Methode als Teil der Messie-Therapie ermöglicht der Klientin, sich im Trancezustand ihren Erfahrungen mit ihrer Mutter zu nähern. Über alle fünf Sinne werden innere Bilder zu diesem Erleben hergestellt. »Ich höre meine Mutter, ich sehe meine Mutter, ich fühle meine Mutter, ich rieche meine Mutter …« Im Anschluss an diesen hypnotherapeutischen Teil wählt die Klientin ein Symbol für die Mutter, dieses Bild bekommt eine Überschrift. Was im Innen gefühlt wurde, wird nun von Klientin und Therapeutin gesehen und bezeugt, denn entscheidend in der Messie-Therapie ist es, dass das Erlebte sichtbare Gestalt annimmt.

Ein weiterer Schritt kann eine erste Wundversorgung sein. Ich bitte meine Klienten, ihre Hände fest zu reiben, sodass sie ganz warm werden. »Legen Sie nun Ihre Hände auf Ihre Wunde, sie hüten Ihre Wunde.« So nehmen die Klienten mit ihrer Wunde Kontakt auf. Die Lebenswunde, die so lange weggeschlossen war und unbeachtet blieb, darf nun in eine Wahrnehmung und Verortung kommen. Die Klienten sagen zu dieser Wunde: »Ich bin da, ich weiß um dich, es tut mir leid, dass du so lange so allein warst.« Diese Wahrnehmung ist heilsam. Denn wo eine Wahrnehmung ist, ist auch die Möglichkeit zur Veränderung.

Ich frage weiter: »Was spüren Sie, wenn Ihre Verletzung über Sie selbst Zuwendung erfährt?« Die Klienten halten ihre Augen immer noch geschlossen, sie spüren in sich hinein. Sie sagen: »Die Farbe wird heller.« Oder: »Es wird leichter.«

Ein nächster Schritt besteht darin, weitere Kräfte mit ins Boot zu holen. Das kann ein verstorbener Mensch sein, ein geliebtes Tier, je nach Spiritualität Jesus oder auch ein Engel. Jeder Mensch hat etwas, das ihm zusätzliche Unterstützung bringt. Wir bitten diese Kräfte, heilsam zu unterstützen. Dankbar und freudig nehmen wir die Hilfe in Empfang.

Durch die Hypnotherapie kommen Klienten aus ihrem erstarrten Zustand heraus in die Entspannung. Nun können sie sich liebevoll ihrer Lebenswunde zuwenden und eine Heilung in Gang setzen.

6.2.4 Körpertherapie

Körperarbeit ist ein weiterer wichtiger Weg, mit Messies zu arbeiten. Manche Klienten wissen gar nicht, dass es sie gibt, sie können sich nicht spüren. Mit der Wahrnehmung des Körpers kommen auch die unterdrückten Erfahrungen und Gefühle, die in ihm gespeichert sind, zum Vorschein.

Mit einem Messie ständig über den Zustand seiner Wohnung zu sprechen, setzt nur am Symptom an. Zielführend ist es, wenn der Helfer seinen Klienten unterstützt,

- seine Gefühlswelt
- und auch den eigenen Körper

nicht mehr wegzudrücken, sondern sich ihm zuzuwenden. So löst er sich aus seiner Blockierung.

> Die Klientin hat als Transsexuelle eine wahre Heldenreise hinter sich, viele Operationen waren nötig, um sich zur Frau anpassen zu lassen. Ihr Gesicht ist sehr weiblich, vom Hals abwärts ist noch ihr altes Leben als Mann spürbar. Auch ihre Gesten und ihr Gang fallen noch sehr männlich aus. Sie weint bitterlich: »Ich sitze wie gelähmt zu Hause. Ich wusste nicht, dass ich noch so weit von mir entfernt bin!« Sie hatte gehofft, dass mit der Veränderung ihres Äußeren alles andere wie von allein kommen würde. Doch eine Veränderung allein von außen nach innen bewirken zu wollen, kann keinen Erfolg erzielen. Mit Hilfe der Körperarbeit versuchen wir, die Veränderung von innen heraus zu komplettieren. Ich bitte die Klientin aufzustehen und bewusst als Frau zu gehen. Es ergeben sich viele Fragen: Wie geht denn eine Frau durch einen Raum? Wie lebt sie in ihrem Wohnraum? Wie spürt sie, wie versorgt sie sich? Dies ist ein sehr guter Ansatz, um sich seiner selbst gewahr zu werden. Als Messie ist die Klientin von einem eigenen inneren Erleben wie abgeschnitten. Die körpertherapeutische Intervention machte ihr den Zugang zu sich selbst frei.

Feinsinnige Körperarbeit bietet den Klienten eine Möglichkeit, mit sich selbst in Kontakt zu kommen. Sie bietet auch einen Ansatz, um ihnen einen Weg zu ihrem Wohlgefühl zu weisen. Wohlfühlen geht nicht von allein, der Klient braucht Routinen, gepaart mit Bewusstsein, um zum Wohlgefühlt zu kommen.

Der Weg zur Psyche geht über den Körper. Der Therapeut unterstützt den Messie darin, seine Gefühlswelt und auch den eigenen Körper nicht mehr wegzudrücken, sondern sich ihm auf neue angenehme Weise zuzuwenden. So kann der Klient sagen: »Mich gibt es. Ich kann mich spüren.«

6.2.5 Gruppentherapie

Die große Bedeutung der Gruppentherapie für die Identitätsbildende Integrative Messie-Therapie® erklärt sich daraus, dass die Klienten nicht nur vom Therapeuten, sondern auch von den anderen Teilnehmern Feedback erhalten. So dürfen sie sozusagen die *multiplizierte* Erfahrung machen, dass sie gehört, gesehen und gewürdigt werden mit allem was in ihnen ist – genau hier war ja bei ihnen bisher eine große Leerstelle.

Weitere positive Effekte sind:

- Die Fortschritte anderer Gruppenteilnehmer sind für die Klienten eine starke Motivation zur verstärkten Selbstfürsorge.
- Sie bekommen Antworten auf die Frage: »Wer bin ich und was sind meine Fähigkeiten?«
- Sie lernen frei zu sprechen und sich zu positionieren.

Die Relevanz der Gruppentherapie ergibt sich auch aus der großen Bedeutung der Prägungsarbeit (siehe folgender Abschnitt).

In der Gruppentherapie erleben die Klienten über alle Mitglieder der Gruppe, dass sie nicht allein sind und es anderen ähnlich geht wie ihnen. Die Erfahrung von Wohlgefühl, Geborgenheit und Sicherheit in der Gruppe kann ein Weg aus der Sackgasse sein.

6.3 Prägungsarbeit – Das Herzstück der Identitätsbildenden Integrativen Messie-Therapie®

Eltern statten uns mit Bindungs- und Prägungserfahrungen aus, die maßgeblich daran beteiligt sind, wie wir die Welt sehen. Unsere Seele will diese Erfahrungen jedoch nicht nur kopieren und wiederholen, sondern sich an ihnen entfalten, also eigene, persönliche Färbungen in diese Grundausstattung hineinbringen. Diese Abgrenzung kann schmerzhaft sein, ist aber für die Persönlichkeitsbildung unerlässlich. Wenn die Prägungserfahrungen der ersten Lebensjahre sehr schwer war, kommt es vor, dass diese Abgrenzung ausbleibt. In solchen Fällen wiederholt ein Mensch genau die Modelle, die er von zu Hause kennt. »Genau wie die Mutter«, heißt es dann zum Beispiel. Auch spätere Erlebnisse können sich buchstäblich in die Seele einprägen.

Frühkindliche Prägungen liegen tief in der Psyche verankert, und es braucht einen sehr intensiven Prozess, um therapeutische Erfolge zu erzielen. Wenn spätere Verlusterfahrungen die Seele aus dem Gleichgewicht bringen, kann das zwar ebenfalls ein Messie-Syndrom zur Folge haben, doch dieses ist im Vergleich leichter zu therapieren.

In der Hinwendung mit Erfahrungen, die in der Kindheit und Jugend mit wichtigen Bezugspersonen gemacht wurden, können Glaubenssätze und Prägungen erkannt werden. Mithilfe von gestalt- und kunsttherapeutischen Elementen werden innere Zusammenhänge und Ursachen transparent. Immer wird die positive Absicht, die sich hinter dem Chaos verbirgt, herausgearbeitet und gewürdigt. Dieses Erkennen ermöglicht die Hinwendung zu sich selbst und zur eigenen Wertschätzung.

Die Prägungsarbeit verschafft uns Bewusstheit darüber, was unser Leben bestimmt. Sie geschieht nicht im stillen Kämmerlein, sondern am besten in der Gruppe. Denn die Geschichten, die nun zutage treten, waren so lange verschüttet. Es hilft den Klienten, wenn diese Geschichten von Menschen geschen und bezeugt werden, die Ähnliches schon erfahren haben. Gemeinsam nähert man sich dem Geschehenen: Was habe ich im Familiensystem erfahren und welche Folgen hat dies im Verlauf meines Lebens?

Die eigene Prägung kennenzulernen, bedeutet einen tiefen Erkenntnisgewinn über die Ursachen und Wirkungen des eigenen Geworden-Seins. Ziel ist es, sich mit den eigenen Prägungserfahrungen in Beziehung zu setzen und sich mit ihnen zu versöhnen.

6.3.1 Die Lebenswunde des Klienten identifizieren

Nach oftmals langjährigen Erfahrungen von Stillstand, unüberwindbaren Widerständen und immer wiederkehrenden Erlebnissen des Scheiterns erlaubt die Prägungsarbeit erste Einblicke in die persönlichen Hintergründe der Messie-Symptomatik.

- Wo komme ich her?
- Welche Bindungserfahrungen habe ich konkret erfahren?
- Welche Auswirkungen hat das auf das Hier und Heute?
- Warum handle ich so oft gegen meine eigentlichen Bedürfnisse?
- Was will endlich gesehen und gehört werden?

All diese Fragen finden Gehör, Anerkennung und Respekt. Für die Klienten wirkt dieser Entwicklungsprozess entlastend, weil das bisherige Tabu endlich beim Namen genannt werden darf.

Das folgende Arbeitsblatt liefert erste Anhaltspunkte dafür, worin der große Schmerz des Klienten liegt. Einfühlsame Gespräche mit dem Therapeuten und innerhalb der Gruppe kann ein solches Blatt natürlich nicht ersetzen.

Arbeitsblatt Grundprägung: Was gaben mir meine Eltern mit auf meinen Weg?

- Wie empfand ich die Atmosphäre zwischen meiner **Mutter** und mir?

  ....

  ....

- Welche Gefühle werden in mir lebendig, wenn ich an sie denke?

  ....

  ....

- Wie würde ich diese Bindungserfahrung zusammenfassen?

  ....

  ....

- Wie empfand ich die Atmosphäre zwischen meinem **Vater** und mir?

  ....

  ....

- Welche Gefühle werden in mir lebendig, wenn ich an ihn denke?

  ....

  ....

- Wie würde ich die Art der Bindungserfahrung zusammenfassen?

  ....

  ....

- Das Kind, das ich einst war: Was hat ihm gefehlt? Was hat es bekommen?

  ....

  ....

- Mit welchen Glaubenssätzen und inneren Überzeugungen bin ich ins Erwachsenenalter getreten?

  ....

  ....

- Welche Auswirkungen erfahre ich in folgenden Lebensbereichen:
  – im eigenen Wohnraum:

  ....

  ....

– im beruflichen Kontext:

....

....

– in meinen persönlichen Beziehungen

....

....

- Erste neue Schritte: Was nehme ich als ersten Impuls mit?

....

....

Die Prägungsarbeit legt dem Klienten in einem ersten Schritt den Zugang zu seiner Lebenswunde frei.

6.3.2 Die Lebenswunde therapeutisch versorgen und heilen

Nach der Prägungsarbeit, die den Klienten zu seinem Urschmerz führt, kommt die Heilarbeit, die die Lebenswunde liebevoll versorgt. Der Therapeut fragt: »Wo hat sich die Lebenswunde in Ihrem Körper abgebildet?« Der Ort, an dem sich die Lebenswunde im Körper manifestiert hat, wird aufgespurt. Als Körperteile werden häufig der Bauchraum, der Hals oder das Herz genannt. Das Ziel dieser Imagination ist es, dass der Klient leichter Zugang zu seiner Wunde bekommt. Was zuvor unterdrückt und überlagert war, kann dann jederzeit betrachtet und ins Verstehen gebracht werden. Daraus kann nun eine neue Handlungsebene entstehen.

Die Klienten werden eingeladen, mindestens zwei bis drei Wochen lang etwa zwanzig Minuten täglich eine auf die Person zugeschnittene Heilmeditations-CD anzuhören und im Anschluss daran ein Bild zu malen. Innerhalb dieses Prozesses spüren sie ihrem Schmerz nach und bewerten in Prozentzahlen, wieviel der Schmerz noch wiegt. Erfahrungsgemäß verringert sich die Prozentzahl merklich. Wenn Klient und Therapeut nach einigen Wochen gemeinsam die gesammelten Bilder betrachten, wird auch hieran deutlich, um wieviel leichter es den Klienten in ihrem Inneren geworden ist. Das Ausmaß der positiven Auswirkungen, die die Heilmeditation schon nach kurzer Zeit auf das Leben der Betroffenen hat, ist tief beeindruckend.

> Ein Klient erzählt nach vier Wochen Heilmeditation, dass sich seine Zwänge zu Hause verringert haben und er sich im Alltag mehr abgrenzen kann. Auch seinen Gefühlen ist er nicht mehr so ausgeliefert. Wenn er zum Beispiel Trauer spürt, kann er für sich selbst zeitgleich Sorge tragen, sodass er nicht mehr wie früher in ein tiefes Loch fällt. Und dann fügt er lachend hinzu: »Ich habe immer Bettschuhe tragen müssen, im Sommer und im Winter. Seit zwei Wochen brauche ich sie nicht mehr!«

Die Behandlungsdauer der Prägungs- und Heilarbeit erstreckt sich über eine längere Zeit; eineinhalb bis zwei Jahre sind hier eine realistische Größe. Die Klienten erfahren durch viel über sich selbst und wie sie so wurden, wie sie sind. Diese neue Transparenz wird ergänzt durch Informationen über die wissenschaftlichen Erkenntnisse zum Messie-Phänomen, seinen Ursachen, Hintergründen und Auswirkungen. Diese neu gewonnene innere Klarheit ermöglicht den persönlichen »nächsten Schritt«: die Hinwendung zum Wohnraum.

Therapeut und Klient erarbeiten gemeinsam, was die seelische Verwundung zum Heilwerden benötigt. Die Heilmeditation bedient sich neuer innerer Bilder, die die Wunde repräsentieren, und schenkt so dem Klienten einen Zugang zur Selbstfürsorge.

6.3.3 Veränderungen im Wohnraum einleiten

Prägungsarbeit und Heilarbeit lösen die bisherige Erstarrung, ein Impuls von Bewegung tritt ins Leben des Klienten. Die Entwicklungen im Innen ermöglichen Entwicklungen im Außen. Erst jetzt macht es therapeutisch Sinn, eine grundlegende Veränderung im Wohnraum anzuregen.

- Er weiß nun, wie sich sein inneres Erleben von Beziehungserfahrungen unbewusst auf seinen Wohnraum ausgewirkt haben.

- Durch die Therapie ist er immer weniger abhängig von dem »Ja« einer Mutter, eines Vaters. Er lernt, für sich selbst nährend und pflegend da zu sein und seine Autoaggression hinter sich zu lassen. Ich bezeichne diesen Prozess als einen Nach-Beelterungsprozess.
- Er erkennt, dass in den gehorteten Gegenständen all seine Schmerzenergie zum Ausdruck kommt, und dass sie ihm bisher geholfen haben, den Schmerz der Beziehungstraumata nicht fühlen zu müssen.
- Nach und nach kann der Klient die alten Muster »entlassen« und freigeben. Messie-Symptome wie die Stapelbildung kann er anschauen und angemessen versorgen.
- Eine Orientierung an Ordnung und Schönheit kann nun allmählich auf den Weg gebracht werden; der Klient erschließt sich mehr und mehr Wohlfühl-Oasen bei sich zu Hause.

Prägungsarbeit und Heilarbeit führen dazu, dass sich der Klient liebevoll und achtsam zu sich in Beziehung setzt. Widerstände und Blockaden beginnen zu schmelzen und für den Klienten wird die eigene Handlungsfähigkeit erfahrbar. So werden auch Veränderungen im Wohnraum möglich.

6.4 Wege der Selbstermächtigung – Therapeutische Übungen

Das Ziel der Therapie ist es, den Willen des Klienten zu stärken und ihn so zurück zu Würde und Selbstliebe zu führen. Denn desorganisiert gebundene Menschen erleben sich selbst als unvollständig, »falsch« und zerrissen. Menschen mit schwierigen Bindungserfahrungen und mit bestimmten psychischen Erkrankungen sind in ihrer Selbstwahrnehmung tief verunsichert. Es ist wichtig, dass sie neue Kontaktwege zu sich selbst finden. Deshalb üben Psychotherapeuten mit ihren Klienten ein, dass sie …

- … sich selbst besser wahrnehmen,
- … die Dynamik ihrer Biografie verstehen,
- … die eigene Gefühlswelt regulieren,

- … sich als selbstwirksam wahrnehmen,
- … an Selbstsicherheit gewinnen.

So lernen die Betroffenen Schritt für Schritt, ihre Bedürfnisse zu erkennen und ihre Desorganisation zu bewältigen.

6.4.1 Wie Klienten lernen, sich besser wahrzunehmen

Schwierige Beziehungsmuster können zu dissoziativen Phänomenen führen. Diese stellen zwischen den traumatischen Ereignissen und der betroffenen Person eine sichere Distanz her. Der Preis für diesen Schutz ist hoch:

- Die Betroffenen nehmen ihre Gefühle nur sehr eingeschränkt wahr.
- Weil sich die Betroffenen den Zugang zum eigenen Spüren verloren haben, besteht kein Kontakt mehr zum eigenen Körper. Oft sagen Klienten, dass ihre Beine und Füße ihnen fremd zu sein scheinen, wenn sie sie berühren.
- Sie kennen es nicht, dass ihr Körper und die in ihm wohnende Seele Raum einnehmen darf.
- Die meisten Lernprozesse laufen nur verlangsamt ab.
- Der Weg zurück ins Spüren ist gleichzeitig ein Weg zu der schmerzhaften Lebenswunde.

Um wieder in die Wahrnehmung von Gefühlen zu kommen, beginnen wir mit der Wahrnehmung des Körpers. Allein schon das Sitzen auf einem Stuhl kann vieles auslösen, wenn es bewusst wahrgenommen wird: Dieser Stuhl trägt meinen Körper, hier bin ich und hier habe ich Halt. Auf Seite 156 wurde bereits beschrieben, wie sich Klienten einzelne Körperregionen nacheinander abklopfen und dabei sagen: »Dies ist mein Unterarm … Du bist ein Teil von mir und du gehörst zu mir.« Wenn die Klienten dann davon berichten, dass sie eine Wärme oder ein Kribbeln spüren, ist das ein Grund zu großer Freude: » Ja, da ist sie, Ihre Lebensenergie!«

Um in sich hineinzuspüren hilft es den Betroffenen auch, ein **Tagebuch** zu führen. Hier ist der Klient die Hauptperson. Verlaufsprotokoll. Festhalten, welche Fortschritte sie auf Gefühls- und Körperebene machen.

- Wo stehe ich?
- Wie ist meine Befindlichkeit?
- Wann fühle ich mich gut?
- Was hat mich heute froh gemacht?
- Wann bin ich besonders traurig?
- Welch überraschende Erfahrung durfte ich heute machen?
- In welchen Situationen gibt es Streit mit Angehörigen?
- Wann versuche ich, mich zum Beispiel durch Trinken oder Einkaufen lebendig zu fühlen?

Der Therapeut regt seine Klienten an, seine Fortschritte zu feiern und zu genießen. Denn sie sind der erste Schritt zu mehr Selbstwirksamkeit im Leben.

Kehrt das Körpergefühl des Klienten zurück, öffnet sich auch wieder ihre Wahrnehmung für die eigenen Gefühle.

Bei der **Federübung** bekommen die Klienten eine Feder in die Hand. Zu zweit oder allein lassen sie die Feder über ihre Haut gleiten. Allein schon mit den leisen Berührungen dieser einfachen Übung lassen sich wahre Durchbrüche erzielen. Es muss allerdings ganz klar sein, dass es sich um »saubere«, »anständige« Berührungen handelt. Viele Teilnehmer dieser Übung haben Erfahrungen mit Gewalt oder sexualisierter Gewalt machen müssen.

6.4.2 Wie Klienten lernen, sich besser zu verstehen

Nicht nur der Kontakt zu den eigenen Gefühlen und dem eigenen Körper soll wiederhergestellt werden, auch die Verbindung zur eigenen Biografie hilft dem Klienten, den persönlichen Ursachen für ihre

Krankheit auf die Spur zu kommen. Diese Heilreise zur eigenen Lebenswunde hin bringt die Bindungserfahrungen und andere Ereignisse in nachvollziehbare Zusammenhänge. Dabei werden die Verhaltensweisen des Klienten weder entschuldigt noch bagatellisiert. Psychotherapeuten achten sehr genau auf die Reaktionen ihrer Klienten, denn wenn die geballte Energie, die sich über viele Jahre aufgestaut hat, ein Ventil gefunden hat und das Ausmaß der Wunde erkannt wird, kann die Verzweiflung groß sein.

> Die 45-jährige Klientin hat als Kind und Jugendliche viel getanzt. Doch für ihre Eltern zählte Tanzen nicht zu den unterstützenswerten Fähigkeiten. Weil ihre Tochter ein möglichst gutes Abitur machen sollte, wurden ihr weitere Tanzkurse verboten. Viele Jahre hat die Klientin diesen Teil ihres Lebens ausgeblendet. Längst ist sie von zu Hause ausgezogen und arbeitet in einem Bürojob. Das Tanzen hat nie mehr eine Rolle gespielt. Erst auf meine behutsamen Nachfragen hin öffnet sie sich diesem Verlust. Ihr Schmerz überwältigt sie, sie erblasst und ihr gesamter Körper zittert. Erst nach einigen Minuten hat sie sich so weit stabilisiert, dass sie wieder sprechen kann. »Ich wusste gar nicht, dass mir das Tanzen so viel bedeutet hat«, sagt sie. Beim nächsten Treffen erzählt sie von den Schulaufführungen, bei denen sie großen Applaus bekam. »Da fühlte ich mich lebendig!«, ruft sie mit leuchtenden Augen. »Das ist alles nicht mehr da, das ist weg«, sagt sie ganz traurig. Ich bestärke und bekräftige sie, das Tanzen wieder in ihr Leben zu integrieren. Bei unserem nächsten Treffen bewegen wir uns gemeinsam durch den Raum.

Bei Klienten, deren Messie-Syndrom durch eine Bindungsstörung hervorgerufen wurde, begegne ich immer wieder denselben vier Quellen ihres Leides:

- das überbehütete Kind – »Nein, das kannst du nicht! Lass mich das machen!«
- das gezwungene und unterdrückte Kind – »Du hast zu tun, was ich dir sage!«

- das emotional im Stich gelassene Kind – »Ich hab keine Zeit für dich!«
- nicht bewältigte Verlassenheitserfahrungen.

Zwischen diesen vier Ausprägungen und der Art und Weise, wie Betroffene ein Blatt Papier behandeln, das sie selbst darstellen soll, beobachte ich einen gewissen Zusammenhang: Das »unterdrückte Kind« zerknüllt das Papier und wirft es durch den Raum. Das »gezwungene und emotional im Stich gelassene Kind« zerreißt das Blatt in tausend Stücke. Das »überbehütete Kind« faltet das Blatt akribisch wieder und wieder, bis kaum noch eine Fläche vorhanden ist.

Das Verhalten vieler Klienten soll sie vor der Wiederholung von Verletzungen schützen, die sie in der Vergangenheit erfuhren. Indem sie sich ihrer Geschichte liebevoll annehmen, finden sie zurück zu ihren Fähigkeiten und Begabungen.

Die folgende Übung auf körpertherapeutischer Grundlage wende ich mit besonders großem Erfolg an. Es handelt sich um eine Körperarbeit, die mit Raum und Richtungsbewegung arbeitet, damit der Klient seine Verstrickung mit der Vergangenheit lösen kann. Geschichte sicht- und spürbar machen. Und das gelingt über Körpererfahrungen.

Der Klient reißt einen großen Papierbogen in drei Teile (die Übung lässt sich auch mit bunten Tüchern oder Ähnlichem durchführen) und legt eines davon auf den Boden vor sich. Er stellt sich auf dieses Blatt, das nun seinen Standort darstellt. Er nimmt seinen festen Stand auf der Erde wahr. Über dieses Gefühl wird für ihn erfahrbar, dass er auch im übertragenen Sinne einen Standpunkt einnehmen kann. Für einen Menschen, der sich verloren fühlt und darunter leidet, keine Entscheidungen treffen zu können, ist dies eine völlig neue Erfahrung und ein wichtiger Schritt in Richtung Entscheidungsfähigkeit.

Nun, da er über einen Standpunkt verfügt, kann er sich auch Vergangenheit und Zukunft erobern. Wo er steht, ist die Gegenwart:

»Jetzt stehe ich hier!« Die beiden anderen Blätter legt er vor und hinter sich. Das Blatt vor ihm symbolisiert die Zukunft, das Blatt hinter ihm die Vergangenheit. Mit dem Fuß tastet er hinter sich nach seiner Vergangenheit: »Welche Erfahrungen habe ich gemacht? Was liegt hinter mir?« Dieses Verfahren hilft ihm, sich seinen Erinnerungen zu öffnen. Genauso verfährt er mit der Zukunft: »Was liegt vor mir? Was sind meine Perspektiven, meine Hoffnungen? Wohin will ich in meinem Leben?« Diese Übung schenkt dem Klienten die Möglichkeit, von einem sicheren Ort aus das Vergangene zu würdigen und Wünsche und Träume für die Zukunft zu äußern. So fasst er den Mut, im realen Leben erste, kleine Schritte zu unternehmen.

Ich wende diese **Standardübung aus der Gestalttherapie** schon lange mit großem Erfolg an. Für viele Menschen ist dies eine Möglichkeit, sich bewusst mit ihrem Leben auseinanderzusetzen.

- Der Klient kann vielleicht zum ersten Mal wahrnehmen, was es heißt, überhaupt einen Standort im Leben zu haben. Er bekommt einen Begriff davon, dass er das Hier und Jetzt verändern kann.
- Die Rückseite seines Körpers steht für die Vergangenheit, seine Vorderseite für die Zukunft. Dem »Hinter mir« kann ein weiterer Bedeutungsraum gegeben werden: »Was liegt hinter mir, was habe ich zurückgelassen?« Das »Vor mir« erlaubt die Sicht auf verschiedene Zukunftsversionen.
- Das Erleben der Vergangenheit wird durch Selbstberührungen am Hinterkopf, an Hals-, Brust- und Lendenwirbelsäule, an Gesäß, Oberschenkelrückseite und Wade verstärkt. Der Klient darf die Erfahrung machen, dass ihm jemand den Rücken stärkt.

6.4.3 Wie Klienten lernen, sich besser zu regulieren

Ein Teil der Therapie besteht darin, die Gefühle des Klienten wieder zugänglich zu machen. Gleichzeitig muss sie dafür sorgen, dass die freigesetzten Emotionen den Klienten nicht überschwemmen. Mit der zunehmenden Fähigkeit, sich selbst und die eigenen Emotionen und Impulse einzuordnen und wahrzunehmen, wird es den Betroffenen immer besser möglich, die eigene Gefühlswelt der Situation angemessen zu regulieren. Sie üben, sich in Momenten, in denen sie sonst ihren Gefühlen ausgeliefert waren, sich von ihnen zu distanzieren. So kommen sie in eine Entspannung hinein, die weitere Lernschritte ermöglicht.

Der 30-jährige Klient befindet sich seit über zehn Jahren im Krieg mit seiner Mutter. Er wohnt in der Nähe seines Elternhauses, täglich gibt es Streit, weil er in seiner Wohnung Zeitungen aller Art aufbewahrt und stapelt. Die Mutter ärgert sich auch darüber, dass ihr Sohn die meiste Zeit vor dem Computer sitzt und kaum Kontakt zu anderen Menschen aufnimmt. »Ich werde mit dem nicht fertig«, sagt sie geringschätzig. Seine Vorzüge, zum Beispiel seinen wunderbaren Humor, nimmt sie nicht wahr. Als sich ihr Sohn einer Blinddarm-Operation unterziehen muss, räumt sie während seines Klinikaufenthaltes seine Wohnung leer. Der Sohn kommt nach Hause und ist fassungslos. Er hat eine immense Wut auf seine Mutter. In seiner Wohnung, die für ihn ein Rückzugsort war, fühlt er sich nicht mehr sicher. In der Familie lösen seine unkontrollierten Hassgefühle große Ängste aus.

Über ein Jahr lang besucht er die Gruppentherapie. Anfangs verhält er sich sehr abweisend. Wenn die anderen Teilnehmer Körperarbeit machen, sitzt er für sich am Fenster und schaut hinaus. Körperarbeit macht ihm viel zu viel Angst. Für die Gruppenmitglieder ist das anfangs befremdlich. Ich stelle mich schützend vor den Klienten und mache deutlich, dass jeder nach seinen Möglichkeiten hier sein darf. Gerade durch diese Erfahrung profitiert der Klient von der Gruppe. Die Sicherheit, dass niemand in etwas hineingezwungen wird, tut allen gut. Mit der Zeit überwindet der Klient sein Misstrauen und wird im Umgang mit den anderen Teilnehmern mehr und mehr zugänglich.

Nach drei Monaten ist er bereit, sich auf meinen Rat hin auf Autismus untersuchen zu lassen. Tatsächlich wird diese Komorbidität bei ihm festgestellt. Nun ist auch klar, warum er mit einem so extremen Hass auf die Aufräumaktion seiner Mutter reagiert hat: Es löst schon eine große Krise aus, wenn einem Menschen, der pathologisch hortet, seine Sachen weggenommen werden. Wenn Autismus an der Pathologie beteiligt ist, wirkt sich der Eingriff doppelt und dreifach gravierend aus. Einmal, weil viele Autisten wenig Kontrolle über ihre Impulse haben, aber vor allem, weil sie auf eine möglichst gleichbleibende Umgebung angewiesen sind. Heute ist der Klient an ein Autismus-Zentrum angegliedert, wo er eine sehr gute Unterstützung bekommt. Ein Zwischenerfolg ist, dass er seine unbändige Wut in Gleichgültigkeit umwandeln konnte. Er tobt nicht mehr, wenn seine Mutter zu Besuch kommt. Doch der Weg zum Verzeihen ist noch sehr weit.

Sowohl das Umfeld als auch die Betroffenen selbst sind durch die überbordenden Emotionen stark herausgefordert. Wenn es den Klienten gelingt, ihre Emotionen zu regulieren, fühlen sie sich nicht mehr nur als Statisten in ihrem Leben, sondern können als Regisseure auftreten. Bestimmte Situationen sind nun keine Einbahnstraßen mehr, sondern es gibt nun eine Wahlmöglichkeit, sich bewusst zu verhalten.

Sie lernen ihre Gefühle und Impulse als Werkzeuge und Motoren kennen und können sie skalieren. Sie lernen, ihre Impulse wahrzunehmen.

Zwei Übungen, die Klienten dabei unterstützen, sich selbst besser zu regulieren:

Übung »Eins, zwei, drei, vier, fünf«: Wenn Klienten zur Therapiestunde kommen, sind sie oft aufgeregt, manchmal sogar fast panisch. Kein Wunder, denn ihre Gefühle und ihr Denken werden von vielen Hoffnungen, Zweifeln und Ängsten überschwemmt. Diese Übung bringt sie aus den kreisenden Gedanken heraus: Der Reihe nach werden alle Sinnesorgane wahrgenommen:

1. Was **sehe** ich? Welche Farben, welche Formen? Was befindet sich im Raum?

2. Was **höre** ich? Mit geschlossenen Augen schärft sich das Gehör.
3. Was **fühle** ich? Der Klient steht auf und streicht über Dinge wie eine Tischplatte oder ein Glas, das warmen Tee enthält.
4. Was **rieche** ich? Wenn möglich, geht der Klient hierzu auf eine Terrasse oder einen Balkon.
5. Was **schmecke** ich? Er trinkt zum Beispiel bewusst einen Schluck Tee und nimmt wahr, welche Empfindungen das mit sich bringt.

Indem der Klient seine Aufmerksamkeit auf seine Sinneswahrnehmungen richtet, ist kein Platz mehr für sein Kopfkino. Auch ich profitiere von dieser Übung, wenn ich nach einem langen Arbeitstag in Stuttgart durch den Park nach Hause gehe.

Die **VVA-Übung** ist eine Übung, die sich in der Einzeltherapie bewährt hat. Wenn den Klienten ein bestimmtes Problem plagt, fragt er sich: Kann ich etwas verändern? Wenn beides nicht in Frage kommt: Kann ich die Situation annehmen?

6.4.4 Wie Klienten lernen, sich als selbstwirksam wahrzunehmen

Viele Messies haben ein negatives Selbstbild. Sie fühlen sich hilflos, wertlos und unzureichend. Menschen, die in unsicheren Bindungssituationen aufwachsen, kennen in vielen Fällen das Gefühl von (Selbst-)Sicherheit gar nicht. Sie werden vom Therapeuten behutsam eingeladen, ihre Entscheidungsfähigkeit zu üben. Mit der bewussten Gestaltung ihres Lebens und ihrer Umgebung gewinnen sie Selbstständigkeit und Selbstsicherheit.

Ich möchte hier noch einmal darauf hinweisen, dass viel Erfahrung dazugehört, den Prozess der Selbstermächtigung zu begleiten. Denn wenn die Lebenswunde des Klienten aus dem Verborgenen ans Licht geholt wird, entsteht dort, wo sie lange Zeit viel Raum eingenommen hat, eine Leere. Dieses Vakuum, das ein starkes Einsamkeitsgefühl hervorrufen kann, braucht Gutes, Nährendes und Kräftigendes, mit dem es gefüllt werden kann.

Viele Jahre lang hatte die Mutter des Klienten verboten, dass im Garten etwas verändert wird. Mit der Zeit war alles so weit zugewachsen, dass das Sonnenlicht kaum noch bis auf den Boden fiel. Nun ist die Mutter, von der der Klient viel Gewalt erfahren hat, gestorben. Der Klient, der in der Therapie zunehmend entscheidungsfähig und selbstsicher geworden ist, beauftragt einen Gärtner, die Bäume zu fällen. Voller Begeisterung erzählt der Klient von seinen Glücksgefühlen, weil nun endlich wieder Licht und Luft ans Haus kommt. Er sagt: »Der Gärtner hatte so eine Kraft und Freude bei seiner Arbeit! Es hat mir gefallen, dass der Garten wieder lichter und lichter wurde. Ich habe das Gefühl, dass auch in mir etwas ist, das mich bedrängt. Es ist wie ein Baum, dessen Wurzeln bis in meine Fußspitzen reichen, seine tausend Äste füllen mich aus und lassen mir kaum Luft zum Atmen.«
Dieser Baum steht für all die angestaute Energie, die für sein Leben nicht zur Verfügung steht. Wir beginnen eine Heilmeditation, in der das Visualisieren den Willen stärkt, bestimmte Entwicklungen wahr werden zu lassen. Ich sage: »Sie haben nun gesehen, dass auch die mächtigsten Bäume gefällt werden können. Was könnte Sie unterstützen, dass das Empfinden eines raumeinnehmenden Baumes in ihnen immer mehr weichen darf?« Der Klient stellt sich vor, dass seine verstorbene Oma, die immer zu ihm gehalten und ihn unterstützt hat, hinter ihm steht und ihm zuschaut, wie er den Baum in sich mit einer großen Motorsäge bearbeitet. Ast für Ast fällt zu Boden. Als der gesamte Baum am Boden liegt, klatscht sie vor Freude in die Hände. In dem Klienten entsteht nun das Bild, dass der gesamte Baum aus seinem Leib entfernt ist. »Was machen wir mit all dem Holz?«, frage ich. Die Antwort kommt ohne Zögern: »Verbrennen!« Der Klient stellt sich vor, wie nun alles Schwere, Raumeinnehmende verbrannt wird. Das Bild, in dem seine Oma ihn fest in den Arm nimmt, lässt ihn tief aufatmen. »Das ist ja der Hammer!«, ruft der Klient ganz verwundert aus, denn er fühlt sich sofort freier.

Der »gefällte Baum«, so problematisch die Beziehung zu seiner Mutter auch war, hat eine Lücke hinterlassen. Ich gebe ihm die Aufgabe mit auf den Weg, bis zu unserem nächsten Treffen täglich eine Heilmeditation zu unternehmen. Nach 14 Tagen sehen wir uns wieder. Der Klient sagt: »Ich dachte zuerst, dass der Effekt bald verschwinden würde. Doch alles ist nun leichter. Ich spüre eine Energie in mir wie nie zuvor. Sie reicht bis in jeden Körperwinkel hinein. Es ist eine Befreiung. In meiner Meditation sage ich nun immer zu mir: ›Ich sehe dich, ich sorge für dich!‹ Ich weiß jetzt: Ich kann mir selber helfen.«

TEIL 3

Professionelle Fallarbeit mit Messies – Erfolg durch klare Konzepte und standardisiertes Arbeiten

Der dritte Teil beschäftigt sich mit der Entwicklung von Standards und tragenden Netzwerken. So unterschiedlich die Einzelfälle auch sind, braucht es doch auf allen Ebenen einheitliche Konzepte: auf der Ebene der einzelnen Fachkraft, der Ebene der einzelnen Einrichtung, in der interdisziplinär gearbeitet wird, und auch auf Ebene der Zusammenarbeit verschiedener Institutionen. Entsprechende Strategien helfen, Ressourcen zu schonen und Reibungsverluste zu minimieren.

- Kapitel 7 bringt einen **Leitfaden für den ressourcenorientierten, praktischen Ablauf der Fallarbeit**. Er umfasst neben organisatorischen Elementen wie Auftragsklärung und Definition von Zielen auch sensible Bereiche wie die Kontaktaufnahme zum Klienten und die Gewährleistung des Kindeswohls.
- Kapitel 8 zeigt, dass ein **maßgeschneidertes, interdisziplinäres Konzept für jede einzelne Einrichtung**, die mit Messies arbei-

tet, notwendig ist. Ein Konzept, das sowohl von allen beteiligten Berufsgruppen als auch der Leitungsebene getragen wird, bietet einen verlässlichen Rahmen für strukturiertes, standardisiertes Arbeiten. Es lässt genug Raum, um flexibel auf jeden Klienten eingehen zu können. Durch die konsequente Anwendung von gemeinsam erstellten Regeln werden Mitarbeiter und Ressourcen geschont und die Klienten profitieren von optimalen Bedingungen zu ihrer Weiterentwicklung. Bis es der Normalfall geworden ist, dass Mitarbeiter und Messies durch solche Konzepte geschützt sind und Ressourcen geschont werden, liegt noch ein weiter Weg vor uns.

- Kapitel 9 behandelt die Königsklasse in der Arbeit mit Messies: die **Zusammenarbeit verschiedener Einrichtungen**. Dies ist sozusagen interdisziplinäres Arbeiten zum Quadrat. Auch wenn die Konzepte der Einrichtungen für sich stimmig sind, braucht es nun einen Abgleich zwischen den beteiligten Konzepten. Immer wiederkehrende Streitpunkte wie die Frage der hierarchischen Zuständigkeit und der finanziellen Verantwortung verlieren so ihre Sprengkraft.

KAPITEL 7

Leitfaden für die Fallarbeit mit Messies

Den Kontakt mit Menschen zu gestalten, die an pathologischem Horten erkrankt sind beziehungsweise in verwahrlosten oder vermüllten Wohnungen leben, ist eine hohe Kunst. Empathie und auch viel Erfahrung sind nötig, um sie so zu führen, dass sie imstande und bereit sind, mit Ihnen als Fachkraft gemeinsam einen guten Weg zu gehen.

Etliche Menschen, die bereits in sozialen Berufen arbeiten und eine entsprechende Ausbildung haben, fühlen sich zu dieser Arbeit hingezogen. Tatsächlich erlebe ich in meinen Ausbildungskursen, dass zum Beispiel Sozialarbeiter, Pädagogen, Heilpraktiker, Ergotherapeuten, Heilerziehungspfleger und andere Fachkräfte sehr schnell verstehen und aufnehmen, wie sie ihr Gegenüber unterstützen können, wo die Fallstricke liegen und wie man sie umgeht. Sie sind schon im Vorfeld psychologisch geschult, haben sich bereits mit den seelischen Verwicklungen der Menschen befasst und verfügen über eine große Erfahrung im Umgang mit denen, die unsere Unterstützung brauchen. Und doch – der Umgang mit der Messie-Klientel ist noch einmal eine ganz besondere Herausforderung. Die Fallarbeit mit Messies ist ein hochkomplexes Handwerk, das viel Erfahrung braucht.

Prinzipiell muss zwischen direktiver und non-direktiver Zusammenarbeit unterschieden werden.

- **Non-direktive** Zusammenarbeit: Die meisten Klienten, die pathologisch horten, können Sie in Entscheidungen mit einbeziehen. Sie verfügen dann über einen großen Gestaltungsspielraum, ihre Wünsche und Vorstellungen einzubringen. Voraussetzung ist, dass sie verstehen, welche Ziele erreicht werden sollen, und dass sie zumindest in geringem Umfang entscheidungs- und handlungsfähig sind.

- **Direktive Zusammenarbeit:** Bei Klienten mit Vermüllungs- oder Verwahrlosungssyndrom müssen Sie als Fachkraft die Fallarbeit leiten und gestalten. Denn wenn zum Beispiel Schädlinge die Wohnung bevölkern, **müssen** deren Nahrungsquellen entfernt werden. Eine Rücksicht auf Eigentum oder anderslautende Wünsche des Klienten ist dann nicht möglich. Eine achtsame und wertschätzende Beziehung ist aber selbstverständlich.

7.1 Methodischer Ablauf der Fallarbeit

Ein Ordnungscoach hilft seinen Auftraggebern, deren Wohnung aufzuräumen, vielleicht sogar zu entrümpeln. Die Fallarbeit einer Messie-Fachkraft beinhaltet dagegen viel mehr als diese praktische Unterstützung, sich von Überflüssigem zu trennen und Platz zu schaffen. Sie ist in erster Linie Beziehungsarbeit. Einen Klienten wieder an seine Würde anzubinden, erfordert eine völlig andere Herangehensweise als einfach nur Müllsäcke zu füllen und diese zu entsorgen.

Damit die Unterstützung nachhaltig wirken kann, setzt die Fallarbeit bei Messies *nicht* beim Wohnumfeld an, sondern beim Menschen. Nicht die Stapel oder vermüllten Ecken in der Wohnung stehen im Fokus, sondern der Mensch, seine Ressourcen und seine Biografie.

Ihr konkretes Vorgehen als Messie-Fachkraft braucht absolute **Klarheit**. Die Einhaltung von Standards bewahrt Sie vor unreflektierten Schnellschussreaktionen. Je besser vorbereitet Sie in den Auftrag gehen, desto mehr Aussicht auf Erfolg haben Sie. Sieben Punkte sollten Sie klären – so weit wie möglich noch vor der ersten Kontaktaufnahme mit Ihrem neuen Klienten:

1. Den Auftrag klären
2. Das Krankheitsbild definieren
3. Das Problem definieren
4. Ressourcen des Klienten erkennen
5. Das Fernziel festlegen
6. Das Nahziel festlegen
7. Maßnahmen durchführen.

Wie Sie *im Einzelfall* prozessorientiert und standardisiert vorgehen, lesen Sie im 8. Kapitel. Hier einige *allgemeine* Anmerkungen zu diesem Thema.

7.1.1 Den Auftrag klären

Ihr Klient findet über verschiedene Wege zu Ihnen:

- Er wendet sich direkt an Sie und bittet Sie um Hilfe. In diesem Fall handelt es sich fast immer um Menschen, die pathologisch horten.
- Eine Institution beauftragt Sie. Auftraggeber können Ämter (Landratsämter, Sozialämter, Ordnungsämter, Jugendämter usw.) sowie stationäre und ambulante Sozialdienste sein, darunter Kliniksozialdienste und Pflegeheime.
- Familie oder Freunde machen sich Sorgen und bitten Sie um Unterstützung und Klärung.
- Nachbarn, Hausverwaltung oder Vermieter melden sich.
- Der Arbeitgeber wird aktiv.

> Ich begegne immer wieder einer großen Mitmenschlichkeit. Oft bitten Polizisten, Handwerker, Heizungsableser und Menschen aus ähnlichen Berufsgruppen um Hilfe für einen Messie. Sie sind beruflich über ihn »gestolpert«, und müssten sich nicht die Mühe machen, weitere Schritte einzuleiten. Und doch lautet ihre Reaktion: »Ich glaube, dieser Mensch braucht Hilfe.« Einmal fragte ein Bürgermeister nach Unterstützung, weil er mitbekommen hatte, dass eine Frau aus seiner Gemeinde nach dem Tod ihres Mannes nicht mehr mit dem Leben zurechtkam.

Ich erlebe aber auch immer wieder Menschen, die intolerant und empört reagieren, wenn sie mit einem Messie in Kontakt kommen. Sie spüren nicht den Impuls zu helfen, sondern achten nur auf die eigene Befindlichkeit.

Auch heute noch kann es sein, dass potenzielle Auftraggeber – gerade auch Institutionen – unerfahrenen Helfern nach der Devise »Machen Sie mal!« Verantwortung übertragen wollen. Haken Sie nach, wenn die Hintergründe nicht klar sind. Wenn Sie bei einer Institution angestellt sind, sollte es selbstverständlich sein, dass Sie mit umfassenden Informationen versorgt werden. Als selbstständige Fachkraft fragen Sie aktiv nach.

Achten Sie bei der Auftragserteilung auf ein umfassendes Briefing. Die Informationen, die Sie von Ihrem Auftraggeber bekommen, entbinden Sie allerdings nicht von Ihrer Aufgabe, sich später ein eigenes, unvoreingenommenes Bild von der Situation zu machen.

Als Messie-Fachkraft bestehen Sie nicht nur auf umfassender Information, sondern auch darauf, dass bestimmte Voraussetzungen vorhanden sind, bevor Sie tätig werden.

- Es muss eine Compliance Ihres Klienten bestehen, das heißt, er muss die Bereitschaft zeigen, mit Ihnen zusammenzuarbeiten. Ohne den Willen des Klienten, seine Situation zu verbessern, sind keine nachhaltigen Fortschritte möglich.
- Es darf keine Gesundheitsgefahr für Sie bestehen.
- Neben dem klaren und umfassend ausgeführten Arbeitsauftrag muss vor allem auch der von Ihnen zu leistende Zeitaufwand schriftlich festgehalten sein.

Als selbstständige Messie-Fachkraft sollten Sie dringend vorab die Stundenzahl klären, die für die Fallarbeit zur Verfügung steht. Dann gibt es später keine Probleme mit der Rechnungsstellung. Aber auch als angestellte Fachkraft achten Sie bei jedem neuen

Fall auf einen klar umgrenzten Arbeitsauftrag und die Festlegung des dazugehörigen Zeitaufwands. Auch wenn der Arbeitgeber rechtlich nicht dazu verpflichtet ist, empfehle ich prinzipiell, mit ausführlichen und klar umrissenen Stellenbeschreibungen zu arbeiten. Diese geben Arbeitgebern und Arbeitnehmern Orientierung und Sicherheit. Zumindest können die Mitarbeiter eine kurze Charakterisierung der Stelle einfordern, die Ihnen Anhaltspunkte über die erwarteten Arbeiten geben.

Sind die Grundvoraussetzungen für Ihre Tätigkeit nicht gegeben, müssen Sie in Ihrem Interesse und dem des Messies den Auftrag ablehnen beziehungsweise auf Nachbesserung seitens Ihrer Vorgesetzten bestehen. Drei Beispiele:

- Ihr Klient leidet unter einer so massiven psychischen Erkrankung, dass er nicht in der Lage ist, etwas aufzunehmen und zu verstehen. Es geht also nur darum, den Menschen möglichst würdevoll zu versorgen und die Wohnung instand zu setzen. Für eine solche Aufgabe sind Fachdienste anderer Berufsgruppen zuständig.
- Es liegen Informationen vor, nach denen die Wohnung des Klienten stark von Schimmel und Ungeziefer befallen ist und die Wände mit Fäkalien beschmiert sind. Bevor Sie aktiv werden können, muss eine Spezialfirma dafür sorgen, dass keine Gesundheitsgefahren mehr bestehen.
- Das zur Verfügung stehende Stundenkontingent ist viel zu gering, doch Ihr Auftraggeber ist nicht bereit, es nach oben zu korrigieren. Sie müssten also Ihre Arbeit abbrechen, bevor sich überhaupt erste Erfolge eingestellt haben. Es ist natürlich nicht zumutbar, dass Sie ohne Entgelt weiterarbeiten.

Grund für die Ablehnung eines Auftrages kann auch sein, dass Sie erkennen können, dass andere Formen der Unterstützung geeigneter sind und mehr Erfolg versprechen. Dass Menschen in desorganisierten Haushalten leben, kann schließlich auch andere Gründe als ein Messie-Syndrom haben. Alleinerziehende Mütter und Väter, deren Lebenssituation ihnen kurzfristig über den Kopf wächst, oder ältere

Menschen, die sich aus körperlichen Gründen nicht gut um ihr Wohnumfeld kümmern können, brauchen eine ganz andere Hilfe als Menschen, die tatsächlich pathologische Symptome der Desorganisation aufweisen.

Wenn Ihr Klient unter einem Vermüllungssyndrom leidet, ist Ihre Arbeit besonders anspruchsvoll und komplex. In diesem Fall ist es von großer Wichtigkeit, dass Ihr Auftraggeber sich selbst vor Ort ein Bild von der Lage macht. Handelt es sich um eine Institution, sollte eine möglichst weit oben in der Hierarchie stehende Person, am besten der Leiter der Einrichtung, Ihr direkter Ansprechpartner sein. Es hat sich gezeigt, dass bei Anbindung an die mittlere Leitungsebene die Probleme meist vorprogrammiert sind. Es ist dann zum Beispiel sehr schwierig, ausreichende Ressourcen zur Verfügung gestellt zu bekommen.

Wenn Sie in einer Institution angestellt sind, dürfen Sie erwarten, dass Ihr Arbeitgeber seine Fürsorgepflicht Ihnen gegenüber erfüllt. Als selbstständige Messie-Fachkraft können und sollen Sie nur Aufträge annehmen, wenn eine erfolgreiche Arbeit zu erwarten ist.

Zu einem fachgerecht erteilten Arbeitsauftrag gehört auch die **Klärung der Ressourcen**, die dem Prozess zur Verfügung stehen. Arbeitsumfang und Stundenkontingent sind bereits im Arbeitsauftrag festgehalten. Doch welche Hilfsmittel stehen zur Verfügung?

- Wird Arbeitskleidung gestellt?
- Stehen Büroräume, Telefon, Computer etc. zur Verfügung?
- Gibt es einen Dienstwagen?
- Gibt es ein Netzwerk von Ärzten, Psychiatern und Psychotherapeuten?
- Bestehen Kooperationen mit anderen Institutionen, zum Beispiel mit psychiatrischen Notdiensten, Nachbarschaftshilfen oder auch Transportunternehmen, die mit einer Entrümpelung beauftragt werden können?

Je klarer Sie zusammen mit Ihrem Auftraggeber die Auftragsbedingungen und -ziele bestimmen und festlegen, desto weniger Unsicherheiten wird es im Prozess geben. Auch bei der Abrechnung wird es dann kaum Unstimmigkeiten geben.

7.1.2 Das Krankheitsbild definieren

Um Ihren Klienten die bestmögliche Unterstützung bieten zu können, muss geklärt sein, ob Komorbiditäten zusätzlich zur Messie-Symptomatik vorliegen und wenn ja, welche dies sind. Im besten Fall gibt es bereits einen Arztbrief. Dann wissen Sie, dass Sie es zum Beispiel mit einer Depression oder einer Psychose zu tun haben. Sie erfahren dann auch, bei welchen Institutionen Ihr Klient bereits angebunden ist. Als Messie-Fachkraft kennen Sie die in Frage kommenden Krankheiten und wie sie sich auf Ihre Arbeit auswirken wird. Bei vorliegender Depression zum Beispiel ist der Antrieb Ihres Klienten vermindert, die Stimmung schwankend, die Kontakte sind eingeschränkt. Das Wissen über eventuelle Komorbiditäten klärt Sie auch darüber auf, welcher hygienische Zustand des Menschen oder der Wohnung Sie erwartet.

Je nach Fall empfiehlt es sich, noch einmal Ihren Wissensstand über bestimmte Krankheitsbilder zu überprüfen und eventuell aufzufrischen. Was sind die Hintergründe und die Ursachen für die jeweilige Komorbidität? Diese Fragen sensibilisieren Sie zum Menschen hin.

7.1.3 Das Problem definieren

Vordergründig ist das Problem mit der Auftragserteilung klar, zum Beispiel:

- Ihrem Klienten droht eine Zwangsräumung, er möchte aber gerne in seiner Wohnung bleiben und braucht Unterstützung.
- Ein Klient, der pathologisch hortet, möchte mit Ihrer Hilfe aus seiner sozialen Isolation herausfinden und wieder Besuch empfangen, vielleicht auch wieder eine Partnerschaft erleben.

- Angehörige wollen der Kaufsucht ihres Familienmitglieds entgegenwirken.
- Ihr Klient wohnt in einer Wohnung, die testamentarisch ihm und weiteren Familienangehörigen vermacht wurde. Weil er seinen Miterben den Zutritt zur Wohnung verwehrt, kann das Testament nicht umgesetzt werden. Eine Räumungsklage ist der Familie aber ein zu großer Schritt.
- Nachbarn fühlen sich durch Gerüche oder durch Dinge gestört, die Ihr Klient in Hausflur, Waschraum oder auf dem Balkon abgestellt hat.

Es geht aber auch und vor allem um die dahinterliegenden Probleme.

Bei Klienten mit Wertbeimessungsstörung lautet die Frage: Wo kommt der Wunsch her, Dinge zu horten? Nur wenn der Auslöser therapiert wird, ist nachhaltige Besserung möglich.
Bei Klienten mit Vermüllungs- oder Verwahrlosungssyndrom müssen die Fakten rund um ihre psychische Erkrankung geklärt werden: Befinden sie sich in ärztlicher Betreuung? Nehmen sie ihre Medikamente? Ist die Betreuung durch die aufsuchenden Dienste engmaschig genug?

7.1.4 Die Ressourcen des Klienten erkennen

Das Umfeld des Klienten nimmt meist nur wahr, was diesem Menschen *nicht* gelingt. Viel erfolgversprechender als diese Orientierung an den Defiziten ist es, wenn Sie Ihren Fokus auf die Ressourcen Ihres Klienten legen. Wenn Sie seine Stärken und Möglichkeiten kennen, können Sie ihn so weit wie möglich am Prozess beteiligen und so seine Selbstwirksamkeit stärken.

Klienten, die pathologisch horten, sind gut ansprechbar, verfügen meist über eine gute Intelligenz, sind empfindsam und haben ein Gefühl dafür, wie sie auf andere Menschen wirken. Sie achten sehr auf ihr Äußeres. Oft gehen sie einer geregelten Arbeit nach, haben sogar wichtige Stellungen und Funktionen in der Gesellschaft. Wenn man ihnen mit Respekt begegnet, reagieren sie sehr positiv. Dass sie aus ihrer Not heraus eine Überlebensstrategie entwickelt haben, ist als große Leistung zu werten. Ihre bedeutendste Ressource ist ihr Wunsch, etwas an ihrer Lebenssituation zu ändern.

Klienten mit Vermüllungssyndrom: Je nach Krankheitsbild können sie sehr intelligent, kooperativ und auch freundlich sein. Sie sind gut ansprechbar und schaffen es meist, sich an Vereinbarungen zu halten, wenn man ihnen mit Respekt begegnet und sie nicht überfordert. Oft haben sie sich trotz ihrer Krankheiten, die mit großen Ängsten einhergehen kann, eine Parallelwelt eingerichtet – auch das ist eine beachtenswerte Leistung.

Klienten mit Verwahrlosungssyndrom: Ihr Erfolg ist es, bis hierher überlebt zu haben; in Anbetracht ihrer Biografien ist das oft ein kleines Wunder. Sie suchen Kontakt, zum Beispiel beim Besuch der Tafeln, und wer sie zu »lesen« versteht, erkennt, dass auch sie ihre Freuden haben und sich begeistern lassen. Manchmal kommt auch eine Liebe zu bestimmten Plätzen zutage. Viele Menschen mit Verwahrlosungssyndrom zeigen eine große Liebe zu Tieren. Diese Fähigkeit (manchmal ist auch nur der Wunsch), für ein Tier zu sorgen, weist auf eine verdrängte Sehnsucht nach Beziehung hin und kann ein Weg zur Selbstfürsorge sein.

Bei manchen Klienten ist die Wahrnehmung so stark gestört, dass sie keine Einsicht aufweisen und deshalb den Psychotherapeuten als feindlich erleben.

Indem Sie verstehen, was Ihren Klienten antreibt, und was an Bedürfnissen und Wünschen vorhanden ist, finden Sie einen Ansatzpunkt für Ihr weiteres Vorgehen. Verschiedene Therapie-Ansätze finden Sie in diesem Buch. Hier möchte ich schon einmal folgende Beispiele geben:

- Ihr Klient liebt das Kochen, kann diesem Hobby aber nicht nachgehen, weil seine Küche kaum betretbar ist. In so einem Fall könnte es ein guter Schritt sein, mit ihm zusammen eine kleine Ecke in der Küche freizuräumen, sodass ein einfaches Gericht zubereitet werden kann.

- Ihr Klient möchte gerne jemanden zu sich nach Hause einladen. Gemeinsam überlegen Sie: Was muss getan werden, um dieses Ziel zu erreichen? Welche Räume bekommt der Gast zu sehen und sollten freigeräumt werden, welche können erst einmal so bleiben, wie sie sind?

> Bei Menschen, die pathologisch horten, erlebe ich es oft, dass sie die Vorstellung haben, dass sie ihre Gäste nur in eine komplett aufgeräumte Wohnung einladen können. Sie haben große Angst, dass der Besuch neugierig alle Türen öffnet. »Was mache ich nur, wenn mein Arbeitskollege in mein Schlafzimmer schaut?« Sie haben so viele Grenzüberschreitungen erlebt, dass sie ganz selbstverständlich davon ausgehen, dass ihr Gast sich die Freiheit herausnehmen wird, sich nach Belieben in der Wohnung umzusehen. Es ist meinen Klienten gar nicht klar, dass sie »Nein« sagen dürfen und dass dieses »Nein« auch befolgt wird.

- Bei Männern findet man nicht selten Technik-Sammlungen vor. Wo können sie ihr Wissen zur Verfügung stellen?

Bei Ihren Klienten sind neben den pathologischen Anteilen immer auch wichtige Ressourcen vorhanden. Es gilt, diese Fähigkeiten zu entdecken, wertzuschätzen und in den Heilungsprozess mit einzubinden.

7.1.5 Fernziele festlegen

Fernziele sollen in erster Linie die Lebensqualität **des Klienten** verbessern. Fernziele können zum Beispiel sein:

- Das Leben Ihres Klienten wird nicht mehr durch Stress, Scham und Erschöpfung bestimmt.
- Seine Wohnsituation verbessert sich, er fühlt sich in seinem Wohnumfeld wohl und kann sich dort frei bewegen und erholen.

Er kann wieder Menschen zu sich in die Wohnung einladen und Beziehungen eingehen. Seine Kinder oder die Enkel dürfen ihn wieder besuchen.
- Systemische Verstrickungen in der Familie oder am Arbeitsplatz werden gelöst und seine sozialen Bindungen werden gestärkt. Er wird nicht mehr von Nachbarn und Arbeitskollegen ausgegrenzt.

> **Menschen, die pathologisch horten,** haben einen besonderen Bezug zu den Dingen, die sie horten. Diese Verbindung ist für sie eine Überlebensstrategie und wird mit großer Wahrscheinlichkeit bestehen bleiben. Ihre Aufgabe als Messie-Fachkraft ist es, diese Welt der Dinge so in das Leben Ihres Klienten hineinzuweben, dass er sich wohlfühlen und am sozialen Leben teilnehmen kann, ohne dass er ausgegrenzt wird.

- Durch die nachhaltige Änderung seiner Verhaltensweisen kann Ihr Klient selbständig in seiner Wohnung bleiben, er verfügt über eine Struktur in seinem Leben und bewältigt seinen Alltag.
- Ihr Klient findet ein anderes Wohnumfeld, in dem er neu anfangen kann. Denn manchmal sind die Fronten so verhärtet, dass ein ruhiges Leben kaum mehr möglich ist.
- Ihr Klient wird in ein betreutes Wohnen überführt, um ihm ein menschenwürdiges Leben zu ermöglichen.

Auch eine Lösung für das, was **andere Menschen** ärgert oder gefährdet, gehört zu den Fernzielen:

- Vom Wohnraum geht keine Gesundheitsgefährdung mehr durch Ungeziefer und Schimmel aus.
- Der Flurbereich in einem Mehrfamilienhaus oder der Balkon wird freigeräumt.
- Im Haus gibt es keine Geruchsbelästigung mehr.
- Ihr Klient kann den Vermieter beziehungsweise den Heizungsableser wieder in die Wohnung lassen.

Bei non-direktivem Vorgehen können Sie die von ihm gewünschten Ziele mit Ihrem Klienten eingehend besprechen. Bei direktivem Vorgehen werden die Ziele von Ihnen und dem Auftraggeber abgesprochen.

Zu den Fernzielen Ihrer Arbeit gehört es, Ihrem Klienten eine größtmögliche Selbständigkeit zu erhalten und seine eventuell bestehende soziale Isolation aufzubrechen. Auch die Entlastung des Umfeldes behalten Sie im Auge.

7.1.6 Nahziele festlegen

Die möglichen Nahziele hängen stark davon ab, welche Fortschritte Ihrem Klienten in einem überschaubaren Zeitabschnitt möglich sind. Sie hängen damit sehr stark von den jeweiligen Personen und der Situation ab. Doch fast immer gibt es drei Nahziele, die eine große Bedeutung haben:

- Der Aufbau einer **vertrauensvollen Beziehung** zu Ihrem Klienten war bereits Thema von Abschnitt 4.1.
- **Kleinste Handreichungen**, die mit wenig Aufwand einen großen Effekt bewirken. Auch diese Kleinigkeiten finden selbstverständlich nur in Absprache und mit Erlaubnis Ihres Klienten statt. Oft lässt sich mit wenigen Handgriffen eine sofortige Verbesserung der Lebensqualität erreichen. Hierzu gehören:
  - eine kaputte Wasserleitung, von der aus Nässe in das Zimmer rinnt, reparieren lassen,
  - Rechnungen bezahlen,
  - einen Zugang zum Bad beziehungsweise zur Toilette freiräumen.
- Sie richten gemeinsam mit Ihrem Klienten in der unübersichtlichen Situation seiner Wohnumgebung einen **Wohlfühlort** ein. Dies ist der erste Schritt, um nachhaltige Veränderungen überhaupt anstoßen zu können. Dieser freigeräumte Platz kann ein Teil eines Sofas, ein Sessel oder auch eine Ecke eines Tisches sein. So hat Ihr Klient nun eine Rückzugsmöglichkeit, wo er wieder in Ruhe atmen, sitzen und essen kann. Hier wird er wahrscheinlich

zum ersten Mal seit langer Zeit Entspannung erfahren dürfen. Von hier aus kann er Entscheidungen treffen, mit welchen Schritten es weitergehen kann.

> Stellen Sie sich vor, ein Gärtner soll an einem sehr steilen Hang einen Garten anlegen. Beim Betreten der Fläche kann er sich kaum halten, er droht ständig abzurutschen. In dieser Situation gibt es nur eine Möglichkeit: Er muss sich einen kleinen Bereich schaffen, auf dem er aufrecht stehen kann und Halt findet, um überhaupt richtig loslegen und das Gelände terrassieren zu können. Diese kleine Fläche gilt es auch in der Wohnung Ihres Klienten zu realisieren. Sie ist der Startpunkt für alle weiteren Aktivitäten.

- Ein oder zwei Quadratmeter – größer muss diese Keimzelle zukünftiger Entwicklungen gar nicht sein. Von hier aus startet für ihn die Rück-Anbindung an ein würdevolles Leben und Wohnen. Für Ihren Klienten ist diese erste Lichtung im Durcheinander ein großer Schritt. Er darf sich wieder ein Stück weit kompetent fühlen. Ist diese Basis erst einmal geschaffen, können Sie mit ihm die weiteren Schritte absprechen und Strategien entwickeln. Was könnte mit dem Altpapier passieren? Wie kann er wieder Struktur in seinen Tagesablauf bringen?

Nahziele müssen sehr individuell auf den jeweiligen Klienten angepasst werden. Sie dienen dazu, mit wenig Aufwand wichtige Schritte in die Wege zu leiten. So gelingt es, viel Druck vom Klienten zu nehmen und weitere Schritte vorzubereiten.

7.1.7 Maßnahmen durchführen

Wie einzelne Maßnahmen langfristig und standardisiert umgesetzt werden, ist Thema des 8. Kapitels. Dies soll aber schon an dieser Stelle genannt sein: Sie können einen Klienten nicht gegen seinen Willen unterstützen. Menschen, die pathologisch horten, werden Sie nach Kräften unterstützen. Denn in ihnen ist der meist Wunsch sehr groß, wieder am Leben teilzunehmen. Sind psychische Krankheiten und Süchte im Spiel, kann es anders aussehen. Bei Zwangsstörungen oder schwerem Alkoholismus zum Beispiel kann es vorkommen, dass Ihr Klient alle Versuche, ihn zu unterstützen, torpediert.

Manche Menschen legen es geradezu darauf an, selbst die grundlegendsten Regeln zu missachten. Ihnen ist es nicht möglich, selbstbestimmt in einer eigenen Wohnung zu leben. Im Extremfall machen sie auch einen Aufenthalt in einer betreuten Wohngemeinschaft oder sonstigen geregelten Einrichtung unmöglich. In einigen Fällen bleibt tatsächlich kein anderer Weg, als diese Menschen auf die Straße zu entlassen, wo sie weiterhin betreut werden. Für Sie als Messie-Fachkraft ist es wichtig, sich an diesen Menschen nicht abzuarbeiten. Kommunizieren Sie offen mit Ihren Auftraggebern, legen Sie die Probleme offen dar und suchen Sie gemeinsam nach Lösungen.

Abgesehen von solchen Ausnahmefällen werden Sie Ihre Klienten Schritt für Schritt wieder in ein würdevolles Leben zurückführen können

Durch Ihre Arbeit mit Messies werden Sie die beglückende Erfahrung machen dürfen, dass Ihr Klient, ausgehend von dem ersten, gemeinsam geschaffenen kleinen Wohlfühlraum, nach und nach wieder in ein soziales Leben hineinfindet.

7.2 Praktischer Ablauf der Fallarbeit

Auf den vorangegangenen Seiten haben Sie erfahren, wie Sie **methodisch** mit Ihren Klienten arbeiten. Nun geht es um die **praktische** Seite der Zusammenarbeit mit Ihren Klienten.

7.2.1 Der Erstkontakt am Telefon

Es ist heute noch üblich, dass Helfer ohne Fachausbildung »schnell mal eben« bei ihrem neuen Klienten vorbeischauen und sich vorstellen sollen. Dahinter steckt der Wunsch, möglichst umgehend die

Problemlösung voranzutreiben. Doch viele Messies sind überfordert, wenn sie sich ohne Vorlaufzeit auf einen neuen Menschen einstellen sollen. Übereifer führt schnell zu Ablehnung und Ängsten, dann bleibt die Tür geschlossen. Wenn Ihr Auftraggeber aus dem Familienkreis kommt, müssen Sie es aushalten, dass Eltern oder Geschwister in Sorge sind und zügig mit der Unterstützung beginnen möchten. Auch Institutionen möchten gerne schnell Ergebnisse sehen. Erklären Sie die Situation und dass nachhaltige Erfolge sich nur dann einstellen, wenn Sie Ihrem Klienten die benötigte Zeit lassen.

Nehmen Sie telefonisch Kontakt auf, das erste Gespräch mit Ihrem Klienten hat drei Ziele:

- eine Vertrauensbasis schaffen,
- weitere Einzelheiten über die Lebensumstände Ihres Klienten erfahren,
- eine Verabredung zum persönlichen Kennenlernen verabreden.

> Menschen, die pathologisch horten, sind besonders sensibel, wenn sie in ihrer Wohnung »überfallen« werden. Verabreden Sie sich am Telefon nicht gleich für den nächsten Tag, sondern geben Sie Ihrem Klienten etwa eine Woche Vorlaufzeit für ein erstes persönliches Kennenlernen. So kann er sich an den Gedanken gewöhnen, ein Gespräch über seine Lebenssituation zu führen.

In der Regel wird der Kontakt zu Ihrem Klienten telefonisch hergestellt. Im Gespräch räumen Sie Bedenken aus, stärken das Vertrauen und lassen das persönliche Treffen Realität werden.

7.2.2 Das erste persönliche Treffen an einem neutralen Ort

Menschen, die **pathologisch Dinge horten**, hüten schon seit Jahren, vielleicht sogar seit Jahrzehnten, ihr Geheimnis. Zu groß ist die Scham, die aufgehäuften Dinge Fremden zu präsentieren. Auch viele Klienten mit **Vermüllungssyndrom** haben in der Vergangenheit nur einen sehr begrenzten Personenkreis in ihre Wohnung gelassen, vielleicht sogar niemanden. Zu groß ist die Angst, die Wohnung zu verlieren. Drängen Sie also nicht darauf, gleich beim ersten persönlichen Termin in die Wohnung Ihres Klienten vorzustoßen. So lange Sie noch nicht sein Vertrauen gewonnen haben, wäre der Versuch, umgehend an diesen intimsten Ort zu gelangen, übergriffig.

Erfolgversprechender ist es, das persönliche Gespräch an einem neutralen Ort zu beginnen, an dem Sie in Ruhe miteinander sprechen können, ohne dass jemand mithören kann. In den meisten Fällen bietet sich für ein erstes Treffen ein öffentlicher Ort an, zum Beispiel ein Café. Auch ein Büro an Ihrer Arbeitsstelle eignet sich für das Kennenlernen und für weitere vertrauensbildende Maßnahmen. Ein Dach überm Kopf, räumliche Abgrenzung und angenehme Temperaturen tragen zum Wohlgefühl bei. Ein Treffen im Park kann witterungsbedingt zu einem Fehlschlag werden.

Klienten mit Verwahrlosungssyndrom und manchem Klienten mit Vermüllungssyndrom ist nicht bewusst, dass ihre Lebensumstände für ihre Umwelt eine Herausforderung darstellen. In diesen Fällen können Sie den Ersttermin gleich in der Wohnung vereinbaren.

Bei Ihrem ersten persönlichen Treffen können Sie weitere wertvolle Hinweise sammeln, welcher Art die Hilfe sein könnte, die seine Lebensumstände zum Besseren wenden können. Sie sehen, in welchem gesundheitlichen Zustand sich Ihr Klient befindet, wie mobil er ist und ob es körperliche Einschränkungen gibt. Sie können auch schon in Erfahrung bringen, ob Ihr Klient bei Bedarf seine Medikamente nimmt.

Für Klienten mit Wertbeimessungsstörung gibt es Bildersätze, die Sie laminieren lassen und zu solchen Treffen mitbringen können. Auf ihnen sind ein Wohnraum, ein Schlafzimmer und eine Küche in jeweils verschiedenen Stadien des Hortens abgebildet. Um abzuschätzen, wie die Wohnverhältnisse Ihres Klienten sind, lassen Sie ihn auf die entsprechenden Bilder deuten.

Ich erlebe es oft, dass Klienten eine Verabredung nicht einhalten. Einerseits möchten die Menschen Hilfe erfahren, andererseits ist es für sie ein sehr großer Schritt, sich jemandem anzuvertrauen. Sie wünschen und fürchten gleichzeig, dass sich Veränderungen ergeben werden. Nicht selten klappt ein erstes Treffen deshalb erst beim dritten oder vierten Anlauf. Mit Geduld und Empathie finden Sie den richtigen Ton, in weiteren Telefonaten Bedenken auszuräumen, Vertrauen zu stärken und das persönliche Treffen Realität werden zu lassen.

Es kann also dauern, bis Sie mit Ihrem Klienten erfolgreich einen persönlichen Kontakt aufgenommen haben. Haben Sie nach etwa acht Wochen keinen Zugang gefunden, sollten Sie den Auftrag zurückgeben.

Ein erstes Treffen mit Ihrem Klienten an einem neutralen Ort ist ein weiterer Schritt, mehr über seine Lebensumstände und seine Beweggründe zu erfahren und ihn für die Zusammenarbeit zu gewinnen.

7.2.3 Der Besuch im Wohnumfeld Ihres Klienten

Ihren Klienten zum ersten Mal in seinem Wohnumfeld zu sehen, gibt Ihnen Gelegenheit, den einzelnen Menschen in seiner Gesamtheit und in seinen Bedürfnissen zu sehen. Nun können Sie vieles herleiten:

- In welchem Zustand ist die Wohnung? In welchem Ausprägungsgrad liegt das Messie-Syndrom vor? Ist nur ein Zimmer betroffen oder die gesamte Wohnung? Sind alle Rollläden unten?
- Liegen in der Wohnung viele kaputte Dinge herum, deutet das auf Verwahrlosung hin.
- Riecht es feucht oder verschimmelt in der Wohnung? Gibt es einen offensichtlichen Befall mit Schädlingen?
- Besonderheiten geben Ihnen Hinweise auf Komorbiditäten. Bei Wahnerkrankungen kommt es zum Beispiel vor, dass Klienten ihre Fenster mit Alufolie abkleben.

Im Gespräch gewinnen Sie weitere Erkenntnisse (siehe auch Anamnesebogen im 3. Kapitel).

- Ist der Klient klar in seiner Wahrnehmung? Kann er adäquat auf Ihre Fragen antworten?
- Menschen mit wahnhaften Störungen reden oft davon, dass sie beobachtet und belauscht werden.
- Erzählt Ihr Klient von Appetitlosigkeit, Schlafstörungen, Freudlosigkeit und innerer Leere, kann dies ein Hinweis auf Depressionen sein.

Es gilt, immer den einzelnen Menschen in seinen Bedürfnissen zu sehen. Der Besuch in seiner Wohnung führt Sie an den Kern Ihres Klienten heran und verschafft Ihnen Erkenntnisse darüber, welche Unterstützung er in seinem speziellen Fall von Ihnen braucht.

Selbstverständlich geben Sie keine Kommentare zum Zustand der Wohnung ab. Sätze wie »Oh, ist das voll hier!« oder: »Na, hier muss aber mindestens drei Viertel raus!« würden Ihren Klienten nur vor den Kopf stoßen. Auch wenn Verwahrlosung oder Vermüllung vorliegen, werden Sie als Fachkraft keinerlei Bewertung aussprechen. Gerade die Menschen, die in nur wenig erträglichen Umständen leben, können sehr sensibel dafür sein, wie sie von anderen ein- und abgeschätzt werden.

Was so naheliegend erscheint, ist leider nicht selbstverständlich. Klienten berichten immer wieder davon, dass fachlich eigentlich sehr gut ausgebildete Fachkräfte aus den sozialen Berufen, Mediziner und Therapeuten im Kontakt mit Messies aus ihrer Rolle fallen und sich abschätzig und übergriffig äußern.

Denken Sie daran, dass Ihr Klient Ihren Besuch als sehr, sehr anstrengend empfindet. Die Zeit, die Sie miteinander verbringen, darf also nicht zu lang sein. In der Praxis haben sich Termine von 90 Minuten, höchstens aber zwei Stunden bewährt. Sprechen Sie die **Termindauer** zuvor genau ab und halten Sie den Zeitrahmen auch dann ein, wenn es gerade »gut läuft«. Halten Sie auch bezüglich aller anderen Absprachen Ihre Versprechen. Ihre Zuverlässigkeit ist selbstverständlich; sie unterstützt die Vertrauensbildung und wird sich auf lange Sicht auszahlen.

Bei Ihrem Besuch in der Wohnung Ihres Klienten verhalten Sie sich wie ein Gast. Über Auge, Nase und Gehör sammeln Sie wie nebenbei weitere Informationen über die Lebensverhältnisse Ihres Klienten, damit Sie ihn bestmöglich unterstützen können.

Anlässlich Ihrer Besuche tragen Sie keine private Kleidung, sondern **Arbeitskleidung**, so gelangen eventuell bestehende schlechte Gerüche nicht in Ihr Privatleben. Der Wechsel Ihrer Kleidung hilft Ihnen auch, zwischen Freizeit und Arbeitszeit zu trennen.

In Wohnungen von **Menschen, die pathologisch horten,** ist es oft etwas staubig, trotzdem trage ich dort nie Handschuhe, es wäre für den Klienten sehr beschämend. Ein bisschen Staub kann man gut aushalten. Auch die Gerüche, zum Beispiel nach altem Papier, sind gut zu ertragen. Nur sehr selten ist eine spezielle Schutzkleidung notwendig, besprechen Sie dies im Vorfeld mit Ihrem Klienten.
In Wohnungen von **Menschen mit Vermüllungssyndrom** sollten Sie auf jeden Fall Schutzkleidung tragen. Wenn Sie im Schutzanzug, mit Handschuhen und in speziellen Schuhen vor der Tür stehen, kann das zwar als sehr diskriminierend aufgenommen werden, doch Ihr Schutz geht vor.

Bei Besuchen in der Wohnung oder im Haus Ihres Klienten haben Sie verschiedene Dinge griffbereit bei sich:

- Gute Dienste leistet ein **aufklappbares Sitzkissen**, wie sie in Baumärkten erhältlich sind. Am besten ist es auf einer Seite wasserabweisend.
- Miteinander trinken und essen verbindet. Wenn Sie etwas zum **Trinken und Essen** dabei haben, können Sie im Hinblick auf die Selbstfürsorge mit gutem Beispiel vorangehen. Um Ihr Gegenüber

einzubinden, bieten Sie fürsorglich auch Ihrem Klienten etwas an. Sie brauchen also zwei Becher, eventuell zwei Gabeln und zwei Tellerchen. Eine sorgsam auf einen freien Platz gelegte Papierserviette gibt dem Moment etwas Würdevolles.

> Viele Klienten freuen sich ganz besonders auf meine Besuche, weil wir abgemacht haben, dass wir abwechselnd für eine kleine Stärkung sorgen wollen. Sie genießen es sehr, in die Rolle des Gastgebers zu schlüpfen. Während ich meist eine Kleinigkeit zum Knabbern mitbringe, gehen manche Klienten an die Grenzen dessen, was ihnen möglich ist. Einmal überraschte mich ein Klient mit selbstgebackenen Waffeln. »Das habe ich schon seit Jahren nicht mehr gemacht«, sagte er überglücklich.

- Manchmal besorgen meine Klienten mit viel Mühe eine Kleinigkeit zum Anbieten, etwa eine Flasche Limonade oder ein Butterbrot. Nicht immer ist es dann appetitlich, das angebotene Geschirr zu nutzen. Sie verstehen es gut, wenn ich mit einem freundlichen Hinweis mein **eigenes Besteck** und eventuell ein Tellerchen aus der Tasche hole. Schon im Vorfeld haben Sie ihrem Klienten mitgeteilt, warum sie Besteck und Geschirr mitbringt: Dies ist nicht als Kränkung gemeint, sondern als Erleichterung für die Klienten. Es bedeutet für diese eine große Entlastung, dass sie Besteck und Geschirr später nicht abspülen müssen.
- Mit **Kuli und Schreibblock** halten Sie zum Beispiel gemeinsame Vereinbarungen fest.
- Es hat sich als eine gute Idee erwiesen, einen **Möbelkatalog** dabei zu haben, zum Beispiel einen Ikea-Katalog. In manchen Fällen zeigt sich im Gespräch, dass Ihr Klient offen ist für umfangreichere Veränderungen. Dann können Sie gemeinsam mit Ihrem Klienten die Bilder anschauen, um Ideen anzuregen. Dies dient in dieser Phase weniger der direkten Veränderung im Wohnraum, sondern in erster Linie dazu, dass sich der Klient überhaupt *vorstellen* kann, dass Änderungen möglich sind.
- Meist wissen Sie, welche Verhältnisse Sie bei Ihrem Klienten er-

warten. Trotzdem sollten Sie für alle Fälle immer **Schutzkleidung** im Auto dabeihaben. So müssen Sie im Notfall den Termin nicht verfallen lassen.
- Die **Akte** Ihres Klienten, so können Sie gleich im Anschluss an Ihren Termin die rechtlich vorgeschriebene Dokumentation Ihres Treffens erledigen.

Wenn all diese Utensilien in einem ausreichend großen Arbeitskoffer verstaut sind, hat die Fachkraft das Nötige immer gleich zur Hand.

Mit einer sorgfältig in einem Arbeitskoffer zusammengestellten Ausrüstung sind Sie für die Termine bei Ihren Klienten gut vorbereitet.

7.2.4 Gefährdungen des Kindeswohls erkennen

Wenn im Haushalt Ihres Klienten Kinder sind, muss, noch bevor die Wohnraum- und Beziehungsarbeit beginnen kann, dringend eine ganz besondere Problemlage abgeklärt werden: Ist das Wohlergehen der Kinder gewährleistet? Ob Kinder gut aufwachsen können, hängt nicht nur an der finanziellen Situation der Eltern. Es kann durchaus vorkommen, dass Sie bei Ihrem Klienten auf Haushalte stoßen, die Kindern keine angemessenen Entwicklungsmöglichkeiten bieten oder in denen sie sogar unmittelbaren Gefahren ausgesetzt sind. Nicht selten sind es Familien, die noch nicht vom Jugendamt betreut werden.

In solchen Fällen müssen Sie die Situation aufmerksam beurteilen:

- **Besteht eine direkte gesundheitliche Gefährdung?** In Haushalten von Menschen, die pathologisch horten, werden Sie selten auf direkte Gefährdungen stoßen. Anders ist es bei Klienten mit Vermüllungssyndrom, in deren Wohnungen Schädlinge und Schimmel Krankheiten verbreiten. In den Wohnungen von Klienten mit Verwahrlosungssyndrom besteht Verletzungsgefahr durch die umherliegenden kaputten Dinge.
- **Sind die Kinder gut versorgt?** Sind sie gewaschen, gekämmt und angemessen gekleidet? Gibt es für sie ein Kinderzimmer mit

eigenem Bett und weiterer Ausstattung? Leider gibt es immer wieder Fälle, in denen den Kindern kein eigener Raum zur Verfügung steht. Abends legen sie sich auf einem Stapel Wäsche schlafen oder die Eltern machen ihnen ein Stück der Küchenbank frei, sodass sie sich notdürftig ausstrecken können.

- **Sind die Kinder emotional gut aufgefangen?** Nur wenn Kinder ein kindgerechtes Leben führen dürfen, ist eine gesunde Entwicklung ihrer Persönlichkeit möglich. Ich erlebe es aber oft, dass sie im Familiensystem in nicht altersgerechte Funktionen hineingezwungen werden. Weil die Eltern mit ihren Lebensaufgaben überfordert sind, bürden sie ihren Kindern die Verantwortung für Haushalt oder jüngere Geschwister auf. So wird das Verhältnis zwischen Eltern und Kind systemisch verkehrt: Die Kinder kümmern sich um ihre Eltern, sie kaufen ein, putzen und halten alles am Laufen.

Es gibt nicht immer nur Schwarz und Weiß. Als Messie-Fachkraft haben Sie die Aufgabe, komplexe Abwägungen zu treffen. Ist das Kindswohl gefährdet, muss umgehend das Jugendamt informiert werden. In den jeweiligen Abstufungen können aber auch die Familienhilfe und sozialpsychiatrische Dienste die richtigen Ansprechpartner sein. Bitte verstehen Sie sich in erster Linie als Fürsprecher der Kinder. Gewissenskonflikte müssen Sie nicht haben: Weil auch bei fehlender Fürsorge die Kinder oft stark an ihre Eltern angebunden sind, suchen die verantwortlichen Stellen meist nach Möglichkeiten, die Kinder bei ihren Eltern zu lassen.

Nicht nur die Lebensbedingungen der Kinder in der Wohnung Ihres Klienten sind relevant. In manchen Fällen kann es sein, dass Aussagen der Nachbarn das Bild abrunden; hier gilt es aber, kein Denunziantentum zu fördern. Wertvolle Hinweise auf eventuell bestehende Gefährdungen bekommen Sie von Lehrern und Erziehern in Schule und Kindergarten. Denn für Ihren wöchentlichen Besuch kann Ihr Klient seine Kinder vielleicht präsentabel herrichten, für den täglichen Schulbesuch wird ihm das nicht gelingen.

- Ist das Kind gut in der Kindergartengruppe beziehungsweise in der Klasse integriert?
- Ist es fähig, Beziehungen einzugehen? Darf es Freunde mit nach Hause bringen?
- Fällt es durch Aggressivität auf? Schlägt, beißt, kratzt oder tritt es andere Kinder?
- Erzählt es freudig von zu Hause?
- Ist es unterernährt oder überfüttert? Riecht seine Kleidung ständig muffig?

Fragen Sie auch direkt die Eltern, zum Beispiel, wie sie ihren Erziehungsauftrag verstehen. Wie sieht ihre Compliance aus? Sind sie bereit, mitzuarbeiten und die von Ihnen aufgestellten Regeln einzuhalten? Können sie in ausreichendem Maße die Wohnung sauber halten, die Wäsche waschen und Essen zubereiten? Der Maßstab ist, dass die Kinder keinesfalls gefährdet sein dürfen; im Extremfall müssen sie aus der Familie herausgenommen werden.

Beim sehr wichtigen Thema des Kindeswohls sind Ihre Erfahrung, Ihr gutes Gespür und die Klarheit, mit der Sie Ihre Eindrücke umsetzen, von entscheidender Bedeutung.

7.2.5 Die weiteren Schritte

Es ist ein langfristiger Prozess, Ihren Klienten bedürfnisorientiert zu unterstützen. Seine Dauer sollte niemand unterschätzen. Rechnen Sie damit, dass Sie ihn etwa ein Jahr lang einmal pro Woche für maximal zwei Stunden aufsuchen werden. An diese Phase schließt sich dann noch einmal ein Dreivierteljahr zur Nachbetreuung an, in dem die Besuche alle drei bis vier Wochen stattfinden.

7.3 Checkliste Fallarbeit

Hier eine Checkliste:

- Wer genau ist der Auftraggeber? Wer ist weisungsbefugt? Wie hoch ist der Zeitaufwand angesetzt? Wer bezahlt?
- Wo liegen die Zuständigkeiten?
- Besteht eine Compliance des Klienten?
- An welchem Ort ist der Klient auffällig? Zu Hause? An seiner Arbeitsstelle? Im öffentlichen Raum?
- Welche Konflikte bestehen mit dem Umfeld?
- Was ist der Auslöser, dass gerade jetzt eine Klärung der Situation gewünscht wird?
- Gab es schon zuvor Versuche, für den Klienten eine bessere soziale Einbindung zu erreichen? Welche Maßnahmen wurden bereits von anderer Stelle durchgeführt?
- Gibt es eine ärztliche Diagnose? Liegen Komorbiditäten vor?
- Besteht für Helfer eine Gesundheitsgefahr?
- Besteht für den Klienten oder Mitbewohner eine Gesundheitsgefahr? Besonders wichtig: Sind Kinder involviert und direkt gefährdet?
- Welche Ressourcen stehen für das Helferteam zur Verfügung?
- Über welche Ressourcen verfügt der Klient?
- Lebt der Klient allein oder mit seiner Familie? Gibt es Kinder in der Wohnung? In diesem Fall ist besondere Aufmerksamkeit gefragt – in Abschnitt 7.2.4 wird dieses wichtige Thema vertieft.
- Welche weiteren Informationen über den neuen Klienten sind verfügbar? Gibt es zum Beispiel Fotos vom Zustand der Wohnung?
- Ist eine direktive oder eine non-direktive Zusammenarbeit angezeigt?
- Wie ist das Fernziel definiert?
- Welche Nahziele passen zum Klienten?

KAPITEL 8

Konzeptentwicklung und prozessorientiertes Vorgehen

Die Ressourcen in der Sozialarbeit sind notorisch knapp, umso wichtiger sind möglichst reibungslose Arbeitsabläufe. Doch in der Praxis können aus den verschiedensten Gründen viel Zeit und Energie verloren gehen. Einige Beispiele:

- Leitungsebene und Mitarbeiter ziehen nicht am selben Strang, es kommt zu Missverständnissen.
- Innerhalb des Mitarbeiterteams fehlt es an einer gemeinsamen Linie. Die Fachkräfte wursteln sich durch ihren Alltag, so wie es ihre jeweilige Erfahrung ihnen vorgibt. Das Ergebnis sind Differenzen, Unsicherheiten und immer gleiche Diskussionen in den Teambesprechungen.

> Zwei Mitarbeiterinnen des Sozialen Dienstes wechseln sich in der ambulanten Betreuung einer jungen Frau ab, die zusätzlichen zu anderen Symptomen ihrer Krankheit vor einigen Wochen begonnen hat, benutzte Binden in ihrer Wohnung zu verteilen. Die eine Fachkraft sieht das Problem von der praktischen Seite: »Das ist doch nicht so schlimm. Wenn ich komme, räume ich das schnell weg.« Die andere will von ihren Vorgesetzten die Zusage haben, dass sie die Wohnung nicht mehr betreten muss, wenn die Klientin ihr Verhalten nicht ändert. Es gibt Auseinandersetzungen im Team, wer von beiden »Recht« hat. Die Arbeit mit der Klientin leidet darunter. Die Frage, unter welchen Bedingungen die junge Frau weiter ambulant versorgt werden kann und ob sie

in stationärer Behandlung besser versorgt wäre, tritt in den Hintergrund.

- Die Priorisierung der Aufgaben ist nicht optimal an die Anforderungen angepasst. So kann es geschehen, dass zum Beispiel in stationären Einrichtungen die sorgfältige Suche nach Geruchsherden in den Zimmern zu kurz kommt und sich über Wochen Müll ansammeln kann.
- Es fehlt an Strukturen. Oft flattern zum Beispiel die Bilder, die stationär betreute Klienten in ihren Therapiestunden gemalt haben, in deren Zimmern herum. Es gibt keinen festen Ort, an dem sie aufbewahrt werden. Oder Mitarbeiter eines ambulanten Dienstes müssen jeden Morgen von Neuem ihre Arbeitsmaterialien zusammensuchen.

Solche Fehlentwicklungen werden durch klare, schriftlich fixierte und vor allem auf die Messie-Klientel abgestimmte Konzepte weitgehend vermieden.

> Über ein **Leitbild** verfügt heutzutage wohl jede Institution. Es formuliert die Werte und den gesellschaftlichen Auftrag einer Institution und bezeichnet so ein Idealbild, das den Mitarbeiter Orientierung geben und sie motivieren soll. Ein **Konzept** arbeitet dagegen nah an der Praxis. Es hält eindeutig fest, welche Verhaltensweisen und Abläufe im täglichen Umgang miteinander gewünscht sind.

In der Praxis erlebe ich es immer wieder, dass eine Einrichtung über kein Konzept verfügt. Noch häufiger ist der Fall, dass das Konzept in keiner Weise auf die besonderen Bedürfnisse von Messies eingeht. Messies können »Systemsprenger« sein. Wenn die speziellen Herausforderungen in dem Konzept der Einrichtung nicht berücksichtigt sind, wird von Mitarbeitern Unmögliches verlangt und die meist sehr sensible Klientel hohem Stress ausgesetzt. Wären Fachkräfte und Leitungsebenen für den Umgang mit Messies geschult und würden in den Konzepten der Einrichtungen die speziellen Anforderungen der Messie-Klientel berücksichtigt, würde man schneller zu nachhaltigen Lösungen kommen. Doch von diesem Idealzustand sind wir weit entfernt. Noch sind Situationen an der Tagesordnung, in denen es im Getriebe knirscht, die Fachkräfte mit hohem Einsatz ihr Möglichstes leisten, und trotzdem keine Fortschritte erzielt werden. In manchen Fällen kommt es sogar zu gegenseitigen Schuldzuweisungen.

Ein für Leitung, Mitarbeiter und Klienten verbindliches Konzept schafft klare Verhältnisse, erleichtert allen Beteiligten das Miteinander und führt zu nachhaltig erfolgreichen Maßnahmen. So werden Ressourcen geschont und die Würde der Klienten und auch der Mitarbeiter geschützt.

8.1 Konzept und Konzeption

Jeder Fall ist ein Einzelfall. Gerade deshalb braucht es Konzepte, die dafür sorgen, dass die professionellen Helfer innerhalb der komplexen Abläufe und Zielsetzungen nicht den Überblick verlieren. Ähnlich wie bei einem Hausbau arbeiten auch hier Fachkräfte unterschiedlichster Profession an einem gemeinsamen Ziel. Häuser sind unterschiedlich, und doch gibt es bestimmte Abläufe, die immer dieselben sind. Zum Beispiel macht es generell Sinn, erst den Keller auszuheben und dann erst die Seitenwände hochzuziehen. Ein Konzept ebnet den Fachkräften den Weg zu einer **standardisierten Vorgehensweise** (siehe Abschnitt 8.4.) und damit für ein fachpraktisches Vorgehen von hoher Qualität.

> **Ein Konzept** ist ein Bauplan, der immer wiederkehrende Prozesse generalisiert und zu einem definierten Ziel führt. Es gibt den Ausführenden genügend Halt, sie müssen das Rad nicht jedes Mal wieder von Neuem erfinden. Es lässt ihnen aber auch genug Luft, damit die Abläufe im Einzelfall schnell und unbürokratisch den individuellen Gegebenheiten angepasst werden können.

Alle Einrichtungen, die mit Messies verschiedener Ausprägungsgrade arbeiten oder in Berührung kommen – also stationäre Einrichtungen für psychisch Erkrankte, Reha-Werkstätten, sozialpsychiatrische Dienste, Landrats- und Jugendämter, Ergotherapie-Einrichtungen, Arztpraxen, Räumdienste und viele Institutionen mehr sowie Solo-Selbstständige – profitieren von einem klaren Konzept. Die selbst erarbeiteten und schriftlich fixierten Regeln helfen ihnen zum Beispiel, bei bestimmten Grenzüberschreitungen rechtzeitig die Reißleine zu ziehen und externe Hilfe anzufordern, statt immer weiter Energie in einen Fall zu investieren, der ihre Ressourcen oder Kompetenzen überschreitet.

Jede Institution ist einzigartig, denn eine Vielzahl an Faktoren sorgt für eine große Vielfalt:

- Zusammensetzung der Klientel,
- beruflicher Hintergrund der Fachkräfte,
- Größe der Einrichtung,
- Ressourcen,
- Begleitungsmodelle,
- Einbindung in politische und soziale Gegebenheiten,
- regionale Besonderheiten,
- bauliche Voraussetzungen

  und viele Kriterien mehr.

All diese Besonderheiten fließen in das Konzept mit ein. Deshalb sind Konzepte immer passgenau auf die einzelne Institution zugeschnitten und lassen sich keinesfalls 1:1 auf eine andere Einrichtung übertragen.

Ein maßgeschneidertes Konzept strukturiert die Arbeitsabläufe innerhalb der Institution und schenkt der Leitungsebene Planungssicherheit, ohne Kreativität und Flexibilität einzuschränken.

Das Konzept steht Pate für die **Konzeption**, also die Organisation jedes Einzelfalls. Das bedeutet: Die durch das Konzept vorgegebene Vorgehensweise wird auf die besonderen Umstände, die aktuell zur

Verfügung stehenden Ressourcen und die Person des Klienten angepasst.

> **Konzeption:** Auf Basis des bestehenden Konzeptes wird in jedem Einzelfall eine genaue Konzeption erarbeitet, die das genaue Ziel klärt und unter Berücksichtigung der zur Verfügung stehenden Ressourcen den Weg dorthin in überschaubare Einzelschritte mit Zwischenzielen gliedert. In die Konzeption fließen Wünsche und Bedürfnisse aller Beteiligten – Klienten und professionelle Helfer – mit ein.

Ob Konzept oder Konzeption – im Zweifelsfall gilt es, bei den Menschen zu bleiben, nicht beim Plan. Mit dieser Haltung habe ich in der Arbeit mit meinen Klienten und auch in der Weiterbildung von Messie-Fachkräften die besten Erfahrungen gemacht.

8.2 Konzeptentwicklung

Am effektivsten ist es, wenn das Konzept von der Leitung der Institution, ausgebildeten Messie-Fachkräften sowie einem erfahrenen Coach gemeinsam entwickelt wird.

- **Die Leitung** besitzt das Know-how über den finanziellen und rechtlichen Rahmen sowie andere organisatorische Gegebenheiten.
- **Die Mitarbeiter** wissen um die Besonderheiten ihres Arbeitsalltags und ihrer Klientel. Ein Team aus drei bis sechs Mitarbeitern mit möglichst interdisziplinärer Zusammensetzung bringt seine praktische Expertise zur Geltung. Grundlegende Voraussetzung ist es, dass die Teammitglieder eigens zum Messie-Syndrom geschult wurden. Ein Mitarbeiter, der mit den Besonderheiten dieser Klientel nicht vertraut ist, würde durch seine ständigen Rückfragen die gesamte Konzeptentwicklung ausbremsen.
- **Der externe Coach** begleitet die Konzeptentwicklung und bringt seine fachliche Erfahrung bezüglich der Messie-Thematik in den Prozess ein, ohne ihn zu dominieren. Als neutrale Person steht er

außerhalb von innerbetrieblichen gruppendynamischen Prozessen, die eine Weiterentwicklung behindern könnten. So kann er zum Beispiel auf die blinden Flecke hinweisen, die sich über die Jahre unweigerlich in einer Institution herausbilden.

Das Konzeptionsteam der stationären Einrichtung hat bereits gute Arbeit geleistet. Nun ist es zu seiner dritten Sitzung zusammengekommen und bespricht, wie in Zukunft vermieden werden kann, dass sich in den Zimmern der Patienten immer wieder Berge an Gegenständen und Müll ansammeln. Es ist gar nicht so einfach, eine Lösung zu finden, die diesem Ziel dient und gleichzeitig Würde und Selbstbestimmung der Patienten achtet. Der Stationsleiter ist überzeugt, dass er die passende Lösung hat: »Ich werde bekanntgeben, dass die Mitarbeiter ungefragt in das Zimmer hineingehen dürfen, sobald es draußen auf dem Flur riecht.« Der erfahrene Coach wendet ein: »Ich gehe davon aus, dass dies aus zwei Gründen nicht gut funktionieren wird. Zum einen ist es schon zu spät, wenn Gerüche auf den Flur vordringen. Die Geruchsherde müssen schon zuvor im Zimmer entdeckt und entfernt werden. Zum anderen vergessen die Patienten schnell alles, was **gesagt** wird. Sie fallen aus allen Wolken und fühlen sich überrumpelt, wenn in zwei Wochen eine Mitarbeiterin ins Zimmer kommt und nach Geruchsherden fahndet.« Das Konzeptionsteam beschließt, die vom Leiter ins Spiel gebrachte neue Regel zu modifizieren, sie **schriftlich** festzuhalten und für alle Beteiligten sichtbar auszuhängen (siehe auch Abschnitt 8.3)

Selbstverständlich wird im Konzeptteam auch ein Schriftführer bestimmt, der die Diskussionsfortschritte zusammenfasst und zugänglich macht.

Wie jedes Teammeeting brauchen auch die Sitzungen zur Konzeptentwicklung bestimmte Voraussetzungen. Da es nicht immer einfach ist, so eine Besprechung in den laufenden Betrieb einzubinden, hier ein Überblick über die wesentlichen Punkte:

- ein freundlicher, heller und gut belüfteter Raum,
- einen klaren Zeitplan, wann das Treffen beginnt und wann es endet,
- Arbeitsmaterial wie zum Beispiel Flipchart oder Moderationswand, Stifte, Papier, Moderationskärtchen etc.
- ausgeschlafene, engagierte Mitarbeiter,
- etwas zu knabbern und zu trinken,
- ein ruhiges und ungestörtes Arbeitsumfeld.

Trotz der Bedenken des Coaches hat der Leiter der Institution 16 der insgesamt 22 Fachkräfte eingeladen, am runden Tisch ein Konzept für die Einrichtung zu erarbeiten. Die anderen sechs Mitarbeiter bilden ein Not-Team, das die Betreuung der Klienten aufrechterhalten soll. Das benötigte Konzept soll auch nicht in geduldiger Arbeit reifen, sondern in seinen Grundzügen schon am Ende dieses Wochenendes fertig sein. Warum diese Hektik? Die Probleme an dieser Einrichtung des betreuten Wohnens sind so groß, dass die Leitung unbedingt sofortige Ergebnisse sehen möchte. Der Druck ist also immens. Leider haben nur drei der 16 Anwesenden eine spezielle Messie-Schulung absolviert, den anderen müssen selbst grundlegende Dinge wie die drei Ausprägungsgrade erklärt werden. Das Meeting geht also nur sehr mühsam voran. Dazu kommt, dass auf dem Flur große Unruhe herrscht, zeitweise auch Geschrei. Weil sich draußen vor der Tür nur ein sehr ausgedünntes Team um die Patienten kümmern kann, gibt es ständig Störungen. Alle paar Minuten wird die Tür aufgerissen und ein Patient spaziert herein oder ein Mitarbeiter braucht den Rat eines Teamkollegen. Noch vor der Mittagspause bricht der Coach die sinnlose Veranstaltung ab.

Ein funktionierendes Konzept kann immer nur aus der gesamten Institution heraus lebendig werden. In ganz- oder halbtägigen Klausurtagungen trifft sich das Konzeptteam etwa alle drei Monate. Die Konzeptentwicklung ist ein Prozess, der sich meiner Erfahrung nach über mindestens ein Jahr erstreckt. Denn es ist eine sehr komplexe Aufgabe, die Abläufe in prinzipielle Schritte zu unterteilen und

Wesentliches von Unwesentlichem zu trennen. In sehr großen Institutionen kann es von Vorteil sein, mehrere Gruppen zu bilden, die in wechselnden Zusammenstellungen jeweils Teile des Konzeptes erarbeiten. In diesen Fällen wird in regelmäßigen Abständen das Erarbeitete zusammengetragen und abgeglichen.

Hier einige Beispiel dafür, welche Punkte bei der Erstellung eines Konzeptes berücksichtigt werden:

- **Zielformulierung**: In welchen Situationen geraten Mitarbeiter und Messies in Gefühle der Ohnmacht, Hilflosigkeit und Wut? Was soll anders werden? Wohin darf es sich entwickeln? Es ist hilfreich, wenn gleich zu Anfang in einer Art Brainstorming alle Punkte zur Ist-Situation gesammelt werden. So lässt sich der Soll-Zustand leichter in Worte fassen.
- **Rechtliche Grundlagen.** Wie lauten die relevanten Gesetze und Verordnungen? Wie wird der Datenschutz in die Abläufe integriert?
- **Dokumentation.** Wer dokumentiert was und in welcher Form?
- **Interdisziplinäre Arbeitsweise**. Wie wird gewährleistet, dass die Einzelfall-Teams ausreichend interdisziplinär aufgestellt sind?
- **Medizinische und therapeutische Betreuung.** Wie findet die Anamnese des Klienten Berücksichtigung? Wer überwacht die vom Arzt beziehungsweise Therapeuten verschriebene Medikation?
- **Ressourcen.** Welche werden benötigt und wie wird sichergestellt, dass sie zur Verfügung stehen?
- **Betreuung.** Wie wird der erforderliche Zeitaufwand für eine Maßnahme festgelegt? Wie weit werden Klienten und deren Angehörige in Arbeitsprozesse mit einbezogen? Ist jeder Klient in der Einrichtung gut aufgehoben oder gäbe es für jemanden einen besseren Aufenthaltsort beziehungsweise eine bessere ambulante Betreuung?
- **Finanzierung**. Die Maßnahmen werden in der Regel von Sozialamt, Sozialverband, Landratsamt, Senat, Kreisverwaltung, Krankenkassen, Pflegekassen, Jugendamt, Landeswohlfahrtsamt etc. finanziert. Wer hält den Kontakt zu diesen Stellen?

- **Handlungsfähigkeit.** Wie wird die Einsatzbereitschaft gewährleistet? Was geschieht, wenn zum Beispiel eine Grippewelle die Anzahl der einsatzfähigen Mitarbeiter dezimiert?
- **Kontrollsystem.** Wie wird die Sicherheit der Mitarbeiter garantiert?
- **Regeln.** Welches sind die Regeln? Wie werden die Beteiligten mit den Regelungen vertraut? Stehen genügend Ressourcen zur Verfügung, dass sie auch durchgesetzt werden können? (Mehr zu diesem wichtigen Thema in Abschnitt 8.3.)
- **Psychohygiene.** Steht den Fachkräften genug Zeit zur Entspannung zur Verfügung? In welchen Abständen werden sie supervidiert?
- **Alleinstellungsmerkmal.** Wie kann die Institution ihr besonderes Angebot schärfen und Kunden gewinnen?
- **Evaluation.** Wie wird geprüft, ob das Konzept umgesetzt wird und die gewünschten Effekte eingetreten sind?
- **Ständige Weiterentwicklung des Konzepts.** In welcher Form können Mitarbeiter ihre Erfahrungen dem gesamten Team zugänglich machen? Wie wird gewährleistet, dass das Konzept bei Bedarf weiterentwickelt wird? Wie werden medizinische Fortschritte berücksichtigt?

In den letzten Jahren musste ich die Erfahrung machen, dass ich immer häufiger mit Jugendlichen zu tun habe, die eine Messie-Symptomatik entwickelt haben. Vor zehn, fünfzehn Jahren gab es in meiner Praxis etwa zwei oder drei Fälle pro Jahr, in denen die Betroffenen unter 18 Jahre alt waren. Heute sind es zehn bis fünfzehn Fälle, Tendenz steigend. Sollte sich dieser Eindruck als Realität herausstellen, müssten die Konzepte vieler Institutionen angepasst werden.

Die Einführung von neuen Strukturen und Abläufen in ein bestehendes System ist immer problematisch. Es können bei den Fachkräften Blockaden auftreten und innerhalb der Teams Konflikte aufbrechen. Deshalb ist die Mitwirkung der Leitungsebene an der Konzeptentwicklung alternativlos. Ein neues Konzept wird in der

Regel nur dann angenommen, wenn der Aufruf zur Veränderung von ganz oben in der Hierarchie kommt. Sobald aber die Begleiter und Betreuer merken, dass ihnen tatsächlich durch das Konzept eine Erleichterung widerfährt, schwinden die Widerstände.

Konzeptentwicklung ist eine anspruchsvolle Aufgabe für geschulte Fachkräfte und Mitglieder der Leitungsebene, die sich gut mit der Messie-Thematik auskennen.

8.3 Mehr Wirksamkeit durch klare Regeln

Auch wenn eine verstehende und empathische Grundhaltung der Kern im Umgang mit Messies ist, gehört doch zu einem erfolgreichen Konzept ein klares und von allen Beteiligten getragenes Regelwerk. Im Zuge der Konzeptionsentwicklung einigen sich Leitung und Fachkräfte auf die nötigen Richtlinien. Hier wird noch einmal deutlich, warum bei der Erarbeitung einer verbindlichen Teamstrategie die Leitungsebene involviert sein *muss*: Nur sie kann im Zweifelsfall die Regeln durchsetzen.

- Klare Regeln erlauben es den Mitarbeitern, sich ihren Klienten gegenüber eindeutig zu positionieren.
- Auch die Klienten kommen mit eindeutigen Regeln besser zurecht als mit Unsicherheiten und zu großen Freiräumen. In bestimmten Konstellationen können sie an der Formulierung der Regeln beteiligt werden.

Das Regelwerk einer Institution ist Teil ihres Konzeptes. Leitungsebene, Helfer und – soweit möglich – die Klienten erarbeiten gemeinsam verbindliche und schriftlich festgehaltene Regeln, die eine klare Marschroute vorgeben und viel Zeit und Energie sparen.

8.3.1 Klare Regeln im stationären Dienst

Im stationären Dienst findet das Regelwerk in der Hausordnung seine Form. Wenn trotz Hausordnung sich immer wieder dieselben Probleme auftreten, liegt das entweder daran, dass die Regeln noch nicht vollständig durchdacht sind, oder daran, dass die Regeln mangels Willen oder Möglichkeit nicht umgesetzt werden.

In vielen Institutionen, in denen Klienten stationär betreut werden, schlagen sich zum Beispiel auch heute noch Mitarbeiter tagtäglich mit einem immer wiederkehrenden Problem herum: Die Zimmer der Klienten werden turnusmäßig ausgeräumt, gesäubert und renoviert – und wenige Wochen später sieht es wieder genauso aus wie zuvor.

> In einem Haus werden zwanzig Klienten mit schweren psychischen Erkrankungen stationär betreut. Die Personaldecke ist dünn, nur die große Einsatzbereitschaft der Fachkräfte aus den verschiedenen Berufszweigen macht es möglich, dass die Menschen gut versorgt sind. In sechs der zwanzig Zimmer ist Vermüllung ein Thema. Obwohl manche der Mitarbeiter gut aufpassen, sammeln sich immer wieder schimmelnde Essensreste und Ähnliches unter den Betten und in Schubladen an. Irgendwann wird in der Mitarbeiterbesprechung festgestellt, dass man sich mal wieder das Zimmer von Herrn Müller vornehmen muss. Zwei Mitarbeiter werden für einen halben Tag abgestellt, diese Aufgabe zu erledigen. Während Herr Müller im Gemeinschaftsraum beschäftigt wird, bringen sie das Zimmer wieder auf Vordermann. Genauso haben sie es schon drei, sechs und neun Monate zuvor gemacht. Aus Erfahrung wissen sie, dass sich Herr Müller erst nach einigen Tagen wieder beruhigen wird und dass sie in einigen Monaten dasselbe Zimmer wieder Mal ausräumen werden.

Wenn sich die professionellen Helfer damit abfinden, dass der Zustand in den Zimmern sozusagen zwischen Ebbe und Flut wechselt, …

- … werden die Klienten durch die wiederholten Aufräumaktionen jedes Mal aufs Neue in Aufregung versetzt,
- … sind die Mitarbeiter gestresst und demotiviert,
- … muss die Einrichtung die hohen Kosten der Arbeitseinsätze tragen,
- … wird viel Zeit und Energie, die den Klienten direkt zugutekommen könnte, für das reine Aus- und Aufräumen aufgewendet.

In vielen Institutionen müssen heute noch die Zimmer der Patienten mit Vermüllungssyndrom turnusmäßig wieder in Ordnung gebracht werden. Eine Hausordnung bietet Orientierung und Struktur. Wenn ihre Regeln durchgesetzt werden, hat diese Sisyphos-Arbeit ein Ende.

Im Prinzip ist die Lösung einfach: Nach und nach werden alle Zimmer der Einrichtung in einen Zustand versetzt, der die Würde der darin wohnenden Menschen und der Mitarbeiter wahrt. Danach wird konsequent darauf geachtet, dass es nicht wieder zu Vermüllung kommt. Eine beginnende Tendenz, dass sich wieder Gegenstände oder gar Müll irgendwo ansammelt, wird nicht geduldet.

Eine jugendliche Klientin ist ein sogenannter Systemsprenger. Nach vielen Stationen und Misserfolgen hat sie in einer Gruppe des betreuten Wohnens ein Zuhause gefunden. Aus ihrem Zimmer holen die Betreuer jede Woche vier Säcke Müll. Hier bietet sich ein kombiniertes Vorgehen an. Erstens: Kurzfristig wird das Zeitintervall der Zimmerbegehung auf zwei Tage verkürzt, so können sich diese dramatischen Mengen an Dingen erst gar nicht ansammeln. Zweitens: Es werden Regeln formuliert und durchgesetzt. Drittens: wird sie wird vor die Wahl gestellt, ob sie bleiben möchte. Ihr wird klar gemacht, dass dies nur dann möglich ist, wenn sie sich an die Regeln hält – dies ist eine Aufgabe mit besonders hohem Anspruch an die Beziehungsarbeit.
Im Fall der Patientin lautete die Alternative eine Entlassung in die Obdachlosigkeit. Meiner Auffassung nach ist es nicht als Versagen zu werten, wenn ein Mensch aus einer Institution auf die Straße entlassen werden will beziehungsweise werden muss.

Manche Messies legen es geradezu darauf an, diese Erfahrung zu machen. Mit seinen vergeblichen Kämpfen treibt das Fachpersonal Raubbau an den Ressourcen. Besser ist es, wenn die Option, dass der Messie die Einrichtung verlassen muss, ganz offen angesprochen wird. Das hat schon so manchen Klienten zu einem sozialkompatibleren Verhalten bewogen.

Bestimmte Grundregeln sind überall gleich. So ist es zum Beispiel inakzeptabel, dass Fäkalien nicht dort hinkommen, wo sie hingehören, oder dass Ansammlungen feuchter Wäsche zu Geruchs- und Schimmelbildung führen. Über solche Selbstverständlichkeiten hinaus müssen weitere Regeln vereinbart werden, die maßgeschneidert für die jeweilige Institution sind. Eine Wohngemeinschaft mit geistig Behinderten benötigt ein ganz anderes Regelwerk als eine Einrichtung, die Klienten mit Verfolgungswahn und anderen schweren Psychosen betreut.

Bis ein auf die Institution maßgeschneidertes und auch funktionierendes Regelwerk in allen notwendigen Einzelheiten ausgearbeitet und klar verschriftlicht ist, kann es ein gutes Jahr dauern.

Bei der Verschriftlichung der Regeln wird auf eine einladende Formulierung geachtet. Hier ein Beispiel:

- *Wir sind gerne bereit, Sie bei uns wohnen zu lassen, vorausgesetzt, dass Sie sich an die folgenden Regeln halten können:*
- *Wir essen und trinken gemeinsam im Speiseraum, im Gemeinschaftraum dürfen Sie gerne Getränke zu sich nehmen. Auf den Zimmern sind Lebensmittel und Getränke dagegen unerwünscht.*
- *Im Zimmer wird keine gewaschene Wäsche aufgehängt. Das Gemeinschaftsbad bietet genug Platz zum Trocknen.*
- *Alle Zimmer werden wöchentlich von den Mitarbeitern besichtigt.*
- *Arztbesuche werden eingehalten und Medikamente nach Anweisung eingenommen. Auf Wunsch begleiten wir Sie zum Arzt.*
- *Zusätzliche Möbel in Ihrem Zimmer bedürfen der Zustimmung durch die Betreuer.*

Damit die vom Konzeptteam erarbeiteten Regeln von allen Mitarbeitern und Klienten angenommen werden, hat sich folgendes Vorgehen bewährt:

- Die Leitung erklärt in einer Mitarbeiterversammlung die Regeln und fordert deren Einhaltung ein.
- Sie hängen die ausgedruckten Regeln zusammen mit dem Klienten sichtbar im Zimmer auf. Für die Klientel ist es bedeutsam, dass die Liste die Unterschrift der Leitungsebene trägt.
- Mitarbeiter und Klienten setzen die Regeln gemeinsam um.

Eine durch ein Gesamtkonzept unterstützte Hausordnung stärkt den Fachkräften den Rücken, sie müssen sich nie wieder an Einzelfällen abarbeiten. Es gibt nun keine langen Diskussionen mehr, ob und wie viel Essen in die Zimmer mitgenommen werden darf oder ob zwei weitere Stühle noch Platz haben. Messies, die neu in die stationäre Einrichtung aufgenommen werden, wissen sofort Bescheid, welches Verhalten toleriert wird und welches nicht. Nun hat der Mensch die Wahlmöglichkeit, sich den Regeln entsprechend zu verhalten oder nicht. Wem ihre Einhaltung nicht möglich ist oder wer sich bewusst gegen sie stellt, wird mit den Konsequenzen konfrontiert. Im Wiederholungsfall muss er die Einrichtung verlassen, da Klient und Institution offenbar nicht zueinanderpassen.

Eine auf die Einrichtung abgestimmte Hausordnung berücksichtigt die besonderen Schwerpunkte der Institution, die Fähigkeiten und Ressourcen der Mitarbeiter sowie die Besonderheiten und Möglichkeiten der Klientel. Sie hängt in laminierter Form in allen Zimmern aus.

8.3.2 Klare Regeln im ambulanten Dienst

So wie im stationären Dienst sorgen auch im ambulanten Bereich Regeln dafür, dass die Arbeitsabläufe sicher, zügig und in entspannter Atmosphäre ablaufen können. Mit ihrer Hilfe wird auch vermieden, dass sich in einer frisch renovierten Wohnung wieder feuchter Müll oder Berge an Gegenständen ansammeln.

Eine Besonderheit gibt es: Wenn Klienten in einer Hausgemeinschaft auffällig geworden sind, wird das Regelwerk um einen bedeutenden Teil erweitert: Gemeinsam mit dem **Vermieter** wird erarbeitet, unter welchen Bedingungen er bereit ist, seinen Mieter weiter im Haus wohnen zu lassen. Oft handelt es sich um Mitarbeiter einer Wohnungsbaugesellschaft, die diese Regeln aufstellen. Die Fachkräfte stehen in diesem Fall nur beratend zur Seite, denn die Regeln macht derjenige, der die Verfügungsgewalt über die Räumlichkeiten hat und damit auch den Auftrag, die Mitbewohner zu schützen. Dieser »Vertrag« wird vom Klienten unterschrieben.

Hier eine Checkliste, wie ein Gespräch der beteiligten Fachkräfte mit dem Vermieter eines Messies aussehen kann:

- Der Vermieter erhält die Telefonnummer der verantwortlichen Institution mit der Ermutigung, dass er sich bei Fragen jederzeit telefonisch oder schriftlich melden kann.
- Einladung des Vermieters zum Gespräch mit einem Mitglied des Helferteams.
  »Wir möchten Sie gerne zu einem Gespräch einladen, sodass wir gemeinsam überlegen können, wie wir die Situation in der Wohnung von Frau Meier zu einer guten Lösung bringen können.«
- Der Vermieter wird in Kenntnis gesetzt, dass sein Mieter erkrankt ist, die Krankheit wird aus Datenschutzgründen nicht benannt.
  »Frau Meier kann ihre Krankheit nicht wahrnehmen. Es gibt für solche Fälle erprobte Lösungen, die alle Beteiligten entlasten.«
- Er wird über die nächsten Schritte informiert, sodass er sich zu seiner Erleichterung sicher sein kann, dass nun ein versiertes Team beziehungsweise eine kompetente Fachkraft sich der Sache annimmt.
  »Unsere Kompetenz liegt darin, genau in solchen Fällen dafür zu sorgen, dass der Hausfrieden wieder hergestellt wird und Ihr Mieter in würdevoller Umgebung leben kann.«
- Der Vermieter wird gefragt, unter welchen Voraussetzungen der Mieter weiter im Haus wohnen kann.

- *»Wir möchten Ihnen gerne vorschlagen, dass Sie ihrem Mieter eine Frist von zehn Tagen einräumen, die von ihm gehorteten Gegenstände aus dem Kellerbereich zu entfernen. Wäre das für Sie eine akzeptable Lösung?«*

  Der Vermieter verschriftlicht klar und deutlich, was er wünscht und erwartet. Entsprechende Punkte können sein:
  - *Gegenstände des Mieters werden innerhalb von zehn Tagen aus den öffentlichen Bereichen des Hauses entfernt.*
  - *Es finden keine Lärm- beziehungsweise Geruchsbelästigungen mehr statt.*
  - *Der Mieter lässt bei Bedarf und nach Vorankündigung Handwerker, Zählerableser und andere Personen in die Wohnung.*
  - *Die Miete geht regelmäßig und vertragsgemäß auf dem Konto des Vermieters ein.*
  - *Der Balkon wird aus Gründen der Statik teilgeräumt.*
- Die Fachkraft bespricht die Regeln mit dem Klienten, sodass er sich zukünftig an ihnen orientierten kann. Unter Umständen findet ein Dreier-Gespräch mit Vermieter, Klient und Helfer gemeinsam an einem Tisch statt.
- Der Klient unterschreibt den Vertrag.
- Die Nachbarn im Haus werden über einen Aushang darüber informiert, dass nun auf fachliche Weise Abhilfe geschaffen wird.
- Nach spätestens sechs Wochen – und danach regelmäßig in den vereinbarten Abständen – wird der Vermieter schriftlich über den Fortschritt der Maßnahme informiert.

Nur wenn der Klient Compliance zeigt und sich an die Regeln hält, ist ambulantes Wohnen möglich. In manchen Fällen stellt der Vermieter einen Teil der Regeln auf, die der Klient einhalten muss, um im Haus bleiben zu können.

8.4 Standardisiertes Vorgehen bei allen drei Ausprägungsgraden

Jeder Einzelfall braucht eine eigene Konzeption, basierend auf dem für die Institution gültigen Konzept. So wie bei allen prozesshaften Arbeiten ist auch in der Arbeit mit Messies das Drei-Stufen-Modell aus Vorbereitung, Durchführung und Nachsorge selbstverständlich:

1. **Vorbereitung** – die **Strukturkriterien** setzen den Rahmen, so ass die professionellen Helfer mit den benötigten Hilfsmitteln ausgestattet sind und institutionell unterstützt werden.
2. **konkrete Handlungsschritte** – die **Prozesskriterien** gewährleisten, dass die Unterstützung der Klienten einen sinnvollen Ablauf findet und Ressourcen geschont werden.
3. **Evaluation** – die **Ergebniskriterien** ermöglichen im Nachgang eine kritische Auseinandersetzung mit der Maßnahme: War sie erfolgreich? Was hat gut funktioniert? Was hätte besser laufen können?

Ein Schritt, der vieles verbessert, ist die Einsetzung einer Instanz, die während des gesamten dreistufigen Prozesses die Interessen und die Würde des Klienten und auch die der professionellen Helfer im Auge behält. Dieser Teamleiter sollte ein besonders erfahrener Mitarbeiter sein. Damit die Kontinuität gewahrt ist, muss diese Person einen Stellvertreter haben, der in die aktuellen Vorgänge eingeweiht ist und bei Urlaub oder Krankheit einspringen kann.

Wenn es die Krankheit des Klienten ermöglicht, wird er an der Festsetzung des Zieles und der Planung beteiligt. Er wird genau informiert, was auf ihn zukommt und welches seine Rolle in diesem Prozess ist – und zwar nicht mal eben schnell zwischen Tür und Angel, sondern in aller Ruhe und mit Zeit für Rückfragen.

Vor Beginn jeder Maßnahme sorgt ein genauer Ablaufplan für Transparenz und Orientierung. Ein während der gesamten Dauer der Maßnahme ansprechbarer Projektleiter behält den Überblick. Regelmäßig stattfindende Helferkonferenzen sorgen für einen ausreichenden Informationsfluss.

Das dreistufige Vorgehen wird nun am Beispiel eines wichtigen Teils der Arbeit mit Messies durchgeführt: Die Überführung eines Klienten in ein würdevolles, geordnetes Umfeld. Dies ist zum Beispiel notwendig, wenn etwa bei Vermüllung und Verwahrlosung eine direkte Gefährdung von Klient und Umfeld abzuwenden ist, oder wenn Menschen, die pathologisch horten, ihr Wohnumfeld so gestalten wollen, dass sie sich wieder in ihm bewegen und Besuch empfangen können. Prinzipiell sind hier zwei Situationen zu unterscheiden:

- **Stationäres Setting:** Der Klient wird in einer Einrichtung betreut. Wenn die Personaldecke dünn ist und die Einhaltung bestehender Regeln nicht ausreichend eingefordert wird, kann es zu einer wiederholten Vermüllung der Unterkunft kommen. Ich kenne viele Fälle aus der Praxis, in denen die Zimmer von Klienten in regelmäßigen Abständen geräumt und renoviert werden.
- **Ambulantes Setting:** Der Klient wohnt selbstbestimmt und eigenverantwortlich in seiner eigenen Wohnung oder im eigenen Haus. Ziel der Maßnahme ist die Wohnraumerhaltung für den Klienten.
- **Wechsel des Settings:** Verändert sich der Gesundheitszustand eines ambulant betreuten Klienten so, dass eine ambulante Betreuung nicht mehr ausreicht, begleiten die Fachkräfte die Umsiedlung in eine stationäre Einrichtung und veranlassen, dass die Wohnung zur Neuvermietung wieder hergerichtet wird. Auch der Wechsel eines Klienten aus dem stationären Bereich in eine eigene Wohnung ist möglich.

In all diesen Fällen geht es darum, die Wohnung beziehungsweise das Zimmer so bewohnbar zu machen, dass die Würde des Klienten gewahrt ist. Dazu gehört auch, die benötigten Handwerker und weitere Fachkräfte zu organisieren sowie das soziale Umfeld in bestimmten Phasen einzubinden.

8.4.1 Die Vorbereitung: Strukturieren und in die Wege leiten

In der Vorbereitungsphase geht es darum, den Prozess mit einer tragenden Struktur auszustatten. Oft wird unterschätzt, wie zeitaufwendig die umfassende Vorbereitung einer Maßnahme ist. Vor allem dann, wenn Hauruck-Aktionen durchgeführt werden, macht sich das Fehlen einer sauberen Vorbereitung schmerzlich bemerkbar. Abgesehen davon, dass ein überstürztes Vorgehen kaum eine bleibende Verbesserung erzielen kann, wird immer auch die Würde aller Beteiligten strapaziert. Das betrifft die ausführenden Helfer, die Klienten und auch jene, die im letzten Augenblick noch beispringen sollen, um eine Aktion, die schon kippt, vielleicht noch zu retten.

> »Frau Schröter, können Sie morgen in die Wohnung von Frau XY kommen und dort das Ausräumen überwachen? Die Container sind schon angeliefert und stehen bereit; der Räumdienst kommt um 8 Uhr.« Solche Anrufe, aus denen klar ersichtlich ist, dass es keine umfassende Vorbereitung gab, bekomme ich immer wieder. Meistens kann ich verhindern, dass vorschnelle Aktionen übers Knie gebrochen werden. Manchmal reichen schon ein, zwei Wochen Vorlaufzeit, um das Vorgehen in nachhaltigere Bahnen zu lenken.

Hier einige Aufgaben der Vorbereitungsphase, die dem Erfolg der Maßnahme den Weg bereiten:

- Das Team wird zusammengestellt und eine für die Koordination verantwortliche **Teamleitung** bestimmt.
- Die angestrebten **Ziele** werden formuliert und festgehalten. Zu diesen Zielen kann zum Beispiel gehören, dass der Klient sich nicht mehr in sozialer Isolation befindet und die Beziehungen zu Familienmitgliedern und Freunden gestärkt werden. Bei Klienten in stationärer Unterbringung kann es zu den Zielen gehören, dass sie sich besser in den Alltag in der Institution einfügen und sich an bestehende Regeln halten.
- Die **Erfolgschancen** werden abgewogen. Wichtiger Faktor ist die Compliance des Klienten. Ist er zum Beispiel bereit und in der

Lage, regelmäßig die ihm verschriebenen Medikamente einzunehmen? Ist er bereit, Handwerker in die Wohnung zu lassen?

- Unter Mitwirkung des Teams wird ein **Zeitplan** erstellt. Ein Anhaltspunkt: Die Dauer einer intensiven Maßnahme bei Vermüllung oder Verwahrlosung vom Erstkontakt bis zur fertig renovierten Wohnung beträgt mindestens drei Monate.
- Die **Kostenträger** werden mit in die Planungen einbezogen. Wenn der Verlust der Wohnung droht, trägt in der Regel das Sozialamt die Kosten. Oft sind die Verhältnisse weniger klar, von Landkreis zu Landkreis können sich die Verantwortlichkeiten stark unterscheiden. Es darf nicht vergessen werden, dass die Klienten nicht selten über substanzielle Vermögen verfügen, die zur Begleichung der Rechnungen herangezogen werden können.
- Die **umfassende medizinische Behandlung** des Klienten wird sichergestellt und es wird darauf geachtet, dass er Arzt- oder Therapeutentermine wahrnimmt sowie die ihm verschriebenen Medikamente einnimmt. Eventuelle Fortschritte werden dokumentiert. Viele Klienten sind nie beim Arzt gewesen, in solchen Fällen wird eine haus- bzw. fachärztliche Begutachtung in die Wege geleitet und eine Diagnose eingeholt. Denn bleibt zum Beispiel eine Depression unbehandelt, kann die gesamte Maßnahme trotz aller Bemühungen zu keinem Erfolg führen.
- **Externe Dienstleister** werden beauftragt. Oft gibt es lange Wartezeiten bei den Unternehmen, die bereits Erfahrung mit der Räumung von Messie-Haushalten haben. Die Mitarbeiter dieser Entrümplungsfirmen und Handwerksbetrieben besitzen ein hohes Einfühlungsvermögen, im besten Fall werden sie regelmäßig supervidiert. So wie bei allen Dienstleistern werden für ein Projekt Angebote eingeholt. Wenn der Klient einverstanden ist, macht eine Fachkraft Fotos und verschickt diese, damit die Anbieter einen Kostenvoranschlag abgeben können. So wird dem Klienten erspart, dass er mehrmals seine Tür Fremden öffnen muss. Die Dienstleister schicken Kostenvoranschläge für das konkrete Projekt. Sind die geeigneten Anbieter ausgewählt, findet eine ausführliche Besprechung statt, denn ein jeder Fall ist einzigartig. Die Entrümpelung allein kann ein bis zwei Wochen dauern, für die

anschließende Renovierung muss mit zwei bis drei Monaten gerechnet werden.

- **Unterbringung des Klienten:** In stationären Einrichtungen muss ein anderes Zimmer gefunden werden, in das der Klient vorübergehend einziehen kann. Wird der Klient ambulant betreut, muss sein Aufenthalt während der Renovierungsarbeiten organisiert werden. Eventuell kann er in dieser Zeit bei Verwandten oder in einer stationären Einrichtung unterkommen. Will der Messie vor Ort bleiben, so sollte das nur unter geschulter Begleitung geschehen. Wenn möglich, kann der Klient natürlich entscheiden, ob er in eine Kurzzeitpflege möchte oder lieber in einer Pension oder einem Hotel die Räumung und Renovierung abwarten möchte. Bei dieser Entscheidung muss der Kostenträger mit einbezogen werden.

> Manchmal lösen Wut und Enttäuschung bei einem Klienten eine verständliche Trotzreaktion aus: »Jetzt bleibe ich erst recht in dieser Wohnung! Die bekommen mich nicht hier heraus!« In solchen Fällen klärt das Helferteam empathisch, welches tatsächlich die beste Option für alle Beteiligten ist. Immer wieder habe ich die Erfahrung gemacht, dass Betroffene in einem neuen Umfeld aufblühen, weil ihnen dort die Verletzungen der vergangenen Jahre weniger stark nachhängen und sie in Ruhe einen Neuanfang starten können.

- Es wird geklärt, ob bestimmte **persönliche Besitztümer des Klienten** – vorübergehend oder auf Dauer – eingelagert werden sollen und wo dies geschehen kann.
- Die zur Räumung notwendigen **Materialien** werden bereitgestellt: Verpackungsmaterial, Säcke und Umzugskisten; bei vermüllten Wohnungen auch Atemmasken, Handschuhe sowie Schutzanzüge.

Ein besonders wichtiger Punkt in der Vorsorgephase ist es, schon jetzt die **Nachsorge** zu organisieren. Dazu gehört die Beantwortung der Frage, ob ein Klient, der in einer eigenen Wohnung lebt, in

Zukunft noch ambulant versorgt werden kann. Die Entscheidung, ob eine stationäre Aufnahme angezeigt ist, ist von großer Tragweite, sollte also im Team getroffen werden. Falls der Klient weiter ambulant versorgt wird, muss abgesprochen werden, welche Unterstützung er in Zukunft bekommt. Noch bevor die Vorarbeiten anfangen, werden die Teammitglieder für die weitere, kontinuierliche Betreuung eingeteilt. Hier einige Beispiele:

- Oft ist es der **Ambulante Psychiatrische Dienst (APD)**, der den Messie in Zukunft betreuen wird.
- Manchmal wird ein **Pflegedienst** hinzugezogen, welcher die Medikation überwacht und die Körperhygiene unterstützt.
- Es kann auch sinnvoll sein, einen Klienten in eine **Reha-Werkstatt** einzubinden. In manchen Fällen ist eine Ergotherapie angeraten.
- Die **Ergotherapie** unterstützt ganz allgemein Menschen, die in ihrer Handlungsfähigkeit eingeschränkt sind. Im Fall von Messies geht es oft darum, ihren Möglichkeiten entsprechend eine Tagesstruktur in ihr Leben zu integrieren. Dies kann zum Beispiel durch eine Wiedereingliederung ins Arbeitsleben auf dem freien Markt oder in einer Reha-Werkstatt geschehen. Natürlich kann die Ergotherapie auch für jene Klienten, denen eine regelmäßige Arbeit nicht möglich ist, ein sinnhaftes Leben mit sozialen Beziehungen in die Wege leiten.
- Für die Aspekte Aufenthaltsbestimmungsrecht, Gesundheitsfürsorge und Finanzielles kann ein **Berufsbetreuer** bestellt werden.

Die Vorbereitungsphase entscheidet wesentlich über den Erfolg der Maßnahme. Je gewissenhafter sie ausfällt, desto weniger werden die Klienten beunruhigt und desto reibungsloser verläuft die die Räumung bzw. Renovierung der Wohnung.

Checkliste Vorbereitung:

- Name, Adresse etc. des Klienten sind in die Klientendatei aufgenommen. Die Inhalte des Erstgesprächs sind erfasst.
- Es ist geklärt, wie viele Mitarbeiter – inklusive deren Vertreter bei Urlaub oder Krankheit – in die Fallarbeit und später in die Nachsorge einbezogen werden.
- Die Nachsorge ist geklärt: Wird der Klient in Zukunft ambulant betreut oder ist er in einer stationären Einrichtung besser aufgehoben?
- Alle Mitarbeiter der Einrichtung sind über den geplanten Einsatz informiert.
- Die Telefonnummern von Hausarzt, Angehörigen und anderen Kontaktpersonen sind in einer Liste zusammengefasst und allen beteiligten Fachkräften zugänglich.
- Der oder die Kostenträger sind ermittelt und verständigt.
- Die Unterbringung des Klienten während der Maßnahme ist geklärt.
- Angebote verschiedener Dienstleister (Räumungsdienste, Kammerjäger etc.) sind eingeholt und bewertet. Die passenden Firmen sind beauftragt.
- Für die einzelne Fachkraft, die den Klienten vor Ort besucht: Schutzhandschuhe und Schutzüberzüge für die Schuhe, Arbeitskleidung, Becher, Teller, Löffel, Gabel und weitere Utensilien sind gepackt.

8.4.2 Die konkreten Handlungsschritte: Der Dreistufen-Plan zur Durchführung der Maßnahme

Die konkrete Beschäftigung mit der Wohnung oder dem Zimmer des Klienten ist in drei Phasen unterteilt:

1. Vorsortierphase
2. Räumungsphase
3. Nachsorgephase

1. Vorsortierphase: Eine Fachkraft besucht den Klienten ein- oder zweimal wöchentlich und bespricht mit ihm: Was kann aussortiert werden? Was bleibt? Da es für die Klienten sehr anstrengend ist, diese Entscheidungen zu treffen, sind Fortschritte unter Umständen nur in kleinen Zeiträumen von je zehn oder zwanzig Minuten möglich. Länger als je eine Stunde sollten diese Sitzungen nicht dauern. Insgesamt sollte die Vorsortierphase nicht länger als vier Wochen in Anspruch nehmen.

2. Räumungsphase: Nun beginnt die eigentliche Räumung. Ein Aushang informiert die Nachbarn über die geplanten Arbeiten (ein Beispiel für einen Aushang ist auf Seite 151 abgebildet. Falls ein Kammerjäger beauftragt werden musste, geht er als erster in die Wohnung. Dann folgen Räumungsdienst und später die Fachleute für die Renovierung. Am Ende dieser Phase kann der Klient wieder in seine Wohnung zurückkehren. Falls es notwendig ist, ihn auf Dauer in ein Heim aufzunehmen, kann die Wohnung nun wieder vermietet werden.

3. Nachsorgephase: Damit nicht schon nach wenigen Wochen die Wohnung in den alten Zustand abgleitet, braucht es eine Neuausrichtung. Es gehört zu den Aufgaben der professionellen Helfer, klare Regeln für das ambulante Wohnen durchzusetzen. Dass die Befolgung dieser Regeln Voraussetzung dafür ist, weiter in der Wohnung bleiben zu können, kann einem Menschen freundlich, aber sehr klar vermittelt werden. Stellt sich heraus, dass der Klient mit dem selbstständigen Wohnen doch überfordert ist, muss zeitnah mit einer stationären Aufnahme reagiert werden.

> Nicht selten vermüllt eine aufwendig sanierte Wohnung wieder nach wenigen Wochen, weil der Klient in alte Verhaltensmuster zurückfällt. Dies kann nur dann geschehen, wenn es keine klaren Verhaltensregeln gibt beziehungsweise die Betreuung in der Nachsorgephase so lückenhaft ist, dass bestehende Regeln nicht unverzüglich eingefordert werden kann.

Angehörige oder Freunde waren an der Räumungsphase nicht beteiligt, doch in der Nachsorge haben sie wieder eine wichtige Funktion. Die professionellen Helfer ermutigen sie, sich auf die Beziehung zum Messie und nicht auf sein Symptom zu fokussieren. Einladungen ins Kino oder zum Essen stärken den sozialen Zusammenhalt und verringern die Rückfallquote.

Auch die professionelle Begleitung des Klienten über das Ende der Maßnahme hinaus schützt den Klienten vor einem Rückfall und bedeutet nicht zuletzt auch eine geringere finanzielle Belastung für die Gesellschaft. Lebt der Klient in einer eigenen Wohnung, wird er in bestimmten Zeitabständen von ausgebildeten Fachkräften besucht. Die Häufigkeit dieser Besuche richtet sich nach dem Schweregrad des Krankheitsbildes, bei einer Tendenz zur Vermüllung sollte der Klient mindestens einmal pro Woche aufgesucht werden. Per Vertrag zwischen Klient und Institution wird vereinbart, dass Geruchsherde sofort beseitigt werden. Ein kurzer Besuch reicht aus, damit sich die Fachkraft davon überzeugen kann, dass die Wohnung in gutem Zustand ist. Dann ist Zeit genug für die Begleitung des Klienten zu Ämtern und Ärzten und anderen Terminen. Vor allem aber sollen freudvolle Unternehmungen wie zum Beispiel der Besuch eines Cafés nicht zu kurz kommen.

Die Nachsorge gewährleistet, dass der Klient auch nach Ende der Intensivphase in menschenwürdigen Umständen lebt, medizinisch versorgt und sozial eingebunden ist. Klare Regeln stabilisieren die erreichten Verbesserungen.

Checkliste Durchführung

Vorsortierung

- Ein klarer Zeitplan ist erstellt.
- Kartons in ausreichender Menge sind vorhanden, Packband und Filzstift zur Beschriftung liegen bereit.
- Lagermöglichkeit für die Kartons ist organisiert.
- Arbeitskleidung für die Fachkräfte ist vorhanden.

Räumung

- Aushang im Hausflur informiert die Mitbewohner.
- Besondere Begleitung des Klienten ist organisiert.
- Räumungsdienst ist über die Besonderheiten der Entrümpelung informiert.
- Versorgung der Entrümpler – Getränke und kleine Snacks – ist vorbereitet.

Nachsorge

- Klare Regeln sind schriftlich fixiert und sowohl den professionellen Helfern als auch dem Klienten bekannt.
- Eine regelmäßige Wohnungsbegehung ist sichergestellt – bei Klienten mit Tendenz zur Vermüllung jede Woche, bei Menschen, die pathologisch horten, alle zwei bis drei Wochen.
- Die ärztliche und therapeutische Versorgung ist sichergestellt.
- Je nach Pflegegrad wird der Pflegedienst bestellt.
- Bei Bedarf: Berufsbetreuer ist organisiert.
- Bei Bedarf: Ergotherapie ist organisiert.
- Bei Bedarf: Zusammenarbeit mit Tageseinrichtungen für psychisch Kranke, Reha-Werkstätten ist organisiert.
- Lebenspartner, Freunde und Angehörige sind in der Nachsorge eingebunden und haben Telefonnummern für den Notfall oder wenn sie Fragen haben.

8.4.3 Evaluation: Nachbesprechung und Chancen zur Verbesserung

Wenn der intensive Teil der Arbeiten abgeschlossen ist, setzen sich Mitarbeiter und Leitungsebene noch einmal in einer Helferkonferenz zusammen und halten Rückschau:

- Wurden die Ziele erreicht?
- Wo steht der Klient?
- Wird er seinen Möglichkeiten entsprechend betreut?
- Was ist insgesamt gut gelaufen, was können wir in der nächsten Klientenarbeit besser machen?

Die Evaluation dient auch der Klärung, ob ein Klient in dem nun herrschenden Status überhaupt optimal aufgehoben ist oder nicht. Als externe Fachkraft erlebe ich häufig, dass gerade diese Frage in Besprechungen nicht vorgesehen ist. So kann es passieren, dass die Bemühungen, den Klienten in die Institution – oder in die Nachbarschaft – zu integrieren, sehr kräftezehrend sind, aber keine Aussicht auf Erfolg haben. Der Grund für dieses Hochjagen des Motors, ohne dass ein Gang eingelegt wurde, ist die Tatsache, dass eine Verlegung eines Klienten in eine andere Institution leider oft als Versagen der eigenen Einrichtung aufgefasst wird. Ein Perspektivwechsel ist in solchen Fällen dringend geboten: Was nutzt dem Klienten optimal?

Nicht zuletzt gehört zu dieser Nachbesprechung, dass das Team den erfolgreichen Abschluss der Maßnahme feiert.

In der Evaluation wird kritisch Rückschau gehalten. Nicht nur die Abläufe und das Erreichen der gesetzten Ziele stehen auf dem Prüfstand, auch die Institution selbst: Gewährleistet sie tatsächlich die für den Klienten bestmögliche Versorgung?

Checkliste Evaluation

- Die Wohnung ist renoviert und von Schimmel, Feuchtigkeitsflecken und Ungezieferbefall befreit.
- Der Klient ist wieder in seine Wohnung zurückgekehrt beziehungsweise hat wieder in sein Zimmer in der stationären Einrichtung bezogen und kann den Status quo halten.
- Er nimmt regelmäßig die ihm verordneten Medikamente.
- Er hält sich an die vereinbarten Regeln.
- Der in der Vorbereitungsphase erarbeitete Begleitrahmen funktioniert reibungslos.
- Erfordern die Erfahrungen eine Anpassung des bestehenden Konzeptes?

KAPITEL 9

Der Aufbau eines Kompetenznetzwerks

Jede Institution, die mit der Messie-Problematik in Verbindung kommt, muss in ihrem interdisziplinären Konzept die Bedürfnisse dieser besonderen Klientel berücksichtigen – das hat das vorhergehende Kapitel gezeigt.

- Die Entwicklung eines solchen Konzeptes **innerhalb einer Institution** ist allerdings nur ein Teil der bevorstehenden Aufgaben.
- Der entscheidende Baustein für eine nachhaltige Betreuung von Messies ist die interdisziplinäre **Zusammenarbeit mehrerer Institutionen**.

In der Praxis arbeiten meist unterschiedliche Einrichtungen gemeinsam an Einzelfällen. In den sogenannten Helferkonferenzen werden die Arbeitsabläufe aufeinander abgestimmt. Wenn mehrere Institutionen, deren Konzepte nur unzureichend auf die Bedürfnisse von Messie-Klientel eingehen, an einem Strang ziehen sollen, potenzieren sich die Herausforderungen. Es braucht also interdisziplinäre *und* institutions-übergreifende Strukturen für die Fallarbeit mit Messies.

Ein typischer Fall dafür, dass die Konzepte zweier Einrichtungen aufeinander abgestimmt werden müssen, ist die Zusammenarbeit einer stationären Einrichtung mit einem externen Hauswirtschaftsdienst. Dessen Mitarbeiter haben den Auftrag, die Zimmer der Patienten sauber zu halten. Bei Messies ist das klassische

Durchputzen jedoch unmöglich. So lange die Aufgabenstellung nicht dem Krankheitsbild der Klienten angepasst ist, stehen die Reinigungskräfte auf verlorenem Posten. Sie müssen Sorge haben, dass es Beschwerden gibt und sie Konsequenzen tragen müssen. Hier hilft nur eine klar kommunizierte Neudefinition der Aufgabenstellung sowie eine Schulung der Reinigungskräfte. Dann verstehen sie, dass Messies, die mit Bedacht sammeln, in der Regel sehr misstrauisch sind und ein Zimmer deshalb am besten dann geputzt werden sollte, wenn sein Bewohner anwesend ist. Wenn sie das Störungsbild der Patienten kennen, achten sie besonders aufmerksam zum Beispiel auf erneute Vermüllungstendenzen. Geschulte Reinigungskräfte können sogar dazu beitragen, die Patienten in die Abläufe einzubinden und so ihre Selbstwirksamkeit zu stärken.

Besonders fatal wirkt sich ein unterschiedlicher Wissenstand der Mitarbeiter aus. Dass sie eine Messie-Ausbildung absolviert haben, ist leider noch nicht selbstverständlich. Sollen Messie-Fachkräfte mit anderen Helfern zusammenarbeiten, die meinen, ein Messie müsse sich nur »am Riemen reißen« und das Problem ließe sich lösen, indem seine Wohnung »mal gründlich ausgemistet« würde, ist eine erfolgreiche Zusammenarbeit sehr erschwert. In den Helferkonferenzen werden solche Diskrepanzen sofort deutlich.

Die Messie-Klientel erfordert eine besonders differenzierte Vorgehensweise. Ohne ein bewährtes Kompetenz-Netzwerk ist die interdisziplinäre und institutions-übergreifende Abstimmung der Fallarbeit eine mühsame und konfliktreiche Aufgabe mit wenig Aussicht auf Erfolg.

9.1 Die Helferkonferenz

Dass Teams interdisziplinär an Einzelfällen arbeiten, ist in den sozialen Aufgabenfeldern gängige Praxis. In herausfordernden Betreuungssituationen treffen ihre Mitglieder in regelmäßigen Zeitabständen zusammen und verabreden das weitere Vorgehen für die Fallarbeit. Zu den Teilnehmern dieser Helferkonferenzen gehören vor allem der Bezugsbegleiter sowie ein Vertreter der Institution, die die Maßnahmen finanziert. Dazu kommen – je nach Einzelfall – zum Beispiel der Therapeut, der Ergotherapeut, der Vertreter der Reha-Werkstatt, der Arzt, der den Klienten medikamentös begleitet, usw. Abschnitt 9.3 bietet eine Zusammenstellung von Berufsgruppen, die an der Betreuung eines Messies beteiligt sein können.

> An den interdisziplinären **Helferkonferenzen** sind in der Regel Vertreter mehrerer Institutionen beteiligt. Sie beschließen im Einzelfall die anstehenden Maßnahmen und stellen einen entsprechenden Hilfeplan auf. Der **Hilfeplan** steuert und koordiniert die Maßnahmen. In regelmäßigen Abständen wird er aktualisiert.

Bei **Vermüllung und Verwahrlosung** gehören Helferkonferenz und Hilfeplan zu den herkömmlichen und erprobten Abläufen. Es ist allerdings noch selten, dass bei diesen Zusammenkünften auf die Bedürfnisse der Klienten und die Besonderheiten ihrer Krankheitsbilder eingegangen wird. Im Vordergrund steht meist das Bemühen, die sichtbaren Symptome auf ein erträgliches Maß zu reduzieren. Das bedeutet: Das Zimmer in der stationären Einrichtung oder die private Wohnung des Messies wird in regelmäßigen Abständen ausgeräumt und renoviert – ohne jede Aussicht darauf, dass sich an der Situation etwas grundlegend ändern wird. Da das Problem nicht in der Tiefe angegangen wird, haben die Beteiligten der Helferkonferenzen ständig Déjà-vu-Erlebnisse: »Genau dies haben wir doch vor einem Jahr auch schon gemacht, und in den Jahren davor war es ebenfalls dasselbe.«

Beim Krankheitsbild des **pathologischen Hortens** ist die Lage sogar noch fataler: Es gab lange Zeit überhaupt keine Helferkonferenzen! In den Konzepten der Institutionen tauchte dieses Krankheitsbild lange Zeit nicht auf. Erst für 2022 ist die Aufnahme in den ICD10-Schlüssel vorgesehen; deshalb hatten sich nur wenige Ärzte, Therapeuten und Fachkräfte mit dieser Thematik näher befasst. Entsprechend rar waren – und sind es immer noch – Fachkräfte, die sich mit Menschen, die pathologisch horten, seriös und angemessen beschäftigen. Es sind fast ausschließlich Einzelkämpfer am Werk, die ihre Dienste dem Klienten direkt anbieten. Erst nach und nach setzt sich die Erkenntnis durch, dass auch das pathologische Horten ein konzertiertes, langfristiges und interdisziplinäres Arbeiten erfordert, das in Helferkonferenzen abgestimmt wird.

> Ich erlebe in der Praxis immer noch viel zu häufig Hilfepläne, die sich nicht am Krankheitsbild orientieren, sondern am engen Kostenrahmen. Durch kurzfristige Hauruck-Aktionen werden nicht nur Klienten heillos überfordert, sondern auch das Personal. Dies führt dazu, dass mehr Fachkräfte ihren Job kündigen, als unsere Gesellschaft verkraften kann. Wenn nicht weiter Raubbau an den Ressourcen der Mitarbeiter betrieben und ein Abwandern der Fachkräfte in andere Berufe verhindert werden soll, werden die Institutionen zukünftig nachhaltiger arbeiten müssen.

Bei Vermüllung und Verwahrlosung gehören institutionsübergreifende Helferkonferenzen zum normalen Betreuungsablauf – deren Zielsetzungen gehen momentan allerdings noch meist an den Bedürfnissen der Klienten vorbei. Beim pathologischen Horten müssen sich Helferkonferenzen erst noch etablieren.

Die grundlegenden Aufgaben der Helferkonferenzen werden auf den folgenden Seiten ausgeführt:

1. Die gemeinsamen Ziele formulieren
2. Die Zuständigkeiten und Gestaltungsspielräume klar definieren
3. Die finanzielle Situation umfassend klären
4. Die Abläufe sinnvoll strukturieren
5. Kurze Wege in der Kommunikation etablieren
6. Die optimale Besetzung des Helferteams gewährleisten.

9.1.1 Die gemeinsamen Ziele formulieren

Selbstverständlich sollte in allen Fällen das Gesamtwohl des Klienten als Ziel im Vordergrund stehen. Aber was genau dient seinem Gesamtwohl? Und auf welchem Wege wird es erreicht? Bei der Beantwortung dieser Fragen scheiden sich die Geister. Der Helferkonferenz muss das Kunststück gelingen, die Ansätze und Denkweisen unterschiedlicher Institutionen auf eine Linie zu bringen.

Prinzipiell kann man davon ausgehen, dass

- bei Klienten, die pathologisch horten, die Erhöhung ihrer Selbstwirksamkeit das oberste Ziel ist. Die therapeutischen Fortschritte des Klienten ermöglichen ihm später eine behutsame Veränderung seines Wohnraumes.
- Bei Vermüllung und Verwahrlosung steht die Rückführung des Klienten in würdevolle und nicht mehr gesundheitsgefährdende Umstände im Vordergrund. Im Fokus der Bemühungen stehen also die Instandsetzung der Wohnung und die Implementierung von Strukturen, die eine erneute Vermüllung oder Verwahrlosung verhindern.

Auf dem Weg zu diesen Hauptzielen liegen weitere Ziele, die als »Meilensteine« den Weg zum Hauptziel markieren. Das Erreichen jedes dieser Zwischenziele darf von Klient und Helfern gebührend gefeiert werden.

Zu den in den Helferkonferenzen vereinbarten Zielen können auch kleinste Entwicklungen gehören. So kann es schon ein großer Erfolg sein, wenn ein Klient lernt, seine Schmutzwäsche zuverlässig in den dafür vorgesehenen Behälter zu legen.

Zu den Zielen der Helferkonferenz gehört auch der Schutz der Mitarbeiter. Sie dürfen weder physisch noch psychisch zu sehr belastet werden. So gut wie keine Fachkraft freut sich, wenn die Betreuung eines Messies auf seinem Dienstplan steht. Man ist dankbar, wenn dieser Kelch an einem vorübergeht. Das liegt nicht nur daran, dass Helfer so sehr rackern müssen, wenn es an geeigneten Konzepten und Zielsetzungen fehlt. Selbst bei perfekten Voraussetzungen sind die Arbeitsumstände vor allem bei Vermüllung und Verwahrlosung sehr herausfordernd. Hier muss die Leitungsebene sehr gut achtgeben, dass sich keine Überforderungssituationen einstellen.

Von der Zielsetzung der Helferkonferenz hängt ab, welchen Auftrag die Mitarbeiter bekommen, und ob Reibungsverluste auftreten und Ressourcen verschwendet werden. In der Praxis mangelt es jedoch häufig an einem gemeinsamen Ziel der vereinbarten Maßnahmen.

9.1.2 Die Zuständigkeiten und Gestaltungsspielräume definieren

Die Schlüsselrolle in der interdisziplinären Zusammenarbeit fällt den Leitungsebenen der Institutionen zu. Von Fall zu Fall entscheiden sie, welche Berufsgruppen und welche Beteiligten sinnvollerweise einen Beitrag leisten. Dass sich das Team ganz nach Bedarf zusammensetzt und deshalb sehr flexibel auf jeden einzelnen Klienten eingehen kann, ist der große Vorteil der Helferkonferenzen. Genau dieser Vorteil birgt aber auch ein prinzipielles Problem in sich: In der Regel muss für jeden Fall von Neuem ausgehandelt werden, welche Institution welche Arbeiten übernimmt und welche Maßnahmen wegen knapper finanzieller Ressourcen zurückgestellt werden müssen.

Federführend ist in der Praxis die Institution, die als Kostenträger die Finanzierung der Maßnahmen übernimmt. Hier gibt große regionale Unterschiede. In Baden-Württemberg sind in den meisten Fällen das Sozialamt, das Landratsamt oder das Jugendamt gefragt. In Nordrhein-Westfalen übernimmt erstaunlicherweise der Landwirtschaftsverband die Finanzierung des ambulant betreuten Wohnens, diese noch aus Kriegszeiten stammende Zuordnung wurde nie korrigiert.

Was häufig vergessen wird: In der Regel liegt die Handlungsverantwortung nicht bei den Helfern, sondern beim Klienten. Wenn von einem Messie keine direkte Gefahr für Gesundheit anderer Menschen ausgeht, wäre es sogar gesetzeswidrig, Maßnahmen ohne seine Einwilligung in die Wege zu leiten.

In der interdisziplinären Zusammenarbeit muss die Hierarchie feststehen: Wer entscheidet, welche Maßnahmen durchgeführt werden? Oft sind es die Klienten selbst, die letztendlich die Entscheidung treffen beziehungsweise die Zustimmung zu geplanten Aktionen geben müssen.

9.1.3 Die finanzielle Situation umfassend klären

Eine Übereinkunft über die Finanzierung der Maßnahme zu finden, ist in der Regel die größte Hürde einer Helferkonferenz. Vieles ist Verhandlungssache und von der Erfahrung und Durchsetzungskraft des Antragstellers abhängig. Je mehr Mittel er abrufen kann, desto mehr Zeit können die professionellen Helfer für den Einzelfall aufwenden. Das Gesundheitssystem in Deutschland kennt mehrere Möglichkeiten der Unterstützung:

- Das **Sozialgesetzbuch SGB XII §§ 67ff.** gewährt allen Betroffenen Einzelfallhilfe. Dort heißt es:
  »Personen, bei denen besondere Lebensverhältnisse mit sozialen Schwierigkeiten verbunden sind, sind Leistungen zur Überwindung dieser Schwierigkeiten zu erbringen, wenn sie aus eigener Kraft hierzu nicht fähig sind. (...) Die Leistungen umfassen alle Maßnahmen, die notwendig sind, um die Schwierigkeiten abzuwenden, zu beseitigen, zu mildern oder ihre Verschlimmerung zu verhüten, insbesondere Beratung und persönliche Betreuung für die Leistungsberechtigten und ihre Angehörigen, Hilfen zur Ausbildung, Erlangung und Sicherung eines Arbeitsplatzes sowie Maßnahmen bei der Erhaltung und Beschaffung einer Wohnung.«
  Messies werden also zur Kasse gebeten, wenn ihre Wohnung renoviert werden muss und sie über eigenes Vermögen verfügen. Hier besteht beim Gesetzgeber dringender Nachholbedarf. Denn Messies sind erkrankt, sie leben nicht aus Faulheit in Unordnung. Sie sollten nicht ihr Erspartes oder gar ihre Altersrente antasten müssen, um so weit wie möglich an der Gesellschaft teilhaben zu dürfen.
- Oft beziehen sich die Institutionen noch auf **SGB XII §§ 54ff.** (»Hilfe in besonders schweren Lebenslagen«). Diese Gesetze sind bereits 2016 weggefallen.

- Das **Bundesteilhabegesetz BTHG** stellt die Unterstützung für Messies mit Behinderung sicher. Unabhängige Beratungsstellen informieren sie darüber, welche Möglichkeiten der Unterstützung ihnen als Eingliederungshilfe zur Verfügung stehen. Diese **Ergänzende unabhängige Teilhabeberatung (EUTB)** ist kostenfrei. Auf der Internetseite www.teilhabeberatung.de findet man unter über 750 Beratungsstelle jene heraus, die dem Wohnort des Messies am nächsten liegt.
  Leider geht das BTHG noch davon aus, dass Messies ausschließlich unter dem Vermüllungssyndrom leiden und eine Entrümpelung jede Messie-Problematik überwindet. Es wird nicht zwischen pathologischem Horten, Vermüllung und Verwahrlosung unterschieden. Ist die Wohnung nach einer Renovierung wieder in einem guten Zustand, läuft die Unterstützung aus. Weitere Maßnahmen sind nicht vorgesehen. Ohne langfristige Begleitung wird die Wohnung sich schnell wieder im alten Zustand befinden, so dass erneut Mittel zur Renovierung abgerufen werden müssen. Die langfristige und fachgerechte Dauerbegleitung von Messies, die nicht am Symptom, sondern an der Krankheit ansetzt, ist gesetzlich gar nicht vorgesehen.

Den Gesetzesvorgaben folgend setzt die Leitungsebene von Institutionen – zum Beispiel ein Landratsamt oder eine Hausverwaltung – meist allein auf die Beseitigung des Symptoms. Das heißt zum Beispiel: Eine vermüllte Wohnung soll möglichst schnell und kostenünstig wieder in einen bewohnbaren Zustand versetzt werden. Strukturen, die in Zukunft eine erneute Vermüllung vermeiden, sowie therapeutische Maßnahmen, die den Klienten an seine Würde anbinden, kommen zu kurz. Viel Überzeugungsarbeit muss geleistet werden, dass endlich ein Perspektivwechsel vom Symptom zum Klienten stattfindet. Nur dann ist eine langfristige Verbesserung zu erzielen und auch die Kosten fallen langristig gesehen weniger hoch aus. Denn nur wenn die Krankheit fachgerecht aufgefangen wird, werden keine weiteren teuren Entrümpelungen notwendig sein.

> Für Messies, die pathologisch horten, gibt es noch keinen Paragrafen, der sich auf ihr Krankheitsbild anwenden lässt. Sie müssen also in der Regel ohne staatliche Unterstützung zurechtkommen. Nur wenn sie eine diagnostizierte Komorbidität aufweisen, zum Beispiel eine Depression oder ein psychiatrisches Krankheitsbild, rutschen sie in Gesundheitsprogramme hinein und werden entsprechend behandelt (eine Messie-Therapie wird allerdings bisher noch nicht gefördert). Da Menschen, die pathologisch horten, oft keine Komorbidität aufweisen oder ihre Komorbidität nicht diagnostiziert ist, bleibt ihnen dieser Weg versperrt. Hier muss der Gesetzgeber dringend nachbessern.

Es hängt von der Ausprägung des Krankheitsbildes ab, wie bei einer bewilligten Maßnahme weiter verfahren wird:

- Kann der Messie gut für sich Verantwortung übernehmen, zahlt der Kostenträger dem Klienten den bewilligten Betrag aufs Konto. Von diesem persönlichen Budget kann er zum Beispiel eine Messie-Fachkraft, einen Therapeuten oder eine Reinigungskraft bezahlen.
- In anderen Fällen verwaltet der gesetzliche Betreuer oder auch die stationäre Einrichtung die zur Verfügung gestellten Mittel.

Falls die Mittel der staatlichen Fördertöpfe nicht ausreichen, können über verschiedene soziale Einrichtungen Stiftungsgelder beantragt werden.

Wenn verschiedene Ämter und Institutionen an einer Maßnahme beteiligt sind, muss die finanzielle Situation umfassend geklärt werden. Je nach Fall lassen sich unterschiedliche Spielräume ausnutzen. In nicht wenigen Fällen kann und muss der Klient die Kosten übernehmen.

9.1.4 Die Abläufe sinnvoll strukturieren

Die Fallarbeit sollte so geplant sein, dass sich in der Zusammenarbeit mit anderen Institutionen transparente Abläufe ergeben. So können sich die Akteure der einzelnen Institutionen nach Kräften gegenseitig unterstützen. Hier einige Punkte, die in bei der Planung berücksichtigt werden sollten:

- Die Helferteams sind so besetzt, dass nicht gleich alles ins Stocken gerät, wenn einer der Mitarbeiter in Urlaub geht oder krank wird.
- Ein standardisiertes Vorgehen erleichtert die Entscheidung, welche Maßnahmen zu welchen Zeitpunkten angemessen sind. Gleichzeitig enthalten die Abläufe genug Raum für flexible Anpassungen an Entwicklungen (siehe auch Abschnitt 8.4).
- Die Arbeit mit Messies braucht klar definierte Zeiträume, in denen Fortschritte erkennbar werden sollen. So bleiben die Mitarbeiter wach und reflektiert, die Klienten sind nicht »abgeschrieben«. Auch der Kostenträger hat es verdient, dass sich die Fachkräfte ihm gegenüber verantworten.

> Eine Teilnehmerin der Messie-Weiterbildung berichtete, dass sie einmal von der Leitungsebene ihrer Einrichtung den Auftrag bekommen hatte, eine Klientin, die pathologisch hortet, »bis zu ihrem Lebensende« zu begleiten. Sie spürte, dass dieser Ansatz den Menschen nicht gerecht wird, doch sie konnte nicht den Finger darauf legen, was sie an diesem Ansatz so störte. Die Weiterbildung befähigte sie dazu, gegenüber der Leitung überzeugende Argumente anzuführen: »Dieser Auftrag geht davon aus, dass sich im Leben unserer Klientin nichts mehr zum Guten verändert. Ich möchte aber nicht den Mangel verwalten, sondern versuchen, die Grenzen des Möglichen auszuweiten.«

- Grundsätzlich sollte ein Arzt Mitglied einer Helferkonferenz sein. Er stellt eine fachlich abgesicherte Diagnose und begleitet den weiteren Krankheitsverlauf.
- Für die Klienten aller drei Ausprägungsgrade soll das Vorgehen möglichst unterstützend sowie willens- und bedürfnisorientiert

sein. Dazu gehört, dass es in ihrem Alltag keine großen Umwälzungen gibt. Schlagartige Wechsel im Tagesablauf würden die Klienten überfordern. Die Veränderungen werden in kleinen, nachvollziehbaren und nicht überfordernden Schritten vorangebracht. Im stationären Rahmen ist dieses Vorgehen selbstverständlich, für den ambulanten Bereich muss sich diese Maxime noch durchsetzen.

Der entscheidende Baustein für eine nachhaltige Betreuung von Messies ist die Zusammenarbeit der Institutionen untereinander. Mit einem klaren Fahrplan können Mitarbeiter und Klienten Aufgaben bewältigen, die sie zuvor verschlissen haben.

9.1.5 Kurze Wege in der Kommunikation etablieren

Etwa zwei bis dreimal jährlich kommt die Helferkonferenz zusammen, um sich gegenseitig auf den neuesten Stand zu bringen und zu überprüfen,

- ob der Hilfeplan die gewünschten Ziele erreicht,
- ob er modifiziert werden muss,
- ob eine Fortdauer der Unterstützung notwendig ist.

Aber auch in der Zwischenzeit muss der Informationsaustausch gewährleistet sein. Damit alle Teammitglieder sich über den aktuellen Stand der Fallarbeit informieren können, wird ein Dokumentationssystem verabredet. Zum Beispiel können die Helfer verpflichtet werden, Fortschritte oder andere Entwicklungen auf einer nur dem Helferteam zugänglichen Plattform zu veröffentlichen. Das kann in Stichworten geschehen und ist nicht zu aufwendig. Aber oft wird auch viel Zeit verschenkt, weil bestimmte Entwicklungen, zum Beispiel eine neue Diagnose oder die Verlegung des Klienten in eine andere Einrichtung, nicht kommuniziert wurden.

Eine ganz einfache Voraussetzung dafür, dass Kommunikation gelingen kann, ist eine Telefonliste aller Teammitglieder. So kann man sich bei Bedarf auf direktem Wege informieren und austauschen. In so mancher Situationen verhindert ein kurzer Anruf oder eine Mail unnötige Erschwernisse oder Missverständnisse.

Die Abstände zwischen den Helferkonferenzen sind in der Regel groß, deshalb muss die Kommunikation auch in der Zwischenzeit lebendig gehalten werden.

9.1.6 Die optimale Besetzung des Helferteams gewährleisten

Messies haben Angst vor Veränderungen. Deshalb sollte auch die Zusammensetzung des Helferteams möglichst gleichbleibend sein. Es gibt jedoch Ausnahmen:

- Am Anfang der Maßnahme setzen die Leitungsebenen der beteiligten Institutionen die Zusammensetzung des Helferteams fest. Im Laufe der Zeit können jedoch Entwicklungen eintreten, die es notwendig machen, dass sich das Team personell an die neuen Gegebenheiten anpasst.
- Damit sich eine Fachkraft nicht an einem Fall abarbeitet und erschöpft, kann es sinnvoll sein, zum Beispiel eine neue Bezugsperson zu etablieren.
- Nur selten bleiben Krankheitsbilder stabil. Dann kann es sein, dass eine Institution, die ihre Aufgaben viele Jahre gut erfüllt und Erfolge erzielt hat, nicht mehr optimal für die weitere Betreuung geeignet ist. Wenn sich zum Beispiel Mitarbeiter des ambulanten sozialpsychiatrischen Dienstes bei den regelmäßigen Besuchen eines Klienten mehr und mehr abarbeiten, kann eine stationäre Inobhutnahme unter Umständen den Knoten lösen. Dieser Wechsel darf keinesfalls als ein Versagen gewertet werden.

Ich erlebe es in der Praxis immer wieder, dass Klienten nicht ihren Fähigkeiten entsprechend betreut werden. Weil sich ihr Krankheitsbild verändert, kommen sie in eine Überforderung oder Unterforderung hinein. Dass Fachkräften, die täglich mit dem Klienten Kontakt haben, solche Entwicklungen verborgen bleiben können, ist menschlich. Eine regelmäßige Supervision hilft, solche Fehler zu vermeiden. Es gibt aber auch Fälle, in denen sich Institutionen als Konkurrenten gegenüberstehen. Es kommt zum Beispiel vor, dass der Sozialpsychiatrische Dienst einen bestimmten Klienten in Zukunft gerne ambulant begleiten würde, die Einrichtung, die den Patienten bisher stationär aufgenommen hat, ihn jedoch behalten will. Hier muss das Wohl des Patienten im Vordergrund stehen: Welche Art der Betreuung ist für ihn objektiv gesehen die adäquatere?

In einem Mädchenwohnheim sorgt eine 18-Jährige für Unruhe. Ihre gesamte Kindheit lang wurde sie von Pflegefamilie zu Pflegefamilie und später von einer Einrichtung zur anderen weitergereicht. Je mehr sie rebellierte, desto engmaschiger wurde die Betreuung. Doch auch an diesem Ort des stationär betreuten Wohnens hält sie sich nicht an die vereinbarten Regeln. Sie stört die Nachtruhe der gesamten Gruppe, mit ihrer Körperpflege hält sie es nicht so genau und ihr Zimmer lässt sie vermüllen. Eine Alternative zur momentanen Betreuungsform scheint es nicht zu geben, die aktuelle Einrichtung ist sozusagen die Endstation, eine noch intensivere Betreuung gibt es nicht. Das Mädchen ist in der Wohngruppe nicht mehr haltbar, doch ihre Betreuer schrecken davor zurück, sie gehen zu lassen. Denn dieser Schritt würde sie in die Obdachlosigkeit führen.

Die Messie-Therapeutin bringt einen ganz neuen Ansatz ins Spiel: Kann es nicht sein, dass der Klientin aufgrund ihres Verhaltens zu wenig zugetraut wird? Man könnte es auch als Ressource sehen, wenn sie sagt: Ich will hier raus! Ich will mein Leben anders gestalten! Sollte man nicht die Betreuung abmildern, statt sie zu intensivieren? Der Versuch wird gewagt: Auch wenn die Betreuer ihrer Klientin nicht viel zutrauen, wird sie ins ambulant betreute Wohnen übergeführt. In einer kleinen Zwei-Zimmer-Wohnung wird sie durch den sozialpsychiatrischen Dienst begleitet. Und tatsächlich! Es läuft deutlich besser als im stationären Setting. Die Rebellion der Klientin hebt sich auf. Ihre ungeheure Wut und ihr großer Schmerz kommen etwas zur Ruhe. Neben ihrer Null-Bock-Haltung wird auf einmal eine Ausbildung für sie Thema. Dass ihr Raum gegeben und sie ermutigt wurde, ihr Leben in die Hand zu nehmen, hätte schiefgehen können. Doch in diesem Fall ist es eine gute Entscheidung gewesen.

Den unvoreingenommenen Blick von außen schenkt auch in solchen Fällen eine Supervision durch externe Fachkräfte, die von Zeit zu Zeit zu den Helferkonferenzen stoßen.

In den Hilfekonferenzen wird regelmäßig besprochen, ob der Klient bestmöglich betreut wird, oder ob eventuell andere Betreuungsformen für ihn angemessener sind. Externe Supervisoren bringen sich mit ihrer Einschätzung in das Helferteam ein und überwinden blinde Flecken.

9.2 Der Einsatz ausgebildeter Messie-Fachkräfte®

Die Möglichkeiten für Fachkräfte, sich zum Thema Messies weiterbilden zu lassen, sind noch sehr begrenzt. Im Stuttgarter Messie-Kompetenz-Zentrum wird eine zehnmonatige Weiterbildung zur Messie-Fachkraft nach Veronika Schröter® angeboten.

Messie-Fachkräfte tragen viel Know-how in eine Helferkonferenz hinein. Allein schon das Wissen darum, dass es drei Ausprägungsgrade mit völlig unterschiedlichen Ursachen und Symptomen gibt, und dass das Thema Würde der Schlüssel zu jeder nachhaltigen Verbesserung ist, öffnet die Tür zu ressourcenschonenden Maßnahmen. Weil sich der Einsatz von Messie-Fachkräften bewährt, sind mittlerweile viele Helferkonferenzen auf der Suche nach Fachkräften mit dieser speziellen Weiterbildung.

Messie-Fachkräfte können im Team vielerlei Aufgaben übernehmen:

- Auftragsklärung,
- Bedarfsermittlung,
- Einschätzung der Möglichkeiten und Fähigkeiten der Klienten,
- Erstellung des Hilfeplans und fallverantwortliches Case-Management,

- Abklärung der Finanzierung und betriebswirtschaftliche Organisation der Abläufe,
- Aufbau der Beziehung zum Klienten,
- Kommunikation innerhalb des Helferteams sowie mit Angehörigen, Vermietern und weiteren Betroffenen,
- Wohnraumarbeit vor Ort,
- Vorgehensweise im Krisenfall,
- Organisation und Dokumentation,
- Entwicklung eines auf eine bestimmte Institution zugeschnittenen Konzepts,
- interdisziplinäre Vernetzung durch den Aufbau eines tragfähigen Kompetenz-Netzwerks.

Das Instrumentarium, das ihnen dabei zur Verfügung steht, ist vielschichtig:

- bindungsbasierte Begleitung des Klienten, non-direktiv bei pathologischem Horten, direktiv bei Vermüllung und Verwahrlosung,
- Stärkung der Selbstwirksamkeit und Eigenverantwortlichkeit des Klienten,
- regelmäßige Reflexionen in Form von Helferkonferenz und Supervision,
- Klienten-zentrierte Übungen zur Regulation von Emotionen und Selbstwahrnehmung der Klienten,
- praktische Hilfe im Alltag der Klienten,
- Kenntnis der rechtlichen Grundlagen.

In Villingen-Schwenningen hat das Diakonische Werk des Schwarzwald-Baar-Kreises einer Mitarbeiterin die Weiterbildung ermöglicht. Als ausgebildete Messie-Fachkraft wird sie eine Konzeption für das Diakonische Werk erstellen und ein Netzwerk aufbauen, zu dem unter anderem das Landratsamt (Fallsteuerung-Hilfe zur Pflege) und eine Baugenossenschaft gehören. Die Diakonie verspricht sich von diesem Vorgehen erhebliche Erleichterungen. Beispiele wie dieses machen Schule.

- Würdevoller und respektvoller Umgang miteinander.
- Einrichtung kann sich so ein Alleinstellungsmerkmal in der Region schaffen.
- Aufklärung über Krankheitsbilder, hohe Entlastung.

Der Einsatz von externen Fachkräften mit besonderer Messie-Weiterbildung zahlt sich aus. Mindestens genauso erfolgversprechend ist es, die eigenen Mitarbeiter weiterzubilden. Spezielle Schulungen münden in professionelles Handeln.

9.3 Checklisten möglicher Kooperationspartner

Es ist sehr vorteilhaft, mit festen Partnern zu arbeiten, die sich im Umgang mit Messies bereits bewährt haben. Es ist aber auch wichtig, offen für neue Anbieter zu bleiben.

Wer kommt in Frage? Anlaufstellen, die zur Unterstützung eines Messies und seiner Angehörigen zur Verfügung stehen können:

Als Geldgeber (in Baden-Württemberg):

- Das **Sozialamt** ist oft die erste Anlaufstelle.
- **Krankenkassen** tragen die Kosten für Maßnahmen auch bei pathologischem Horten, seit diese Krankheit in den ICD 11 aufgenommen wurde.
- In Baden-Württemberg ist das **Landratsamt** für die Finanzierung von Maßnahmen zuständig.
- Sind Kinder involviert, kann das **Jugendamt** einen Teil der Kosten tragen.
- **Stiftungen** und **private Geldgeber**. Ein Beispiel für die vielen Spender, die im Verborgenen Messies unterstützen, sind die Stuttgarter Nachrichten. Diese Zeitung hat schon mehrfach Gruppen- und Einzeltherapien möglich gemacht.

Als unterstützende Organisationen:
Viele Einrichtungen bieten Unterstützung im Bereich der Gesundheitsfürsorge, Körperhygiene, Medikamentengabe, Familienfürsorge etc. Nach Einholung der Genehmigung durch den Hausarzt und gegebenenfalls nach Absprache mit Angehörigen können Pflegegelder in Anspruch genommen werden.

- **Kirchliche Träger**: Caritas, Diakonie, Sozialdienst Katholischer Frauen usw.
- Bundesarbeitsgemeinschaft der Freien Wohlfahrtspflege e.V. zählt neben Caritas und Diakonie auch die folgenden Organisationen zu ihren Spitzenverbänden: die **Arbeiterwohlfahrt** (AWO), das **Rote Kreuz,** der **Arbeiter-Samariter-Bund** (ASB), die **Zentralwohlfahrtsstelle** der Juden in Deutschland e.V. (ZWST) sowie der **Paritätische Gesamtverband**. Letzterer ist der Dachverband von über 10000 eigenständigen Organisationen im Sozial- und Gesundheitsbereich.
- **Jugendamt**. Die Zuständigkeiten unterscheiden sich je nach Bundesland und oft auch von Landkreis zu Landkreis.
- **Wohnungslosenhilfe**. Hierzu gehören Einrichtungen wie die Tafeln und Kältebusse und – zum Beispiel in Berlin – besondere Duschvorrichtungen.
- **Ambulante Pflegedienste** in privater, kirchlicher und freier Trägerschaft.

Als Bezugspersonen:

- **Sozialpsychiatrischer Dienst**, teilweise auch sozialpsychologischer oder sozialmedizinischer Dienst genannt. In Norddeutschland sind diese Dienste meist dem Gesundheitsamt zugeordnet, in Baden-Württemberg dem jeweiligen Landkreis. Sie werden aktiv, wenn eine psychopathologische Symptomatik diagnostiziert wurde.
- **Berufsbetreuer** sind zuständig für Gesundheitsfürsorge, Aufenthaltsbestimmung und die finanzielle Situation der Klienten.

- **Angehörige** können einen außerordentlich wertvollen Beitrag zur sozialen Einbindung des Klienten leisten. Jegliche Wohnraumarbeit wird allerdings ausschließlich an Fachdienste delegiert.

Als Unterstützer der Gesundheit:

- **Hausärzte** und **Fachärzte**, zum Beispiel Psychiater. Es kann nicht genug betont werden, wie wichtig die fachärztlich abgesicherte Diagnose und die angemessene ärztliche Versorgung sind. Vor allem, wenn es um Vermüllung und Verwahrlosung geht, ist die fachärztliche Diagnose die Basis für jeden weiteren Schritt. Erst wenn die Sachlage medizinisch abgesichert ist, wird das auf den Einzelfall maßgeschneiderte Team zusammengestellt.
- **Pflegedienste** sind für die Gesundheitsfürsorge und auch hauswirtschaftliche Fürsorge verantwortlich.
- **Psychotherapeuten** mit Zusatzqualifikation zum Messie-Syndrom verstehen die Krankheit von Klienten, die pathologisch horten, als Bindungstrauma-Folgestörung und arbeiten mit ihnen identitätsbildend und integrativ. Weitere Ausprägungen begleiten sie je nach Komorbidität.
- **Ergotherapeuten** üben mit den Klienten die Bewältigung ihres Alltags ein. Dies beginnt mit bestimmten Fingerfertigkeiten, beinhaltet aber auch Konzentrationsfähigkeit und ...
- **Physiotherapeuten** kommen zum Einsatz, wenn eine körperliche Beeinträchtigung des Klienten vorliegt.
- **Suchttherapeuten** haben eine wichtige Rolle, wenn eine Suchterkrankung vorliegt.
- Wenn die Schulmedizin nicht greift, kann ein **Heilpraktiker** hinzugezogen werden. Die Qualitätsunterschiede bei diesem Berufsbild sind groß. In einigen Bundesländern können Heilpraktiker ohne Ausbildung therapeutisch tätig werden. Sie können auch sehr gut ausgebildet sein und sich sowohl mit den psychiatrischen Krankheitsbildern als auch mit dem menschlichen Körper sehr gut auskennen. »**Kinesiologen** verfolgen eine energetische Herangehensweise.

- In der Regel kann man sich nicht aussuchen, welcher **Rettungsdienst** im Notfall kommt. Wenn sie sich schulen lassen, wäre das toll.
- In Großstädten stehen mehrere **Krankenhäuser** zur Auswahl.

Als Unterstützung im Alltag:

- Die **Nachbarschaftshilfe** springt in Krisenfällen ein und kümmert sich um Haushalt und Wohnungspflege. In manchen Fällen ist es möglich, dass diese Institution die Betroffenen auch über eine längere Zeit unterstützt, ihre Wohnung in einem tragbaren Zustand zu halten
- Der **Hauswirtschaftliche Dienst** kommt vor allem bei Familien und Senioren zum Einsatz. Die Mitarbeiter sind es gewohnt, im Haushalt schnell und effizient für Ordnung zu sorgen. Wenn sie geschult sind, verstehen sie, warum in Messie-Haushalten ein anderes Vorgehen notwendig ist, und können in gewissen Grenzen sogar den Bezugsbetreuer in seiner Beziehungsarbeit unterstützen. Geduldig zeigen sie, wo Schmutzwäsche hineinkommt, oder leiten den Klienten auch mal an, wie man Staub wischt. Ich habe die Erfahrung gemacht, dass die meisten Menschen, die in der Hauswirtschaft arbeiten, wahre Perlen sind.
- Die **Familienpflege** kommt zum Zuge, wenn Kinder betroffen sind.
- Sicherlich gibt es erfolgreiche **Selbsthilfegruppen**. Doch ich höre oft von meinen Klienten, dass sich dieser Weg nicht so gut bewährt. Messies fällt es fast immer sehr schwer, Bindungen aufzubauen. Ihre Tendenz, nicht immer zuverlässig in Absprachen zu sein und sich schnell angegriffen zu fühlen, macht Aussprachen in der Gruppe, die ohne professionelle Unterstützung stattfinden, sehr mühsam. Für ein erstes Auffangen und die Erkenntnis eines Betroffenen, dass er mit seiner Art zu leben nicht allein ist, kann der Besuch einer Selbsthilfegruppe allerdings von Vorteil sein.

Für besondere Aufgaben:

- Eine **Entrümpelungsfirma** tritt in Aktion, wenn durch Vermüllung oder Verwahrlosung vom Wohnraum eine Gefährdung ausgeht und deshalb die Wohnung geräumt werden muss.
- **Kammerjäger** werden eingesetzt, wenn es durch Vermüllung zu einem Schädlingsbefall gekommen ist.
- Viele **Handwerker** sind wunderbar in ihrem Umgang mit hilfebedürftigen Menschen.
- **Trödler und Händler von Gebrauchtwaren** können Teile der von den Messies gesammelten Gegenstände übernehmen und einer Weiterverwertung zuführen. Dass die Dinge nicht auf den Müll kommen, sondern weiter verwendet werden, ist für Messies eine große Erleichterung und unterstützt den Prozess des Aussortierens. Mit dieser Gewissheit gelingt es ihnen, Vieles freizugeben.

Für die rechtliche und ordnungspolitische Betreuung:

- Das **Landratsamt** – bei kreisfreien Städten ist es die Stadtverwaltung – verfügt über eine Betreuungsstelle. Hier wird entschieden, ob eine Betreuung auf kommunaler Ebene notwendig ist, oder ob Angehörige, Nachbarn oder andere Personen den Betroffenen ausreichend versorgen können.
- Der **Betreuungsrichter** entscheidet, inwieweit der Klient seine persönlichen Rechte wahrnehmen kann. Er genehmigt zum Beispiel die Unterbringung in einer stationären Einrichtung.
- Wenn die freie Willensbildung des Klienten durch eine psychische oder geistige Erkrankung nicht mehr gegeben ist, werden vom Betreuungsrichter **gesetzliche Betreuer** eingesetzt. Die Entmündigung muss nicht vollständig sein. Es wird nach drei Aufgabenkreisen unterschieden: Finanzen, Gesundheit und Aufenthaltsort. Wird der Klient als geschäftsunfähig erklärt, regelt ein **Rechtspfleger die Finanzen** und genehmigt zum Beispiel die Vergütung von professionellen Helfern aus dessen Vermögen. Für den Fall, dass der Klient keine Einsicht zeigt, dass

seine Gesundheit gefährdet ist, wird ein Betreuer für die **Gesundheitsfürsorge** bestellt. Sie entscheiden zum Beispiel, welcher Arzt besucht und welche Behandlung durchgeführt wird. Der dritte Aufgabenkreis eines gesetzlichen Betreuers ist die Entscheidung über den **Unterbringung** des Klienten zum Beispiel in einem Krankenhaus oder einer stationären Einrichtung.

- **Anwälte** sind oft an Entscheidungen beteiligt, wenn eine Räumungsklage anhängig ist. Wenn sie vom Vermieter beauftragt wurden, drängen sie meist darauf, dass der Mieter möglichst schnell die Wohnung verlassen muss. In der Regel haben sie keinen Einblick in die tatsächliche Situation der Mieter. Ich weiß von Fällen, in denen Menschen, der an pathologischem Horten litten, ihre Wohnungen verloren, obwohl von ihnen keine Gefahr ausging. Rechtlich waren diese Kündigungen also gar nicht haltbar. Auch wenn ein Anwalt von einem Messie beauftragt wird, fehlt es an Fachwissen und an Verständnis. Ich höre immer wieder von Klienten, dass sie nicht ernst genommen werden. Fortbildungen würden dazu führen, dass solche Verstöße nicht mehr vorkommen und differenzierte Maßnahmen für alle Seiten mehr Erfolg bringen.
- Die **Heimleitung** erstellt gemeinsam mit ausgewählten Mitarbeitern ein Konzept zur Behandlung von Messies und setzt klare Zeichen durch die Weiterbildung seiner Mitarbeiter.
- Das **Ordnungsamt** ist oft dem Sozialamt untergeordnet. Je nach Landkreis kann es für die Finanzierung von Maßnahmen verantwortlich sein.
- Das **Gesundheitsamt** tritt in Aktion, wenn ein Befall der Wohnung mit Ungeziefer vorliegt. Solche Fälle sind meldepflichtig.
- Die **Polizei** wird in akuten Situationen tätig, in denen vom Klienten eine unmittelbare Gefahr ausgeht.

Aus den genannten Institutionen und Fachkräfte-Kreisen kann sich jede Einrichtung ein passendes Netzwerk zusammenstellen. Mit zunehmender Erfahrung werden neue Adressen hinzukommen, andere werden wieder von der Liste gestrichen werden, weil sich die

Zusammenarbeit nicht bewährt hat. Im Laufe der Zeit wird das Kompetenznetzwerk immer tragfähiger und zuverlässiger. Im optimalen Fall muss die Leitungsebene einer Einrichtung bei einem neuen Fall nur noch in die Schublade greifen, um anhand der Adressliste ein kompetentes, aufeinander eingespieltes Helferteam zusammenzustellen, das umgehend seine Arbeit aufnehmen kann.

9.4 Der Idealzustand der Fallarbeit mit Messies – Drei Fallbeispiele

Hier drei Fallbeispiele, die noch einmal das Vorgehen von geschulten Mitarbeitern und das interdisziplinäre Zusammenspiel verdeutlichen.

9.4.1 Aus dem Alltag des Jugendamtes: Mobbing in der Schule

Eine Lehrerin hat sich an das Jugendamt gewendet, weil einer ihrer Schüler auffällig wurde. Das Kind kommt nur unregelmäßig zur Schule, Hausaufgaben hat es fast nie dabei. Weil es ungepflegt aussieht, wird es von seinen Klassenkameraden gehänselt. Das Jugendamt schickt eine Mitarbeiterin zur Wohnung der Familie, um die Lage zu prüfen. Diese sieht sofort, dass sich die Wohnung in einem Zustand der beginnenden Vermüllung befindet. Beide Eltern sind nicht berufstätig. Es stellt sich heraus, dass sie die Vermüllung nur eingeschränkt wahrnehmen. Sie reagieren verärgert auf den Hinweis, dass sich in der Kleidung ihres Sohnes Gerüche festgesetzt haben. Dass ihr Sohn gemobbt wird, erschreckt sie jedoch sehr und sie zeigen sich bereit, ihren Möglichkeiten entsprechend tätig zu werden. Die einfühlsame Mitarbeiterin führt das Gespräch so, dass die Eltern sich nicht angegriffen fühlen und auch nicht in den Widerstand gehen.

> *»Ihr Sohn hat einige Probleme in seiner Schule, lassen Sie uns doch gemeinsam schauen, woran das liegen könnte und wie wir Abhilfe schaffen können.«*

Eltern haben in der Regel Angst, wenn das Jugendamt ins Spiel kommt. Sie fürchten, dass Maßnahmen ergriffen werden, mit denen sie nicht einverstanden sind, und dass das Jugendamt von nun an ein ständiger Begleiter der Familie sein wird. Gerade beim Erstkontakt kann viel schieflaufen. Eine Mitarbeiterin ohne zusätzliche Ausbildung für das Messie-Klientel könnte sich abfällig über den in der Wohnung angesammelten Müll äußern oder in ihrem Verhalten ihr Unverständnis ausdrücken. So würde sie gleich in der ersten Minute die Möglichkeiten der Zusammenarbeit mit den Eltern stark einschränken. Ausgebildete Messie-Fachkräfte wissen, dass bei Vermüllung immer eine Komorbidität mit im Boot ist und die Wahrnehmungsfähigkeit der Betroffenen oft sehr eingeschränkt ist.

»Ich verstehe sehr gut, dass Sie den Geruch nicht gut wahrnehmen, deshalb werden wir ein Helferteam zusammenstellen, das Sie unterstützt. Auch ein Arzt wird sich um Sie und Ihr Kind kümmern.«

»Wir freuen uns, wenn wir hier bald nicht mehr gebraucht werden. Dazu können Sie viel beitragen.«

Diese Aufforderung an die Eltern, sich nicht als das Problem zu sehen, sondern als ein Teil der Lösung, bewirkt viel. Sie fühlen sich nicht als Schachfiguren, sondern als Akteure in ihrem Leben. Der wertschätzende Umgang macht es ihnen leicht, nach anfänglichem Misstrauen die angebotene Hilfe anzunehmen. Dieser erste Besuch ist also ein voller Erfolg.

Im Jugendamt findet die Helferkonferenz statt, zu dem die Leitungsebene ein Team zusammengestellt hat. Die **Mitarbeiterin des Jugendamtes**, die die Eltern nun schon kennt und einen guten Draht zu ihnen aufgebaut hat, wird das weitere Vorgehen koordinieren. Anwesend ist ein weiterer Mitarbeiter des Amtes. Er wird die Abläufe begleiten, sodass bei Urlaub und Krankheit eine durchgehende Betreuung gewährleistet ist. Durch solche Tandems erlebt ein Klient die Qualität von klaren Absprachen und er macht die Erfahrung, dass Beziehungen sich unterscheiden dürfen und trotzdem gelingen können.

Eine **Messie-Therapeutin** wird hinzugezogen, ihre Aufgabe ist es, bei einem Hausarzt eventuelle Komorbiditäten der Eltern abklären zu lassen und in der Praxis mit der Familie systemisch zu arbeiten. Welche Talente und Fähigkeiten sind bei den Eltern vorhanden? Führt vielleicht ein Weg zurück in den Beruf? Ihr Anliegen ist es auch, die brachliegenden sozialen Kontakte der Familie wieder zu aktivieren. Ein **Kinder- und Jugend-Psychotherapeut** wird sich speziell um das Wohl des Sohnes kümmern, denn Kinder, die gemobbt werden, brauchen viel Zuwendung und Aufmerksamkeit. Er wird auch darauf achten, dass die Wünsche des Sohnes gehört und berücksichtigt werden. Beide haben schon öfter mit Messies gearbeitet.

Die Familie hat keinen **Hausarzt**. Die **Jugendamtmitarbeiter** haben einige Hausärzte auf ihrer Liste und fragen die Eltern, welchen von ihnen sie gerne aufsuchen möchten. Sie organisieren einen Termin. Die Jugendamtmitarbeiter haben sich von den Eltern eine Schweigepflichtsentbindung ausstellen lassen, sodass sie sich über die Diagnose im Team austauschen können.

Ein **Vertreter der Wohnungsbaugesellschaft**, der die Wohnung der Familie gehört, sitzt ebenfalls mit am Tisch. Er ist froh, dass die Situation erkannt wurde, bevor in der Hausgemeinschaft Probleme aufgetreten und Schäden an der Bausubstanz entstanden sind. Da in der Wohnung unter der Spüle Feuchtigkeit in den Boden gezogen ist, zieht er einen **Handwerker** hinzu, den ihm das Jugendamt empfohlen hat. Das Amt arbeitet oft mit ihm zusammen, denn auch er hat eine Schulung gemacht und kennt sich mit den besonderen Umständen in Messie-Haushalten aus. Der Vertreter der Wohnungsbaugesellschaft und der Handwerker klären ab, welche Reparaturen zu leisten sind. Da die Familie über kein Einkommen und auch kein Vermögen verfügt, klärt das Jugendamt, ob es Zuschüsse zu den entstehenden Kosten beantragen kann. Der Wunsch des Vertreters der Wohnungsbaugesellschaft ist es, über weitere Maßnahmen und Entwicklungen informiert zu werden; an den kommenden Helferkonferenzen nimmt er aus Zeitgründen nicht mehr teil.

Die **Hauswirtschafterin** einer Einrichtung, mit der das Jugendamt ebenfalls häufig zusammenarbeitet, wird in den nächsten Monaten zweimal wöchentlich die Familie aufsuchen. Gemeinsam mit den Eltern putzt sie die Wohnung und achtet auf Lebensmittel, die nicht weggeräumt wurden. So können Gerüche erst gar nicht entstehen. Sie bereitet mit der Familie einfache Mahlzeiten zu, die ihnen schmecken. So wie die Mitarbeiter des Jugendamtes hat sie ein Auge darauf, dass der Sohn keine Vernachlässigung erleidet.

Mit vereinten Kräften identifiziert das Team Überforderungsmomente der Eltern. In dreimonatigem Abstand kommen sie zusammen, um sich über die Fortschritte auszutauschen und zu überlegen, welche Maßnahmen weiterhin zum Schutz und Wohle aller Beteiligten notwendig sind. Nach eineinhalb Jahren ist die Maßnahme beendet. Dann ist die Hilfe zur Selbsthilfe etabliert und eine weniger intensive, langfristige Begleitung kann in die Wege geleitet werden.

Ich habe viele Jahre für ein Jugendamt gearbeitet. Im Rückblick erkenne ich, dass wir im Umgang mit den betreuten Familien nicht immer einfühlsam waren. Das lag an dem fehlenden Wissen und auch an dem ständigen Zeitdruck. So gerieten wir in eine permanente Überforderungssituation. Auch wenn es viele Mitarbeiter des Jugendamtes gibt, die einen wertschätzenden Umgang mit ihren Klienten pflegen und so ein Vertrauensverhältnis aufbauen können, hat sich doch meiner Erfahrung nach an der angespannten Situation in vielen Jugendämtern bis heute nicht viel geändert. So kann ich verstehen, dass manche Menschen Angst vor den Mitarbeitern haben und sich den Lösungsansätzen verschließen. Hier sehe ich einigen Handlungsbedarf.

9.4.2 Aus dem Alltag einer stationären Einrichtung: Ein Inselbegabter findet seinen Platz

Ein 19-jähriger Messie mit Vermüllungssyndrom wird stationär betreut. In seinem Zimmer sammelt er technische Geräte, die meisten von ihnen sind kaputt. Zwischen den Materialbergen verstecken sich Essensreste. Obwohl Lebensmittel auf den Zimmern verboten sind, schafft er es mühelos, sich immer wieder neue Vorräte anzulegen. In der Einrichtung ist er nicht sehr gut integriert, denn seine verminderte Impulskontrolle erschwert das Zusammenleben mit ihm. Es genügt schon, dass der Klient sich kritisch angeschaut fühlt, um aggressiv zu reagieren. Es kommt auch häufig vor, dass er mitten in der Nacht laute Musik hört. Außerdem riecht es in seinem Zimmer nicht gut.

Nach den Vorstellungen seiner getrennt lebenden **Eltern** soll ihr Sohn in eine ambulant betreute Wohngemeinschaft wechseln und eine Ausbildung machen. Der junge Mann möchte aber lieber in der Einrichtung bleiben, in der er sich jederzeit in sein eigenes Zimmer zurückziehen kann. Die **Mitarbeiter der stationären Einrichtung** schätzen die Lage so ein, dass der Klient eine leichte Intelligenzminderung aufweist. Er hat zwar Fähigkeiten, emotional steht er jedoch auf dem Stand eines Fünfjährigen. Einfühlungsvermögen und Motivation sind nicht sehr stark entwickelt, sodass sie ihn nicht für fähig erachten, eine Ausbildung zu bewältigen. Wenn die Eltern im Haus sind, rollen die Bezugspersonen mit den Augen und sagen: »Ach, jetzt kommen die schon wieder!«

Die Betreuer reiben sich an der Aufgabe auf, das Zimmer ihres Klienten möglichst frei von Müll zu halten und auf ihn so einzuwirken, dass sich die **Mitbewohner** in der Einrichtung nicht von ihm bedrängt fühlen. Die Situation ist festgefahren. Auch die **Mitarbeiter des Hauswirtschaftsdienstes** sind am Ende ihrer Kräfte.

Zur Helferkonferenz wird erstmals eine **Messie-Fachkraft** dazu gebeten, die lange Jahre in der Jugendhilfe gearbeitet hat. Sie hört sich an, welche Beteiligten welche Vorstellungen haben und stellt fest, dass Klient, Eltern und Einrichtung in völlig unterschiedliche Richtungen wollen. Um eine Basis für künftige Entscheidungen zu bekommen, schlägt sie als erstes vor, dass der Klient von einem **Facharzt** auf eventuelle Komorbiditäten untersucht wird. Bislang war eine solche Absicherung sowohl von den Eltern als auch von der Einrichtung versäumt worden. Tatsächlich wird beim Klienten das Asperger-Syndrom diagnostiziert. So erklärt sich sein gravierender Verlust an Impulskontrolle, wenn er eine Situation als instabil erlebt.

Damit ist klar, dass der Klient lange Zeit nicht adäquat behandelt wurde. Er braucht möglichst strukturierte Abläufe, Druck und Erwartungshaltungen sollten vermieden werden. Die Eltern stehen der Diagnose sehr ablehnend gegenüber: »Unser Sohn ist kein Autist!«

Die Messie-Fachkraft achtet auf umsetzbare Vorgaben der Institutsleitung und baut nach und nach, in Abstimmung mit der Helferkonferenz, um den Klienten herum ein Netz aus Menschen auf, die über die Diagnose des Klienten informiert und über die kommenden Möglichkeiten und Anforderungen im Klaren sind:

- Das **Landratsamt** wird überzeugt, nicht weiter darauf zu setzen, das Zimmer des Klienten in halbjährlichem Rhythmus aufwendig räumen zu lassen.
- Die **Mitarbeiter der Einrichtung** werden geschult, im Zimmer des Klienten aufmerksam auf beginnende Vermüllung zu achten. So kurz wie möglich, so lang wie nötig schenken sie ihre Aufmerksamkeit dem Zimmer und seinen Gerüchen. Indem sie direkt mit dem Klienten zusammen die Geruchsherde eliminieren, sparen sie viel Zeit, die sie in einem späteren Stadium der Vermüllung hätten aufwenden müssen. Ihnen ist klar, dass die Tendenz zur Vermüllung bestehen bleiben wird, dass sie aber bei rechtzeitigem Einschreiten nie wieder ekelerregende Räumaktionen veranstalten müssen.
- Es wird eine **Messie-Therapeutin** beauftragt, mit dem Klienten zu arbeiten.
- Mit den **Hauswirtschafts-Dienstleistern** wird ein neuer Auftrag ausführlich besprochen und schriftlich festhalten: In dem Wohnraum des Klienten sollen sie nur um die Berge gehorteten Materials herum putzen – etwas anderes wäre auch gar nicht möglich. Als neue Aufgabe kommt hinzu, dass auch sie auf Geruchsherde achten und diese melden.
- Die **Eltern** werden eingehend über die Krankheit ihres Sohnes, die Aufgaben der Einrichtung und die rechtlichen Grundlagen informiert. So können sie akzeptieren, dass ihr Sohn seine Messie-Symptome nicht kurzfristig und ein für alle Mal überwinden wird. Sie verstehen nun auch, dass er auf dem Arbeitsmarkt nicht im klassischen Sinne berufstätig sein kann.
- Der **Klient** wird mehr als zuvor in die Abläufe integriert. Ihm wird

gezeigt, wie er seine Kleidung pflegen kann und Abfälle in den dafür vorgesehenen Abfallbehältern entsorgt werden. Da die Mitarbeiter auf gleichbleibende Abläufe achten, kann er seine neuen Aufgaben gut annehmen. Eskalierende Situationen gibt es nur noch selten.

- Gemeinsam mit den **Mitbewohnern der Einrichtung** unternehmen die Betreuer mehr Ausflüge. So kommt Freude und Abwechslung in das Leben der Menschen. Besonders beliebt sind die Besuche im Hallenbad.
- Der Klient wird in einer **Reha-Werkstatt** aufgenommen, wo er fünf Stunden am Tag arbeitet. Er mag technische Aufgabenstellungen, hier verfügt er über eine Inselbegabung. Die Akzeptanz, die er über seine Arbeit erfährt, tut ihm gut.

9.4.3 Therapeutischer Erfolg bei pathologischem Horten: Versöhnung mit der Familiengeschichte

Zwei Schwestern und die Mutter suchen eine **Messie-Therapeutin** auf. Sie sorgen sich um die jüngste Tochter, weil sich in deren Wohnung mehr und mehr eine Verwahrlosung durchsetzt. Diese erfährt von dem Besuch und macht nun selbst einen Termin mit der Therapeutin aus. In den Gesprächen mit den vier Frauen – der Vater ist schon vor Jahren gestorben – kommen ganz unterschiedliche Einschätzungen der Lage zutage:

- **Die 41-jährige Tochter** sagt: »Ich war immer eine Fremde im System, ich bin nie in der Familie angekommen. Ich stand immer im Schatten meiner älteren Schwestern. Mit ihnen ist meine Mutter sehr zufrieden, ich dagegen bin in ihren Augen misslungen. Ich hatte immer gute Noten, aber das hat alles nicht gereicht. Auch mein Beruf als Grundschullehrerin löst in meiner Familie immer dieselbe Reaktion aus: ›Schaffst du das denn? Übernimmst du dich nicht?‹ Während meiner Schulzeit wurde ich gemobbt, auch heute habe ich keine Freunde. Ich darf sagen, dass ich in meinem Beruf sehr geschätzt werde, auch zu den Kindern habe ich einen guten Draht. Meine Wohnsituation belastet mich sehr. Auch zu meinem

Körper habe ich wenig Zugang, ich kann mich gar nicht richtig spüren.«

- **Die Mutter und die Schwestern** sagen: »Auf unsere Schwester/meine jüngste Tochter mussten wir immer besonders achtgeben. Sie ist nicht sehr widerstandsfähig und im Grunde nicht wirklich lebenstüchtig. Das sieht man ja schon daran, dass sie in ihrer Wohnung keine Ordnung halten kann. Wir verstehen nicht, warum sie sich ständig beklagt. Sie hat doch immer alles bekommen! Wir lieben sie sehr, aber es ist auch eine ständige Herausforderung, sich um sie zu kümmern.«

Die Therapeutin bittet die junge Frau, einen **Arzt** aufzusuchen, mit dem sie schon oft zusammengearbeitet hat und der sich mit der Messie-Klientel gut auskennt. Er soll abklären, ob sich eventuell im Lauf der Zeit eine Depression oder eine andere Komorbidität herausgebildet hat. Es wird eine depressive Verstimmung diagnostiziert. Anders als bei einer Depression ist eine medikamentöse Behandlung nicht notwendig. Die Klientin wird den Arzt jedoch in zwei Monaten noch einmal aufsuchen, damit er die Entwicklung im Auge behalten kann.

Die Messie-Therapeutin erkennt, dass die Klientin pathologisch hortet. Sie macht der Klientin den Wohnraum als etwas begreiflich, das nicht ausgemerzt werden muss, sondern das in Bezug zur Biografie gesetzt werden will. Gemeinsam erforschen sie den Auslöser ihres Verhaltens. Schnell stellt sich heraus, dass die Klientin als ein Frühchen auf die Welt gekommen war und einige Wochen im Brutkasten leben musste. Die Familie durfte ihr Neugeborenes nicht besuchen, erst nach einigen Monaten konnten sie es zu sich nach Hause holen. Die Therapeutin und die Klientin bilden diese Situation nach: Die Klientin hat eine Babypuppe im Arm, sie wählt aus den angebotenen Tüchern ein schwarzes und ein braunes Tuch und legt das eingewickelte Kind in den Lichtschein einer Stehlampe. Sie sagt: »Da bin ich stehengeblieben, gefühlt liege ich heute immer noch unter der Lampe.«

Die Therapeutin arbeitet in den folgenden Monaten weiter mit der Klientin. Diese erkennt, dass ihr Wunsch nach Kontakt eine Suche nach Nähe ist. Sie lernt auch, ihren Gefühlen Ausdruck zu verleihen:

»Ich habe eine Sauwut!« Zuerst arbeitet die Therapeutin mit ihrer Klientin daran, worauf sich diese Wut richtet. So kann die Wut einer großen Trauer weichen. Die Therapeutin schlägt nun vor, dass die Klientin ein Übergangsobjekt aussucht, das dieses Kind von einst darstellt. Die Klientin wählt einen kleinen Teddybären, der mitten in ihrem Wohnraum einen Platz erhält. Sie beginnt, dieses kleine Wesen täglich aufzusuchen. Dann legt sie den Bären in ein Körbchen hinein und wiegt ihn auf ihrem Arm. Ihm schenkt sie die Liebe und Fürsorge, die sie selbst vermisst hat. Über dieses Tun findet ein Nachbeelterungsprozess statt.

Die **Mutter und die Schwestern** haben einer Familientherapie zugestimmt und beginnen den Schmerz der Klientin zu begreifen.

Im Familiensystem sind noch viele Knoten zu lösen. Doch im Wohnraum der Klientin soll sich jetzt schon etwas verändern. Deshalb wird eine erfahrene **Sozialpädagogin** ins Boot geholt, die sich zur Messie-Fachkraft hat weiterbilden lassen. Sie sucht die Klientin einmal in der Woche in ihrer Wohnung auf. Gemeinsam räumen sie nach und nach kleine Wohlfühlorte frei. Per Heilmittelverordnung macht ein **Ergotherapeut** zehn Wochen lang jede Woche einen Hausbesuch und unterstützt die Klientin in alltäglichen Abläufen.

Gemeinsam begleitet das Helferteam die Klientin auf ihrem Weg in ein Leben, das weniger von Ängsten und Selbstzweifeln geprägt ist. Sie wird unterstützt, sich ganz neu im Leben zu positionieren und sich selbst einen guten Platz darin zuzugestehen. Die gesamte Familie lernt, die Vergangenheit anzunehmen und Entscheidungen für ein gutes Miteinander in der Zukunft zu treffen.

Danksagung

Die Saat für dieses Buch wurde bereits 2016 gelegt, als ich mich mit meiner wunderbaren Dr. Bettina Burchardt als Coach an meiner Seite auf den Weg gemacht habe, meine Erfahrungen über das Medium Buch mit anderen zu teilen. Durch ihre scharfsinnige und feinfühlige Art und Weise wuchs der Mut in mir, diese Werke in die Welt zu bringen. Bettina, ich danke dir von Herzen für unsere Zusammenarbeit!

Nach meinem ersten Buch »Messie-Welten« entwickelte sich mein Beruf mehr und mehr in Richtung Lehrtätigkeit. Der Wunsch der Fachkräfte um mich herum, mehr von mir lernen zu dürfen, wurde immer drängender. Ich nahm diese Aussagen ernst, wägte sie in meinem Herzen und ließ meinen Entschluss in einem organischen Prozess in mir reifen. So gibt es heute am Messie-Kompetenzzentrum in Stuttgart Wochenendseminare sowie komplette Weiterbildungen zur Messie- Fachkraft nach Veronika Schröter®. All den Menschen, die mich auf diesem Weg begleitet und unterstützt haben und die mir ihr Vertrauen schenkten, gilt mein herzlicher Dank. Die ersten Messie-Fachkräfte wurden bereits ausgebildet und wirken in ganz Deutschland, weitere Kurse sind in Vorbereitung. Hier gilt mein größter Dank den Referent*innen, deren Wissen meine Kurse bereichern; unter ihnen Katrin Kroll, Carmen Schüle, Karin Michel und Christian Kabsch. Sie alle haben zu der hohen Qualität des Weiterbildungsganges zur Messie-Fachkraft beigetragen.

Großer Dank geht auch an Professor Dr. Dieter Ebert, Leiter der Sektion Forensische Psychiatrie und Psychotherapie der Universitätsklinik Freiburg, der mir immer wieder mit Rat und Tat zur Seite steht und die wissenschaftliche Studie zum Messie-Syndrom Wirklichkeit werden ließ.

Auch an den Verlag Klett-Cotta und meine wunderbare Lektorin Christine Treml-Begemann geht mein herzlichster Dank. Durch Ihre Professionalität und Fachkompetenz konnte dem Manuskript der letzte Schliff gegeben werden.

Meine größten Lehrmeister sind die Klienten selbst, ob in der Einzel- oder Paararbeit, in Familienkonferenzen und in gruppentherapeutischen Prozessen. Wenn sie sich nicht vertrauensvoll an mich gewandt und mir die Erlaubnis zur Erforschung dieses sehr komplexen und herausfordernden Themas mit ihnen gemeinsam gegeben hätten, wäre das Buch nicht entstanden. Sie sind die eigentlichen Helden, die nicht aufgegeben haben und sich immer wieder tapfer und mutig ihrem Prozess gestellt haben. So möchte ich gerne mit den Worten von Bert Hellinger ihnen allesamt zurufen:

»Ich verneige mich vor ihrem Schicksal.«

Von Herzen
Veronika Schröter

Literatur

Bindung, Bindungstheorie und deren Folgen

Ahnert, L. (2019): Frühe Bindung, Entstehung und Entwicklung. München: Ernst Reinhardt, 4. Aufl.

Ahnert, L. (2013): Theorien in der Entwicklungspsychologie. Berlin, Heidelberg: Springer

Bowlby, J. (2010a): Bindung als sichere Basis. Grundlagen und Anwendung der Bindungstheorie. München: Ernst Reinhardt, 2. Aufl.

Bowlby, J. (2010b): Frühe Bindung und kindliche Entwicklung. München: Ernst Reinhardt 6. Aufl.

Bowlby J. (2021): Bindung als sichere Basis. Grundlagen und Anwendung der Bindungstheorie. München: Ernst Reinhardt

Brisch, K. H. (2011): Bindungsstörungen – Von der Bindungstheorie zur Therapie. Stuttgart: Klett-Cotta, 11. Aufl.

Grossmann, K. & Grossmann, K. (2012): Sichere Bindungen – Grundlagen einer psychisch gesunden Entwicklung zu verbindlicher Selbstbestimmung. In: Liechti, J. & Liechti-Darbellay (Hrsg.): Null Bock auf Therapie. Heidelberg: Carl-Auer

Grossmann, K. & Grossmann, K. (2009): Gut gebunden lernt sich's leichter! *Kindergarten heute*: 4–10

Grossmann, K. & Grossmann, K. (2011): Bindung, innere Arbeitsmodelle und psychologische Anpassung

Grossmann, K. & Grossmann, K. (Hrsg.) (2021): Bindung und menschliche Entwicklung. John Bowlby, Mary Ainsworth und die Grundlagen der Bindungstheorie. Stuttgart: Klett-Cotta, 7. Aufl.

Schmidt, S. & Strauß, B. (1996): Die Bindungstheorie und ihre Relevanz für die Psychotherapie. *Psychotherapeut* 41: 139–150 und: https://doi.org/10.1007/s002780050028

Messie-Syndrom und Pathologisches Horten

Agdari-Moghadam, N. (2018): Pathologisches Horten. Berlin, Heidelberg:Springer

Külz, K. & Voderholzer U. (2017): Pathologisches Horten. Göttingen: Hogrefe

Rehberger, R. (2013): Messies – Sucht und Zwang. Stuttgart: Klett-Cotta, 4. Aufl.

Rehberger, R. (2013): Selbsthilfe für Messies. Ursachen verstehen – Änderungen wagen. Stuttgart: Klett-Cotta, 3. Aufl.

Rehberger, R. (2017): Verlassenheitspanik und Trennungsangst. Stuttgart: Klett-Cotta, 4. Aufl.

Schröter, V. (2017): Messie-Welten: Das Komplexe Störungsbild verstehen und behandeln. Stuttgart: Klett-Cotta, 4. Auflage

Steins, G. (2003): Desorganisationsproblem: Das Messie-Phänomen. Lengerich: Papst Science Publishers

Steins, G. (2004): Aber Messie bin ich noch. Eine Interventionsstudie zum Messie-Phänomen. Lengerich: Papst Science Publishers

Trauma

Reddemann, L. & Dehner-Rau, C. (2006): Trauma: Folgen erkennen, überwinden und an ihnen wachsen. Ein Übungsbuch für Körper und Seele. Stuttgart: Trias, 2. Aufl.

Ruppert, F. (2021): Wer bin Ich in einer traumatisierten Gesellschaft? Stuttgart: Klett-Cotta, 5. Aufl.

Gestalttherapie

Frick-Baer, G. &; Baer, U. (2015): Das große Buch der Gefühle. Weinheim: Beltz, 2. Aufl.

Frick-Baer, G. & Baer, U. (2018): Vom Schämen und Beschämt werden. Weinheim: Beltz

Frick-Baer, G. & Baer, U. (2018): Deine Würde entscheidet – Finde den inneren Kompass für ein gutes Leben. Weinheim: Beltz